全国中医药行业高等教育"十三五"规划教材

全国高等中医药院校规划教材（第十版）

壮药药材学

（供壮医学专业用）

主　编

朱　华（广西中医药大学）　　　　韦松基（广西中医药大学）

副主编

梁子宁（广西中医药大学）　　　　滕建北（广西中医药大学）

编　委（以姓氏笔画为序）

王孝勋（广西中医药大学）　　　　韦　威（广西中医药大学）

苏　健（广西中医药大学）　　　　张　淼（广西中医药大学）

郭　敏（广西中医药大学）　　　　笪舫芳（广西中医药大学）

梁子宁（广西中医药大学）　　　　傅　鹏（广西中医药大学）

谢凤凤（广西中医药大学）　　　　蔡　毅（广西中医药大学）

黎　理（广西中医药大学）　　　　滕建北（广西中医药大学）

戴忠华（广西中医药大学）

中国中医药出版社
·北京·

图书在版编目（CIP）数据

壮药药材学 / 朱华，韦松基主编 .—北京：中国中医药出版社，2023.9

全国中医药行业高等教育"十三五"规划教材

ISBN 978 - 7 - 5132 - 6920 - 9

Ⅰ . ①壮… Ⅱ . ①朱… ②韦… Ⅲ . ①壮医—中药材—教材 Ⅳ . ① R291.8

中国版本图书馆 CIP 数据核字（2021）第 065124 号

中国中医药出版社出版

北京经济技术开发区科创十三街 31 号院二区 8 号楼

邮政编码　100013

传真　010 64405721

保定市西城胶印有限公司印刷

各地新华书店经销

开本 850×1168　1/16　印张 14　字数 343 千字

2023 年 9 月第 1 版　2023 年 9 月第 1 次印刷

书号　ISBN 978 - 7 - 5132 - 6920 - 9

定价　59.00 元

网址　www.cptcm.com

服 务 热 线　010-64405510

购 书 热 线　010-89535836

维 权 打 假　010-64405753

微信服务号　zgzyycbs

微商城网址　https://kdt.im/LIdUGr

官 方 微 博　http://e.weibo.com/cptcm

天猫旗舰店网址　https://zgzyycbs.tmall.com

如有印装质量问题请与本社出版部联系（010-64405510）

全国中医药行业高等教育"十三五"规划教材

全国高等中医药院校规划教材（第十版）

专家指导委员会

名誉主任委员

王国强（国家卫生计生委副主任　国家中医药管理局局长）

主 任 委 员

王志勇（国家中医药管理局副局长）

副主任委员

王永炎（中国中医科学院名誉院长　中国工程院院士）

张伯礼（教育部高等学校中医学类专业教学指导委员会主任委员

　　　　天津中医药大学校长）

卢国慧（国家中医药管理局人事教育司司长）

委　　　　员（以姓氏笔画为序）

王省良（广州中医药大学校长）

王振宇（国家中医药管理局中医师资格认证中心主任）

方剑乔（浙江中医药大学校长）

左铮云（江西中医药大学校长）

石　岩（辽宁中医药大学校长）

石学敏（天津中医药大学教授　中国工程院院士）

卢国慧（全国中医药高等教育学会理事长）

匡海学（教育部高等学校中药学类专业教学指导委员会主任委员

　　　　黑龙江中医药大学教授）

吕文亮（湖北中医药大学校长）

刘　星（山西中医药大学校长）

刘兴德（贵州中医药大学校长）

刘振民（全国中医药高等教育学会顾问　北京中医药大学教授）

安冬青（新疆医科大学副校长）

许二平（河南中医药大学校长）

孙忠人（黑龙江中医药大学校长）

孙振霖（陕西中医药大学校长）

严世芸（上海中医药大学教授）

李灿东（福建中医药大学校长）

李金田（甘肃中医药大学校长）

余曙光（成都中医药大学校长）

宋柏林（长春中医药大学校长）

张欣霞（国家中医药管理局人事教育司师承继教处处长）

陈可冀（中国中医科学院研究员　中国科学院院士　国医大师）

范吉平（中国中医药出版社社长）

周仲瑛（南京中医药大学教授　国医大师）

周景玉（国家中医药管理局人事教育司综合协调处处长）

胡　刚（南京中医药大学校长）

徐安龙（北京中医药大学校长）

徐建光（上海中医药大学校长）

高树中（山东中医药大学校长）

高维娟（河北中医学院院长）

彭代银（安徽中医药大学校长）

路志正（中国中医科学院研究员　国医大师）

熊　磊（云南中医药大学校长）

戴爱国（湖南中医药大学校长）

秘 书 长

卢国慧（国家中医药管理局人事教育司司长）

范吉平（中国中医药出版社社长）

办公室主任

周景玉（国家中医药管理局人事教育司综合协调处处长）

李秀明（中国中医药出版社副社长）

李占永（中国中医药出版社副总编辑）

全国中医药行业高等教育"十三五"规划教材

编审专家组

组　长

王国强（国家卫生计生委副主任 国家中医药管理局局长）

副组长

张伯礼（中国工程院院士　天津中医药大学教授）

王志勇（国家中医药管理局副局长）

组　员

卢国慧（国家中医药管理局人事教育司司长）

严世芸（上海中医药大学教授）

吴勉华（南京中医药大学教授）

王之虹（长春中医药大学教授）

匡海学（黑龙江中医药大学教授）

刘红宁（江西中医药大学教授）

翟双庆（北京中医药大学教授）

胡鸿毅（上海中医药大学教授）

余曙光（成都中医药大学教授）

周桂桐（天津中医药大学教授）

石　岩（辽宁中医药大学教授）

黄必胜（湖北中医药大学教授）

前　言

为落实《国家中长期教育改革和发展规划纲要（2010-2020年）》《关于医教协同深化临床医学人才培养改革的意见》，适应新形势下我国中医药行业高等教育教学改革和中医药人才培养的需要，国家中医药管理局教材建设工作委员会办公室（以下简称"教材办"）、中国中医药出版社在国家中医药管理局领导下，在全国中医药行业高等教育规划教材专家指导委员会指导下，总结全国中医药行业历版教材特别是新世纪以来全国高等中医药院校规划教材建设的经验，制定了"'十三五'中医药教材改革工作方案"和"'十三五'中医药行业本科规划教材建设工作总体方案"，全面组织和规划了全国中医药行业高等教育"十三五"规划教材。鉴于由全国中医药行业主管部门主持编写的全国高等中医药院校规划教材目前已出版九版，为体现其系统性和传承性，本套教材在中国中医药教育史上称为第十版。

本套教材规划过程中，教材办认真听取了教育部中医学、中药学等专业教学指导委员会相关专家的意见，结合中医药教育教学一线教师的反馈意见，加强顶层设计和组织管理，在新世纪以来三版优秀教材的基础上，进一步明确了"正本清源，突出中医药特色，弘扬中医药优势，优化知识结构，做好基础课程和专业核心课程衔接"的建设目标，旨在适应新时期中医药教育事业发展和教学手段变革的需要，彰显现代中医药教育理念，在继承中创新，在发展中提高，打造符合中医药教育教学规律的经典教材。

本套教材建设过程中，教材办还聘请中医学、中药学、针灸推拿学三个专业德高望重的专家组成编审专家组，请他们参与主编确定，列席编写会议和定稿会议，对编写过程中遇到的问题提出指导性意见，参加教材间内容统筹、审读稿件等。

本套教材具有以下特点：

1. 加强顶层设计，强化中医经典地位

针对中医药人才成长的规律，正本清源，突出中医思维方式，体现中医药学科的人文特色和"读经典，做临床"的实践特点，突出中医理论在中医药教育教学和实践工作中的核心地位，与执业中医（药）师资格考试、中医住院医师规范化培训等工作对接，更具有针对性和实践性。

2. 精选编写队伍，汇集权威专家智慧

主编遴选严格按照程序进行，经过院校推荐、国家中医药管理局教材建设专家指导委员会专家评审、编审专家组认可后确定，确保公开、公平、公正。编委优先吸纳教学名师、学科带头人和一线优秀教师，集中了全国范围内各高等中医药院校的权威专家，确保了编写队伍的水平，体现了中医药行业规划教材的整体优势。

3. 突出精品意识，完善学科知识体系

结合教学实践环节的反馈意见，精心组织编写队伍进行编写大纲和样稿的讨论，要求每门

　　教材立足专业需求，在保持内容稳定性、先进性、适用性的基础上，根据其在整个中医知识体系中的地位、学生知识结构和课程开设时间，突出本学科的教学重点，努力处理好继承与创新、理论与实践、基础与临床的关系。

　　4. 尝试形式创新，注重实践技能培养

　　为提升对学生实践技能的培养，配合高等中医药院校数字化教学的发展，更好地服务于中医药教学改革，本套教材在传承历版教材基本知识、基本理论、基本技能主体框架的基础上，将数字化作为重点建设目标，在中医药行业教育云平台的总体构架下，借助网络信息技术，为广大师生提供了丰富的教学资源和广阔的互动空间。

　　本套教材的建设，得到国家中医药管理局领导的指导与大力支持，凝聚了全国中医药行业高等教育工作者的集体智慧，体现了全国中医药行业齐心协力、求真务实的工作作风，代表了全国中医药行业为"十三五"期间中医药事业发展和人才培养所做的共同努力，谨向有关单位和个人致以衷心的感谢！希望本套教材的出版，能够对全国中医药行业高等教育教学的发展和中医药人才的培养产生积极的推动作用。

　　需要说明的是，尽管所有组织者与编写者竭尽心智，精益求精，本套教材仍有一定的提升空间，敬请各高等中医药院校广大师生提出宝贵意见和建议，以便今后修订和提高。

国家中医药管理局教材建设工作委员会办公室

中国中医药出版社

2016 年 6 月

编写说明

　　壮医药是中国传统医学的重要组成部分，有着悠久的历史。它是壮族人民在长期生产、生活中同疾病做斗争的实践经验总结，有着独特的理论和丰富的实践。壮医药不仅在历史上为本民族的健康繁衍做出了巨大的贡献，至今仍是广大壮族地区群众防病治病的有效手段和方法之一，是壮族地区重要的医药卫生资源。经过广大壮医药工作者长期的不懈努力，目前壮医药在理论研究、诊疗方法及壮药的发掘整理、应用、推广方面都取得了丰硕的成果。壮医药的理论体系已经确立，应用技术日臻提高，壮药质量标准已初步确定和形成，壮医药的高等教育正步入快速发展轨道。壮医药作为一门古老而新兴的学科，正以其独特的功能为人类的健康作出贡献。

　　为了给壮医药事业发展提供更多合格的专门人才，更好地为广大患者服务，在广西壮族自治区人民政府和教育厅的支持下，广西中医药大学根据高等中医药院校壮医药专业教学需要，总结 20 多年来壮医药发掘整理和研究成果，结合临床实践验证，编写了本套教材，供壮医本科教学使用。在编写过程中，我们力求去伪存真，保持科学性，坚持理论联系实际，努力突出教材的民族特色。

　　本教材共收载常用壮药材 236 种，每种壮药介绍其名称、来源、形态特征、生境分布、采收加工、药材性状、化学成分、性味、功效主治、用法用量、临床应用等，可供壮药生产、应用、经营、检验、教学和科研部门的相关人员参考。

　　由于学科进展，不足之处请专家、读者提出宝贵意见，以便再版时修订提高。

《壮药药材学》编委会

2023 年 5 月于南宁

目 录

总　论

第一章　壮药药材学概述

第一节　壮药药材学的定义及其任务

一、壮药药材学的定义

凡具有医疗、预防疾病和保健作用的物质，统称为药物。药物的来源，有的是天然产物及其制品，有的是人工合成的化学品，也有的是生物制品。研究各类常用药物的来源、性质和应用等的学科，称为药物学。

中医所用药物，习称药材。药材是指经过简单加工而未精制的天然药物，包括植物药、动物药和矿物药。壮医所用的药物，称为壮药材。具有独特的三性，即民族性、地域性、传统性。壮药材同样分为植物药、动物药、矿物药三大类。研究壮药各类药物的来源、性质、应用的学科，称为壮药药材学。

（一）植物药

植物药分别来源于各种药用植物的根（如三七、金樱根）、茎（如鸡血藤、伸筋藤）、树皮（如肉桂、阴香）、枝（如岗松、白马骨）、叶（如大叶紫珠叶）、花（如茉莉花、闹羊花）、果（如使君子、刀豆）、种子（如木鳖子、荔枝核）、全草（如仙鹤草、旱莲草）和分泌物（如安息香）等，部分植物药是经过人工对药用植物进行简单加工提炼而成，如蓝靛、樟脑等。植物类壮药绝大部分为野生。随着壮药需要量的日益增多，许多常用植物药逐步由野生变为家种，成为临床用药的主要来源。植物类药物是壮药中品种最多的部分，在应用较普遍的 1000 多种壮药中，植物类药物占 85% 以上。其中草本植物约占 80%。由于壮医治病用药多为现采现用，用鲜品较多，因而植物类壮药也叫生草药。

（二）动物药

动物类药物来自各种药用动物的个体（如乌骨鸡、蛤蚧）、器官（如蛇胆、羊肝）、生理产物（如麝香）和病理产物（如羊黄）等，部分动物药是经过人工进行简单加工制取而成的（如乌鸡、蛤蚧）。随着民族医药事业的发展，不少药用动物逐渐由野生变为人工饲养，如蛤蚧、乌龟、梅花鹿等。常用的动物类壮药约有 300 种，品种虽比植物类壮药少，但由于临床应用范围广、疗效好，至今仍广泛使用，是壮药的重要组成部分。

（三）矿物药

矿物类壮药包括可供药用的天然矿物，如滑石、石膏等；矿物加工品，如硫黄、白矾等；

以及动物的化石和骨，如龙骨、海螵蛸等。矿物类壮药品种约 50 种，在医疗上仍很重要，也是壮药不可缺少的部分。

二、壮药药材学的任务

壮药药材学与中西医药关系密切。它对继承和发展祖国药学遗产及提高我国药学水平具有重要作用。其研究对象包括植物药材、动物药材和矿物药材三大类，其中大多为自然药材，部分经人工培育而得。调查和利用天然药源及培育药用动植物是发展药材生产的一项重要任务。从"药"的观点出发，必须注意药材功效，这与药材的真实性、品质优劣及有效成分等密切相关。壮药药材学作为药学学科的分支，研究范围相当广泛。一般说来，涉及药材的生产、鉴定、化学成分、炮制、功效、品名考证及新药源开发等。

在药材生产方面，要大力发展药用动植物的培育和国外重要药用植物的引种；总结道地药材的生产技术；利用现代科学技术研究药用植物的生长发育规律、有效成分在植物体内形成和积累的过程，以及最适宜的采收期等；注意普查、开发和合理利用野生药材的资源宝藏，通过同科属近缘植物的调查和民间用药采访，寻找新的药源。壮药材鉴定是为了鉴别药材的真伪优劣，以确保药材质量，一般包括品种鉴定、显微鉴定、理化分析和商品分析等，其中以品种鉴定最为重要，因为品种的确定是一切研究工作的基础。壮药材的有效成分是药材发生疗效的物质因素，大力开展有效成分分析研究，对于提高我国药学科学水平有着重要作用。壮药材的炮制是我国传统用药经验之一。壮药材经过炮制，所含的化学成分及药性有可能发生一定量和临床疗效的改变，研究壮药材炮制前后化学成分及药理作用的改变，对于提高药材疗效、炮制理论及统一操作规程都有一定的科学价值。研究壮药材的功效，与壮药材的生产技术、加工炮制、有效成分、药理作用及应用等都有密切的关系。

第二节　壮药发展概况

一、壮药的起源

壮族有人口 1700 多万，是我国人口最多的少数民族，主要聚居于广西。云南、广东、湖南、贵州等省也有分布，全国各地亦有散居。考古资料证明，壮族及其先民在以广西为主的岭南地区繁衍生息已经有 5 万年的历史。在漫长的与自然斗争及社会实践过程中，壮族人民创造并发展出灿烂的文化，其中包括壮医药文化。壮族地区位于亚热带，地形复杂多变，十分利于各种动植物的生长，由此形成了丰富的壮药资源。壮药是壮族人民长期同疾病作斗争的经验总结和重要武器，是壮医使用的传统药物。壮药和壮医一样，都是祖国医药宝库的组成部分，是壮族文化的重要内容。

可以说，自从有了人类，便有了医疗活动。居住在广西地区的壮族先民们，为了生存和繁衍，除了与大自然的恶劣环境作斗争以获取生活资料外，还要对付各种疾病的侵袭。当时以外伤最为常见。此外，各种感染病、皮肤病、胃肠病、寄生虫病等发病率也很高。为此，人们必然要千方百计地寻找防治这些疾病的有效方法和药物。"神农尝百草"的传说，在壮族地区流传甚广。

近年，在柳州市白莲洞遗址发现了烧骨、烧石、烧炭的遗迹。火的应用，对增强壮族先民体质、提高与大自然作斗争的本领起到重大作用；并能改进药物的加工、服用，提高疗效。在石器时代，工具比较匮乏，因此一种工具多种用途非常普遍。如骨针，既可缝制衣服，又可针刺皮肤，放血排脓；石斧和石锛，既是生产工具，又可作断肢、采药、切药的工具；石锤可用来捣烂药物；陶器既可以煮食物，又可用来煎药及贮存药物。壮族是我国最早种植水稻、培植棉花的民族之一，高山畜牧业也较为发达。农业时代，民多粒食，在实践中进一步扩大了对药物的认识。

商周时期，壮族先民的居住地尚未纳入中原势力范围，仅小部分地区与中原存在联系。据《逸周书·王会解》记载："正南瓯、邓、桂国、损子、产里、百濮、九菌、请以珠玑、玳瑁、象齿、文犀、翠羽、菌鹤、短狗为献。"这里提到的"瓯"即是瓯骆。据《山海经》记载的"桂林八树"，秦取之为桂林郡，广西由此得名为桂，"桂国"指的是广西土著民族。他们与商王朝已有一定来往，这时壮族地区部分珍贵药材已输入中原。

壮族医史专家覃保霖从壮语音义角度对《山海经·南山经》中的药物进行研究。《山海经》载："祝余，其状如韭而青华（或作桂茶），食之不饥。""白䓤（或作睾苏）……其状如谷而赤理，其汗如漆。其味如饴，食之不怨，可以释劳。""迷谷，其状如谷而黑理。其华四照，佩之不迷。"祝余，壮语读为"卓医"，义为"放药"，《尔雅·释木》言茶为荼之初文，故桂茶犹今桂茶。白䓤，䓤字今人读旧，古人读高，壮语语法多用倒装，白䓤壮语读是睾苏，睾是后起文字，有高义，故睾苏即蒿苏，犹今之紫苏。迷谷，壮语训读为草本之母根。壮族风俗，幼儿体弱多病，常佩用草药木根一截，能防病治病。

总之，壮药的产生，来源于壮族先民的生产和生活实践，是同疾病作斗争的经验总结。就起源而论，壮药和中药当是同时或相继出现的。

二、壮药的发展

公元前214年，秦始皇平定岭南，置桂林、南海、象三郡，并从中原迁来一批汉族劳动人民"与越杂处"，带来了汉族地区的先进文化与生产技术。东汉末年，中原大乱，又有不少汉族人民避乱南来，与西瓯骆越民族共同开发岭南地区。秦汉时期，壮族地区已普遍使用铁器，推行牛耕。此外，陶器、铜器、漆器、竹木器、玉石器等在有些地方被普遍使用，商业交通有所改善。秦始皇在统一岭南过程中开凿了灵渠，沟通了长江水系与珠江水系，促进了南北经济、文化的交流。

广西地处亚热带，又"处近海，多犀象、玳瑁、珠玑、铜、银、果、布之类"。西汉朝廷在南越国交界处设有"关市"，进行朝廷控制下的有限贸易。岭南出产的食盐、丹砂、水果、犀角、象齿、玳瑁等不断北运中原。

当时的对外贸易由海上至东南亚、阿拉伯及欧洲的一些国家和地区。徐闻、合浦是重要的港口。因此，壮药也出口国外。《后汉书·马援传》载："出征交趾，土多瘴气。""马援在交趾，尝饵薏苡实，云能轻身省欲，以利瘴气也。"薏苡仁迄今仍是壮医常用药。

1976年，广西考古工作者在贵县发掘了罗泊湾一号汉墓，标本M1：248出土时内盛植物叶。经广西植物研究所鉴定为铁冬青，是流行于南宁的王老吉凉茶原料之一，也是一味常用的壮药。

NOTE

　　一号墓椁室淤泥内出土了大批植物种实，经广西农学院和广西植物研究所鉴定，计有稻、粟、大麻、黄瓜、香瓜、番木瓜、葫芦、橘子、李、梅、青杨梅、橄榄、仁面、罗浮栲、广东含笑、金银花、花椒、姜（保存根块）、芋（保存芋茎和芋头外壳）、纤维状物（可能是木棉）。这些植物中有不少是药物。说明当时用草药治病在壮族地区已比较普遍。

　　同时出土的尚有杉木木简，宽 1～1.5cm，厚 0.3cm 左右，均残断。可释读的有 10 件。其中标本 M1：368 写有"芭蕉心匚囚"，第四字似"发"。芭蕉又名甘蕉，稽含《南方草木状》言："甘蕉望之如树……一名芭蕉……味似蒲萄，甜而脆，亦疗饥……交广俱有之。"芭蕉心性寒凉，功能清热解毒。由此可见，此木简可能是记载壮族先民医疗经验的，惜不能窥看全文。

　　罗泊湾一号墓有 7 个殉葬人，经鉴定，均无伤痕及骨折，死因可能是毒杀，说明当时壮族地区已有使用毒药的经验。

　　1979 年，广西考古工作者又发掘了罗泊湾二号墓。在墓后室东西两边的陶器中也发现了一批植物种实，计有青杨梅、橄榄、李、花椒、菜籽和瓜子六种。

　　《五十二病方》是马王堆汉墓出土的我国最早的医方帛书。其中记载的药物有比较浓厚的南方色彩。例如治疗牡痔第一方说："青蒿者，荆名曰萩；菌者，荆名曰卢茹。"还有厚朴等，也是南方土产。书中所述的一些疾病，如漆疮、蛇䗂、蛭蚀、蛊等也是南方常见病。《五十二病方》记载的南方药物，当包括一部分壮药。

　　《神农本草经》是我国现存最早的本草著作。成书于东汉年间，在其收载的 365 味药中，壮族地区盛产的菌桂、牡桂、薏苡、丹砂、钟乳石等被收入。该书中"主治病以应地、多毒、不可久服"，有"除寒热邪气、破积聚愈病"等作用的下药 125 种，壮族地区大多有出产。

　　两晋南北朝时期，壮族先民与广大汉族人民在政治、经济、文化上的交流更为密切。居住在交通便利地方的壮族先民，受汉文化的影响较大；居住在边远山区的壮族先民，则较少与汉人交往。在隋唐统一的 320 多年间，我国经济文化空前繁荣。唐朝采用与桂东地区不同的方法进行统治，政治上利用少数民族首领进行统治，经济上让原有的生产方式得以延续，目的是为保证征收贡纳，这就是"羁縻制度"。当时共有羁縻州 44 个，羁縻县 5 个，羁縻峒 11 个。

　　这一时期，壮族与中原地区的联系进一步加强。据《岭表录异》载："夷人通商于邕州石溪口，至今谓之獠市。"民族间的医药交流也得到进一步发展，壮族的医药经验部分被收入中医学书籍，丰富了祖国医药学的内容。例如，晋代稽含著的《南方草木状》，是我国现存最早的植物学专著。其中就记载了许多壮族用药："吉利草，其茎如金钗股，形类石斛，根类芍药，交广俚俗多畜蛊毒，惟此草能解之，极验，呈黄武中，江夏李侯以罪涉合浦，始入境，遇毒，其奴吉利者，偶得是草，与侯服，遂解。"清代谢遍昆的《广西通志》中有吉利草产于壮族聚居的上林县的记载。

　　"蕹，叶如落葵而小，性冷味甘……南方之奇蔬也。冶葛有大毒，以蕹汁滴其苗，当时萎死。世传魏武能啖冶葛至一尺，云先食此菜。"壮族民间至今仍流传这一治疗经验。

　　隋·巢元方所著《诸病源候论》，总结了隋唐以前的医学成就，是我国第一部比较完善的病因病理学专著。书中对岭南地区常见的痧、瘴、蛊、毒进行了专门论述，虽然主要阐述的是病因病理，但也涉及了壮药内容。特别是该书记载了岭南俚人的五种毒药及中毒诊断方法："岭南俚人别有不强药，有蓝药，有焦铜药、金药、菌药。此五种药中人者，亦能杀人。但此毒初著，人不能知，欲知是毒非毒者。初得便以灰磨好熟银令净，复以水杨枝洗口齿，含此银一宿卧，明旦吐出看之。银黑者是不强药，银青黑者是蓝药，银紫斑者是焦铜药。"说明早在隋代，壮族先民就善于制造毒药及救治中毒，有关知识也传入了中原。稍后的《太平圣惠方》还专门列出解岭南俚人药毒的方药。

此外，《诸病源候论》还指出，瘴气是流行于岭南的地方性疾病，是因感受湿热熏蒸之气而产生的急性热病，可分为青草瘴和黄茅瘴等。由于岭南多发瘴气，故壮族先民积累了较为丰富的治疗瘴气的经验。

岭南地方病水毒、沙虱、射工、蛊毒、脚气病等，在《诸病源候论》中也有专篇论述。

《新修本草》是在唐显庆二年（657）由苏敬等22人编纂，是世界上最早的国家药典，共载药850种。当时，朝廷曾下诏全国，征询各地药物标本，根据形色以图绘，其中也收载了部分的岭南地区药物。

1. 蚺蛇胆 《名医别录》："蚺蛇胆，味甘、苦，寒，有小毒。主心腹䘌痛，下腹䘌疮，目肿痛……（谨案）：出桂、广以南，高贺等州。"《名医别录》只记载了蚺蛇胆的功用，《新修本草》进一步点出其产自岭南地区。

2. 滑石 "岭南始安出者，白如凝脂，极软滑。其出掖县者，理粗质青白黑点，惟可为器，不堪入药。"始安郡，三国（吴）置，治所为今临桂县。

3. 钓樟根皮 "钓樟，生柳州山谷……八月、九月采根皮，日干之。"柳州属壮族地区，当时之人已知该药能止血，治金创。

4. 茯苓 "茯苓……今出郁州，彼土人及斫松作之。"说明壮族先民早已会种植茯苓。

5. 桂、牡桂、菌桂 "菌桂，味辛温，无毒，主百疾，养精神，和颜色，为诸药先聘通使……生交趾、桂林山谷岩崖间……立秋采。""牡桂……一名肉桂，一名桂枝，一名桂心，出融州、柳州、交州甚良。"从《山海经》开始，历代本草书均有桂的记载。均言以岭南广西出产者为佳，故广西有"桂海""八桂"之称。《新修本草》还介绍了壮族先民采集、加工、使用桂的经验。

6. 蒜 "此蒜与胡葱相得，主恶䘌。山溪中虺水毒，大效，山人、俚獠时用之。"獠、俚是壮族的先称。

此外，黄芩、瓜芦木、青石、赤石、黄石、白石、黑石脂、钩吻、白花藤、蛇黄、郁金、蓝实、柏实、蒟酱、莎草根、苏方木、槟榔、白兔藿、犀角、狼跋子等产自岭南地区的药物也被收入《新修本草》。

唐·陈藏器看到《新修本草》多有遗漏和纷乱，于是广搜文献，并采集民间用药经验，把遗漏的药物收集起来，著《本草拾遗》。其中记载了不少壮族地区的药物。

1. 陈家白药和甘家白药 "陈家白药，味苦寒，无毒，主解诸药毒，水研服之，入腹与毒相攻必吐，疑毒未止，更服，亦去心胸烦热，天行温瘴。出苍梧，陈家解药用之，故有陈家之号。蔓及根，并似土瓜，紧小者良。""甘家白药，味苦，大寒，小有毒，主解诸药毒，与陈家白药功用相似。人吐毒物，疑不稳，水研服之，即当吐，未尽又服。此二药性冷，与霍乱下痢相反。出龚州以南甘家，亦因人为号，叶似车前，生阴处，根形如半夏。"苍梧县，隋置，治所在今梧州市；龚州，唐置，治所在今平南县。陈家白药和甘家白药，均是性味甘寒，但前者无毒，后者有小毒，二者均有解药毒的特效，服之能使毒物吐出而愈，二药为当时著名的解毒药。

2.玳瑁 "玳瑁,寒,无毒,主解岭南百药毒。俚人刺其血饮,以解诸药毒。大如扇,似龟甲,中有文,生岭南海畔山水间。"这是玳瑁入药的最早记录,也是壮医对祖国医学的贡献。壮医除了使用玳瑁血生饮解毒外,据《岭表录异》介绍,粤西人畜养玳瑁,佩带玳瑁以避蛊,还用活玳瑁来测试食物中是否有毒等。

3.土落草 "土落草,味甘,温,无毒,主腹冷疼气痃癖,作煎酒,亦捣绞汁温服。叶细长,生岭南山谷,土人服之,以辟瘴气。"

4.石药 "石药,味苦,寒,无毒,主折伤内损瘀血,止烦闷欲死者,酒消服之。南人毒箭中人,及深山大蝮伤人,速将病者当顶上十字厘之,出血水,药末敷之,并敷伤处。当上下出黄汁数升,则闷解。俚人重之,以竹筒盛,带于腰,以防毒箭。亦主恶疮,热毒痈肿,赤白游风,瘘蚀等疮,并和水敷之。出贺州山鼍石上。"贺州,即今之贺县。

此外,《本草拾遗》还收入了许多产自岭南地区的药物。如鸡候菜、含水藤、赤翅蜂、独脚蜂、腆颗虫、枸橼、无风独摇草、予脂、陈思岌、草犀根、黄龙眼、万一藤、骨碎补、麂目、牛领藤、灰药、金钗股等。

唐·李珣的《海药本草》也有部分壮族地区用药的记载。如荔枝、零陵香、钗子股、君迁子、蛤蚧、人肝藤、冲洞根、皋芦叶等。特别是其中对壮药蛤蚧的记载尤详:"蛤蚧,俚人采之,割剖以竹开张,曝干鬻于市。力在尾,尾不全者无效,彼人用疗折伤。近日西路亦出,其状虽小,滋力一般,无毒,主肺痿上气、咯血、咳嗽,并宜丸散中使。凡用,炙令黄熟后,捣,口含少许,奔走,令人不喘者,是其真也。"记录了壮族先民加工蛤蚧及辨别真假的经验。

《岭表录异》又名《岭南录异》《岭表记》,唐代刘恂著。书中记载唐代岭南地区的珍奇草木鱼虫鸟兽和风土人情,还收载了不少壮药,以及使用这些药物的经验。如山姜以盐藏暴干,煎汤饮治冷气;圣齑(牛肠胃中已化草欲结为粪者)调以盐姜桂,内服治过食水牛肉腹胀;鹧鸪解冶葛并菌毒;山橘子破气,蛤蚧治肺疾,金蛇解毒,槟榔祛瘴疠,倒稔子益肌肉,羊血解野葛毒等。该书虽不是本草学专著,但其收录的部分壮药临床应用经验,确实具有一定的参考价值。

(二)壮药方剂学

壮药品种的增多和使用经验的积累,为壮医方剂学的形成提供了基础和条件。

在两晋及隋唐代的方书中,除收载了大量中医药方外,也收入了一部分岭南解毒、治瘴气药方,其中包括壮医药方,显示出壮医方剂学已初露萌芽。其中特别值得一提的是:

(1)葛洪(261—314),晋代人,字稚川,号抱朴子,丹阳句容(今江苏句容县)人。他曾经来广西,在北流县勾漏洞炼丹。对广西壮医壮药的情况多有了解。因此在所著《肘后方》中有关岭南壮族医药的记载不少,如书中记载了岭南俚人治疗脚气病、防治沙虱毒(恙虫病)的经验。该书对岭南土俚(壮族先辈)人的用毒、解毒方法尤为重视,多次提及。如"岭南俚人毒药,皆因食得之,多不即觉,渐不能食,或更心中渐胀,并背急闷,先寒似瘴。"说明当时的岭南毒药中,缓发者危害亦不小。"若中毒微觉,即急取一片白银含一宿,银变色,即是药也。银色青是蓝药,银色黄赤是菌药,久久毒入眼,眼或青或黄赤,若青是蓝药,若黄赤是菌药。俚人有解治法,畏人得法,在外预合,或言三百头牛药,或言三百两银药。余住久,与首领亲狎,知其药并是常用。"并言所用的方药如生姜、常山、土常山、黄藤、都淋藤、干蓝实、白花藤、甘草、甘蔗、芭蕉等"岭南皆有"。还指出,广西盛产的蓝青、藕、生葛根、干姜、雄黄、竹沥等皆可解之。广西盛产的鬼针草、生蓼、干姜、荆叶等，内服或外敷，可治毒蛇咬伤。

（2）孙思邈是唐代著名医家，精通诸子百家学说，著有《备急千金要方》《千金翼方》等医书。

孙氏虽为中原人，但对卓有疗效的少数民族医药亦倍加欣赏，收录入书。如《千金翼方》载："白花藤，味苦寒，无毒，主解诸药菜肉中毒，酒浸服之，主虚劳风热，生岭南交州、广州、平泽。"钩吻为广西多产物，《千金翼方》谓其能"杀鬼蛊毒"。在治风药及蛊毒药的分类栏中，载有秦艽、干姜、葛根、狗脊、白芷、大戟、乌头、附子、贯众、菖蒲、吴茱萸、徐长卿、蛇蜕、野葛、斑猫等广西多产药物，说明壮族先民对此已有一定了解，掌握了一些防止瘴雾毒气侵袭及治疗疫毒蛊毒入侵造成的病证。懂得"出门，常须带雄黄、麝香、神丹诸大辟恶药。则百蛊猫鬼狐狸老物精魅永不敢著"。

（3）柳宗元（773—819），山西永济县人。顺宗时，参与王叔文革新集团，任礼部员外郎。宪宗即位后，王叔文集团受到打击而失败，他被贬为永州司马，后又改柳州刺史。他被贬南方后，情绪难免悲郁，加上水土不服，曾患过不少疾病。为治病防病，他虚心向当地人民学习，亲自种植中草药，自采、自种、自制药物。柳宗元博采当地医药经验，结合自身的治疗经历，编纂了《柳州救三死方》，反映了岭南的医疗水平。

隋唐时代，壮族地区的农业发展，带动了经济作物的种植摘采。不仅作为食用，部分还有药用价值。如甘蔗，孟诜《食疗本草》言："竹蔗以蜀及岭南者为胜。"甘能和毒，故壮医用之于解救中毒。荔枝，隋唐书籍中，有许多言及广西荔枝的，荔枝在药用上，具补益强身的功效。龙眼，《唐本草注》曰："龙眼似荔枝，花白色，子如槟榔，有鳞甲，大如雀卵。"唐宋时广西普遍栽培，其补益作用与荔枝似，但性较平，不燥热，故其后入药者，多不取荔枝而用龙眼。柑，原产我国中部及南部，壮族地区在西晋时已有栽培。至唐时，更加普遍。柑之皮、叶、果实均可入药。

北宋时期为了加强统治，在少数民族地区，健全和严密羁縻州县制度，即土司制度，在土司统治地区，土官具有政治特权，又控制着经济领域中的一切，对农奴进行残暴和野蛮的统治。它的建立，加强了中央王朝与民族地区的联系，适应当时生产力发展的要求。因此，宋元时期壮族地区的社会经济有了进一步的提高，农业、手工业、商品交换都有了新的发展。这一时期壮族医药也得到了较大的发展，并可从以下几个方面反映出来：

（1）医书分类出现了"岭南方"：1161年郑樵在《通志》中将医书细分为26类，其中岭南方分5类9卷，包括壮族医药在内。分类中设岭南方一项，包括壮族医药的岭南方的书籍有李暄《岭南脚气论》、李断皋的《南行方》、郑樵《通志》载的《治岭南众疾经效方》和《广南摄生方》等。

（2）涌现出一些比较有名的壮医：《本草图经》记载："俚医以（甘蔗）治时疾，狂热及消渴，金石发动燥热，并可饮其汁。"俚医，是包括壮医在内的两广少数民族医的统称。至于陈家白药和甘家白药的制作者，以及文献中介绍的岭南俚人、土人、山人、獠、蛮的用药经验，说明有一批有一技之长的壮医活跃在辽阔的壮族地区。

（3）文献记载的壮族医药大量增加：宋代著名的本草学、方剂学著作，如《证类本草》《本草图经》《日华子本草》《太平圣惠方》《岭南卫生方》及有关壮乡风土人情的《岭外代答》

《桂海虞衡志》等，都记载了大量壮族医药经验，反映了这一时期壮族的医药水平。

唐以后，由于药材品种极多，新品种不断增加，使药物的品类日趋繁杂，难免有真伪难辨、名实不符、品种混乱等情况出现，《本草图经》应运而生，全书21卷，其中记载了产自壮族地区的药物近百种。《桂海虞衡志》及《岭外代答》是介绍广西风土人情的书，作者范成大和周去非虽然不是医家，但他们在广西为官多年，对当地医药有相当了解，并加以记录。如记载矿物药无名异、铅粉、土硫黄、丹少、水银、石钟乳、石绿、石燕等；动物药山獭、金蛇、银蛇、风狸、石鼠、蚺蛇、蜂、两头蛇、鹧鸪等。所记载的植物药品种就更多了，有治疗瘴气类的青蒿、槟榔、杜茎山、姜黄、楮叶等；有解各种毒的宜州鹅抱解箭毒、抱卵不生鸡儿和麻油灌服治钩吻中毒、山豆根解诸药毒、甘蔗根解金石毒、橄榄解河豚毒、白豆蔻解酒毒等；有清热药，如铜鼓草、金樱子、都管草、半边山等；尚有延年益寿的首乌、疗足膝疾的鸡桐叶、治头目昏眩的风膏药、治瘿疾的黄药子，以及零陵香、茴香、藿香、荜茇、沉香等芳香药材。这一时期的壮医方剂学也有所发展，如《太平圣惠方》收入了"解俚人药毒诸方"；《岭南卫生方》前二卷辑入李璆瘴疟论、张致远瘴疟论、王棐指迷方瘴疟论、继洪卫生补遗回头瘴说等多位医家的医论和方药。书中提出了瘴疟与伤寒不同，及岭南"草木水泉，皆禀恶气，人生其间，元气不固，感而为病，是为之瘴"，主张因人因地制宜治疗。其所载的方剂，有些来自由中医方书，有些来自"岭南方"书籍。

明清时期，壮族人民与外界的来往日趋密切，社会生产力进一步提高。此期的壮族药学，除了在李时珍《本草纲目》及各地方志有记载外，尚开办地方医药教育，出现了不少壮族医药家。

《本草纲目》中收载了不少岭南地区的壮族医药，从某种程度上反映了当时的壮族医药水平。其中最突出的是壮族人民对田七的发掘和应用。田七本名三七，因主产于广西的田阳、田东、那坡、德保、靖西一带，昔日商贾，对其交易，多集于田上一带，故又名田七。《本草纲目》详细记述田七："生广西南丹诸州番峒深山中"，"此药近时始出，南人中用为金疮要药，云有奇功。又云：凡杖扑伤损，瘀血淋漓者，随即嚼烂，罨之即止，青肿者即消散。若受杖时，选服一、二钱，则血不冲心，杖后尤宜服之，产后服亦良。大抵此药，气温，味甘微苦，乃阳明、厥阴血分之药，故能治一切血病。"说明用田七治疗内外损伤、瘀血停留等病症，乃壮族人民最早发现及应用，其功是不可泯灭的。

《本草纲目》还收载了许多壮族地区特产及多产药物，并介绍其加工及用药经验。如无名异、桃花石、甘草、蛇黄、石硫黄、岭南红盐、鳢肠、水英、虎杖、鬼针草、都管草、黄连、紫草、苍术、沙参、石钟乳、补骨脂、郁金、肉豆蔻、蒟酱、荜茇、益智子、高良姜、锦地罗、莪术、泽兰、茉莉、附子、钩吻、射干、山豆根、使君子、黄药子、土落草等，充分反映了壮族人民用药物治疗疾患的经验已比较丰富。

像陈藏器的《本草拾遗》，稽含的《南方草木状》，李珣的《海药本草》，李璆、释继洪的《岭南卫生方》中有关壮族地区用药的记载，在《本草纲目》中均可见到，对研究之前壮族医药学提供了不少珍贵资料。

地方志虽然不是专门记录医药学知识的，但其中对地方上出产的药物，乃至有关药物的用法的记载也从侧面窥视了壮族医药的发展情况。

明代林富修、黄佐编纂的《广西通志》，在第二十一卷食货一章下立"药属"一节，记载了一百余味广西盛产的药物。所收药物种类繁多，既有芳香温散的香附、泽兰、茴香、干姜、高良姜、山椒、艾叶之属，又有收敛固涩的白及、五倍子、乌梅、覆盆子、金樱子之属；既有开通肺气、驱散表邪的桔梗、荆芥、苍耳、香薷、柴胡、半夏、薄荷、贯众之类，又有通利水道，引邪外出的滑石、木通、萆薢、车前、瞿麦之属；既有清热解毒的苦参、地榆、金银花、黄芩、黄柏、山栀子、地骨皮、槐花、青黛、白头翁及峻猛外用的巴豆、商陆、铜青、芫花、炉甘石之类，又有补中固脏、益寿延年的地黄、首乌、龟甲、沙参、天冬、麦冬、山药、菟丝子、淫羊藿、骨碎补等药。谢君惠修、黄尚贤纂的《梧州府志》亦收载了五六十味药物，所收药物在林黄所编的《广西通志》中大部分有记载，惟其后所列的苦剜、关角扭、断肠草三味药，皆有大毒，并言以羊血、熊胆可解断肠草之毒，有待今后研究及进一步验证。

其他如《南宁府志》《柳州府志》《宾州志》等大量州府县志亦收载了不少药物，反映了当时壮医壮药的发展。

清代各地建立卫生机构管理地方医药，救济诊疗贫病患者。《北海杂录》："太和医局，设于光绪十六年，亦广西商人协力敛资，藉行善举。与广仁社相通一气者，专办赠医施药舍馆事，局有永远督理四人，另每年公举总理四人……聘请医师驻局，七点至十一点，以便贫病人到诊。"《龙津县志》亦曰：医药局于"宣统初年成立，延请中医生，主任医药杂务。民间贫寒之家有疾病者，就局诊治，不收诊金，间或有赔药剂者。局址初附设于道，尹公署嗣移于旧都司府，再移于龙州学社内。"有些地方的医药机构成立之后复又取消，如《博白县志》（乾隆年间修）称"阴阳学、医学俱废"。

此期间，有外国人在广西兴建了一些医院，如"法医院，每以赠医施药为事，归法医士办理，由法政府派来，向僦民房以为医所。"（《北海杂谈》光绪三十一年），"普仁医院，创于光绪十二年，为英耶稣教士所设，驻隆英医一名，赔医施药不受分文，每日本埠及附近村落就诊者颇众"（《北海杂谈》光绪三十一年）。这是半封建半殖民地中国特有现象，这些医院数量少，且集中于市镇，对壮医药发展的影响不是很大。

此外，据《镇安府志》记载，雍正十年，广西尚在天保县（今德保县）建了一个硫黄厂，虽主要备军用，其精者自然亦供药用。

随着壮族人民同疾病斗争实践的深入，对疾病的认识加深，他们的用药经验日趋丰富充实。在清代的广西地方志中，关于壮医壮药的记载空前增加，内容也更加丰富。有些地方志不仅记载药物的出产、应用等方面知识，甚至有加工炮制和典型病例的记载，标志着壮族用药逐渐走向成熟阶段。

此时期的地方志内，对于果菜类入药论述尤多。如《临桂县志》（光绪三十一年）记："罗汉果，大如柿，椭圆，中空味甜，性凉治劳嗽。"《镇安府志》（光绪十八年）曰："羊桃，一名三敛子，一名五敛子……味甘酸，内有小核能解肉食之毒，有人食猪肉咽后肿，病欲死，仆饮肉汁亦然，人叫取羊桃食之，须臾皆起，又能解盅毒岚瘴，土人蜜渍盐醃以致远。"《北流县志》（嘉庆二十年）记载："西瓜……味甘淡，止渴消暑，疗喉痹疮，解酒毒。"《镇边县志》（光绪三十四年）曰："山楂……制糕能消食。"《玉林州志》（光绪二十年）言：黑糯"用浸酒，补血"。《容县志》（光绪二十三年）言安石榴"皮可入药"，橄榄"可解鱼毒"。《新宁县志》指出：生菜"食之却暑"，"苦荬，可涂虫毒疮疥""辣椒，味辛辣，消水气，解瘴毒""苦瓜，味苦，性冷，解水瘴"。可见，壮族人民对于食物的温凉补泻已有了较多认识。瓜菜乃日常生活之品，来源充足，对养生保健具有重要作用。

各地方志对各种中毒的抢救措施也有较切实的记载。如《南宁府志》（乾隆七年）说："断肠草……中其毒者，用羊血灌之，或以伏卵未生雏者和香油灌之，或以粪水及蚺蛇胆灌之，或以狗屎调水灌下，令草吐出亦愈。"以各种物品使中毒者吐出毒物，或服用蛋白及油类物，使之与毒物结合，减少毒素的吸收，且油类的导泻作用能使毒物更快排出，这是有科学道理的。《广西通志·平乐府》（同治四年）称"蓝蛇出陈家洞，言有大毒，尾能解毒"，"九里明，作饮可解热毒"。《镇边县志》（光绪三十四年）指出："木棉……能解鸦片、铅粉、砒霜、虫螫、野菌诸毒。"《浔州府志》（同治十三年）亦言："闷陀罗，人食之则颠闷、软弱，急用水喷面乃解。"可见壮族人民使用解毒药的水平进一步提高。

民国时编修的广西地方志和有关文献，收载了以前未记或较少记载的广西特产、多产药物。如桑螵蛸、虎骨、斑茅、老虎耳、血见飞、怀香、大小罗伞、松筋藤、土人参、土归身、土牛膝、土白术、土黄连、龙须菜、筀竹、绵姜、单藤、胶桂、吊兰、独脚莲；芙蓉花、走马胎、壮阳根、刀枪草、八卦草、蓝姜、石兰草、登高子、贴地凉、牛尾木、五爪龙、三爪龙等。

有的地方志连盛产草药的地域亦予以记述。如《宁明州志》（1914 年）载："挂榜山，俗名丛珥夷，在州城东南二十余里，山多草药，习草药者，皆往取采。闻诸采药者，云其草多不知名，与原阴草不类，盖奇境也。"壮族人民不但认识了许多的药物，应用方法上也很多样，既有煎服，又有外洗、外敷、熏蒸；既有浸酒内服以祛病养身的，又有佩药垫药外防邪气侵袭，尚有食物果品食疗法等。

据近年的调查，民国时期，曾出现了不少有关壮医壮药的手抄本。自治区卫生厅民族医药古籍整理办公室现已收集到民间手抄本 100 多本，内容以临床实用为主，包括内外妇儿科的医药知识。这些手抄本在民间的流传，对普及医药知识，提高壮族人民的健康水平，是有积极作用的。

新中国成立后，在党和国家的民族政策及对传统医药政策的指引下，20 世纪 50～70 年代，广西进行了民间草药（包括壮药）的调查。出版了《广西本草选编》《广西民族药简编》《广西药用植物名录》《壮族民间用药选编》等有关壮药的书籍。1986 年开始，更是进行了有组织、大规模的调查和系统整理工作。出版了《壮药选编》《广西壮药新编》等专著，尚有《实用壮药学》《广西民族医药验方汇编》等成果汇编。近年出版的《中国壮药志》《中国壮药原色图谱》《常用壮药生药学质量标准研究》《中国壮药学》等专著和 2002 年的"壮药质量标准研究"成果更将壮药的研究提高到一个新的高度。

随着社会的发展，壮药产业化也取得了一定的成绩。如壮药萝芙木制成降压灵片，由狗仔花、闹羊花、两面针、点秤木、山芝麻等制得外感风痧片，由杧果制得杧果止咳片，以上产品均占领了一定的市场，取得了良好的经济效益。由扶芳藤等制成的扶芳藤合剂"百年乐"，挖掘民间验方开发的正骨水、云香精、鸡骨草等已经成为较有影响力的品牌产品。其他有以白花蛇舌草为成分之一的乙肝宁冲剂、香茶菜为主要组成的复方三姐妹片，还有绞股蓝茶、广西绿茶等保健品。上述药品、保健品，其组方、药材皆来自或主要来自壮医药。壮药为广西的经济、社会发展，为人民的健康事业作出了新的贡献。

综上所述，壮药有悠久的应用历史和丰富的知识积累，其作用已经被大众所公认。壮族聚居区优越的自然环境为壮药的开发和进一步应用提供了宝贵的资源（据 1994 年调查结果，广西壮族自治区的动植物药、矿物药多达 4600 多种）。现代科学技术的进步为壮药的深层次研究提供了先进的方法，我国社会生产力的快速发展也为之提供了经济条件。我们会加快壮药的现代化进程，为壮药的整理提高，为壮药造福于全国各族人民乃至走向世界奠定坚实的基础。

第二章　壮药基本理论

第一节　壮药的命名及分类

一、壮药的命名

壮药的命名一般分为正名和别名两类。正名又称通用名，为大多数地方习惯所用的名称（本书采用壮文和汉文正名）。别名又叫异名、地方名、俗名、土名，为个别地方所使用的壮药名称。壮药的名称一般根据药物的产地、生长环境、生长特征、药用部位、形态、颜色、气味、功效、声音、用量等进行命名。如以产地命名的有南方菟丝、广西莪术、云南松（长毛松）、广东地构叶等；以生长环境命名的有夏枯草、岩黄连、石菖蒲、海蛇等；以药物原植物特征命名的有两面针、刺天茄、倒生根、不出林等；以药用部位命名的有龙脷叶、布渣叶、广豆根、草果等；以药材形态特征命名的有山乌龟、鹰不扑、八角莲、海带等；以药材颜色命名的有鸡血藤、黄根、紫苏等；以其汁液命名的有鸭血、蓝靛、酸咪咪、奶浆藤等；以药材独特气味命名的有香菜、小茴香、花椒、九里香等；以药材性味命名的有鱼腥草、苦丁茶、苦瓜、甜茶等；以功效命名的有防风（能治头风痛）、沉香（可降气）、泽泻（渗利水湿）、益母草（治妇科病）、大驳骨（能治骨折）等；以声音命名的有蛤蚧等；以有毒药物用量命名的有三钱三等；以纪念最初发展和使用人命名的有何首乌、徐长卿等；还有以药物贮存期限、加工炮制命名的。

由于历史原因，壮药名称存在不少"同名异物"和"同物异名"现象。一个名称被同时用来代表几种不同的药物，如各地以"血见愁"一名入药的药物种类达十几种；一种壮药同时有几个不同的名称，如"元宝草"同时又有对月草、叶抱枝、对叶莲、大叶对月莲、穿心草、对经草、帆船草、含掌草等名。这种名称上的混乱，造成了壮药品种的混乱，影响了壮药的使用和推广。但是，各种各样的壮药名称都有一定的来历和意义，从不同角度描述了壮药的形态、颜色、气味、产地和功效等，如八角莲、五色梅、鱼腥草、田七、千斤拔、跌打王等。从这一点来看，壮药众多的名称又是一种宝贵的遗产，通过对它的学习研究和整理，可以帮助我们更好地进行壮药的鉴定和应用，这对于扩大壮药的应用范围，寻找和发现新的药源，丰富民族医药，繁荣祖国医药学，都具有十分重要的意义。但为了逐步减少一药多名和一名多药的混乱现象，应正确使用壮药名称，以求逐步统一用名。

二、壮药的分类

壮医对药物的分类颇多，有按药物的性味分类的，如寒药、热药、有毒药、无毒药；有按科分类的，如妇产科药、皮肤科药、小儿科药；有按功用分类的，如解毒药、补虚药、调气机药、通三道两路药、调巧坞药、止血药、止痛药、驱虫药、收涩药等；有按病症分类的，如治疗跌打损伤药、治疗黄疸药、治疗毒蛇咬伤药、治疗疮疖药；有按药物颜色分类的，如红药、黑药、白药、黄药。红药如月月红、鸡血藤红等，黑药如黑芝麻、乌骨鸡、乌骨鸡、何首乌等，白药如白浆木瓜等，黄药如黄姜、无根藤、木黄连等。

第二节 壮药的鉴定

壮药历史悠久，来源广泛，品种繁多。为避免以假乱真，以劣充优，提高药物质量，保证临床用药正确、安全、有效，必须做好壮药的鉴定。通过鉴定，还发现新药，扩大药源，发展壮药生产，保障医疗用药。壮药的鉴定方法有基原鉴定、性状鉴定、显微鉴定、理化鉴定四种。鉴定是根据各种药物的形态特征、不同性状、细胞形态、组织形态、组织构造、所含成分、理化性质等的差异进行的，因而对某种药物的鉴定和要求，可灵活运用上述的四种鉴定方法。

一、基原鉴定

基原鉴定是鉴定药物最为广泛的方法之一。其方法就是运用植物分类学、动物分类学和矿物分类学的有关知识，对壮药的原植物、原动物和矿物进行鉴定，确定其科、属、种和学名，以保证临床用药品种的准确无误。主要通过产地调查和采集标本，并核对有关文献资料和标本等步骤进行。我国是一个多民族国家，各民族医所用的药物，由于民族语言、文化及地域和使用经验等的原因，药物名称极不统一，不利于民族医药经验的研究整理和学术交流。因此，壮药必须进行基原鉴定，统一名称，以利于研究整理和推广应用。

二、性状鉴定

性状鉴定也是鉴定各种壮药药材常用的鉴别方法之一，是壮族人民千百年来积累的鉴别药材的宝贵经验。所以，性状鉴定又叫传统经验鉴定。它是根据药材性状的特点，以一看、二摸、三闻、四尝、五水浸、六火烧等传统方法进行鉴定。这种方法简单、易行、迅速。

一看是用肉眼观察每种药物的形态、大小、粗细、厚薄、钉刺、根痕、毛茸等。有的要看药材的断面，用手折断长条形药材的根、茎、枝、皮，看有无粉末飞扬、响声，其性质是平坦的、颗粒性的，还是纤维性的，有没有胶丝，并观察折断的难易等情况；或用刀将药材横切成平断面，看它的皮部和木部的比例、色泽、射线的排列形态、油点有无分布等。

二摸是用手触摸药材，观察是否有特殊的挥发性物质（香气或臭气）。如遇药材原来气味就较淡薄，或因贮藏日久，气味散失，不易闻出，可将药材用开水浸泡片刻后再闻，或将药材捣碎后再闻。

四尝是用口尝各种药材的味道。经过看、摸、闻的验证后再尝，切不可随意。特别是具有强烈刺激性和毒性的药材，如半夏、天南星、乌头、狼毒等，口尝时更要小心，取样要尽可能少，尝后一定要吐出并用生姜或甘草水漱口，以免中毒。

五水浸是将某些药材放在水中浸泡，能呈现特殊变化。如将苏木投入热水中，其溶液呈现

NOTE

鲜艳的桃红色，加入醋酸则溶液变为黄色，加入石灰水则溶液变为红色；又如取米粒大干结的熊胆，放在火上烘烤至发泡时，投入盛有清水的玻璃杯中，熊胆浮在水面逐渐溶解，有呈金黄色线状物渐渐下垂至杯底，且不扩散等，即可鉴定为真品。

六火烧是将某些药材用火点燃或烘烤，能产生特殊现象。如海金沙用火烤易燃，且发出爆鸣声及闪光。又如取少量的麝香放在火上烘烤，初时散发出的特殊香气更浓；如改用火烧时，即起油点如珠，可用于鉴定。

三、显微鉴定

显微鉴定是用显微镜来观察药材的组织结构、细胞形状及内含物的特征。同时，还可应用显微化学的方法，以确定某些品种的有效成分在该药材中的分布情况。显微鉴定常配合性状、基原、理化鉴定等方法进行，用于对药物外形特征不明显或外形相似而组织构造不同，或药材破碎、不易辨认的壮药，以及壮药制剂，如膏、丹、丸、散等的鉴定，以鉴定药材的真伪、纯度和品质。

四、理化鉴定

一般常用的理化鉴定方法有化学定性分析、化学定量分析、物理常数测定、荧光分析、微量升华、层析法、比色分析法、分光光度法、水分测定、灰分测定、挥发油测定、浸出物含量测定等，用以鉴定药材中所含某种化学成分的性质、纯度和药材的真伪等。

第三节　壮药的栽培与采集

药用植物的栽培与采集，与民族药物的开发和利用有着密切关系。我国地域辽阔，野生药用植物资源丰富，而药用植物的生长环境和分布，离不开一定的自然条件，土壤、气候、水文条件都会影响药材质量。特别是适时栽而不栽，适时采而不采，会造成人为损失。如何开发利用野生药用资源和有计划地进行药用资源的栽培及采集，造福于人类，是一个值得研究的问题。药用植物的生长采集，是有一定时限的，提前或过时采集，都会影响药物的质量。所以，对药用植物栽培与采集，不仅要具有栽培和采集的技术，更重要的是掌握栽培和采集的时机。

一、壮药植物的栽培

植物类壮药大部分来自野生，而且需求量比动物类药物大。随着民族医药事业的发展，植物类壮药光依靠野生采集已不能满足需求，而野生的植物资源也会日益减少，因而许多常用紧缺的植物和稀有名贵的植物药必须逐步由野生变为家种，才能解决需求。许多药用植物都以春生、夏茂、秋华、冬凋为共同特征，但也有一些药用植物如夏枯草，到了夏末则全株枯萎；天冬、忍冬之类，皆是越冬而长。总之，药用植物生长在自然界，其抽芽、生苗、开花、结实等生理过程，都具有时间性、阶段性、节奏性，形成一定的规律。对药用植物的栽培，必须结合需要，以及土壤、日照、气候、环境、湿度、空气等条件，顺应时宜，进行整地、选种、播种、施肥、防治病虫害、精心护理等，以期苗壮成长，才有好的收成。

二、壮药植物的采集

壮药采集有特定的时间性，过早采集药势未成，稍晚采集药势已歇，甚至腐烂，不堪药用。一般选择药物根、茎、花、叶、实不同部分的"旺期"，即有效成分含量最多的时节进行。如采集根及根茎类药多宜于初春或秋季采集，因为此时有效成分含量较高、质量好、产量大；皮类药多宜于春天或初夏采集，因为此时树干汁液多，树皮易于剥离；茎、叶类药多在开花期采集；花类药一般宜在花蕾期或初放时的晴天采集；果实类药物一般宜在果实将成熟时采集；种子类药物多在种子全熟时采集；树脂类药宜在干燥季节采集；全草类药则多在开花时采集。植物类的壮药，多是野生的，采集时应该特别注意保护药源，不能竭泽而渔，一扫而光。宜采大留小，留种繁殖，按照实际治病所需而采，并注意保护药源。民间将其概括为歌诀："根薯宜在冬，茎叶宜夏天，花采寒露中，果实应初熟，种子老熟用。"壮医喜用鲜药，大多随采随用。

第四节　壮药的性味及功效

壮药的性味包括药性和药味，药性是指药物作用于人体后所反映出的性质，药味是指通过人的味觉直接尝出药物的味道，也有些是根据临床经验推测出来的。壮医在实践中运用眼、耳、鼻、舌等感官来识别植物、动物、矿物的形、色、气味，从而鉴别出哪些可供药用、哪些不可供药物、哪些有毒、哪些无毒等，逐渐形成了"药"的感性认识。壮医药农对壮药的茎、叶、花一般都能正确地识别，并且熟悉药物产地、生长环境等。壮医对药物的性味及功能既有独特的认识，又善于吸取中医的长处。根据医疗实践反复验证，然后归纳总结药物的功能，通过口尝药物的味与功用之间的联系，从而指导临床用药。药物的性质有寒、热、温、凉、平缓五种。寒凉药多用于热证，如青牛胆、苦地胆、土黄连可用于解热毒；温热药多用于寒证，如肉桂、荆芥、紫苏多用于解寒毒；平缓性质的药物介于两者之间，寒热不显著，如土人参、土沙参。药味有酸、甜、苦、辣、咸、麻、淡、涩八种，与中药辛、甘、酸、苦、咸、淡、涩味理论有共同点，也有不同点，如壮医的"涩"味应用较广。每种药物都有其药性和药味，但又不是孤立的，药性相同、药味不同则功用也不同，药味相同、药性不同则作用也不一样。壮医将药学功用编成歌诀，广为流传："辛行气血能解表，跌打风湿并散寒。酸主固涩能收敛，止泻固精疗虚汗。苦寒祛湿能攻下，治疗实热排便难。麻能镇痛散痈疽，并疗舌伤与顽痰。涩主收敛能抗菌，止血烧伤能消炎。咸味化痞散瘰疬，通便泻下可软坚。甘味和中亦滋补，调和百药能矫味。淡味祛湿亦利水，镇静除烦且安眠。"壮医还总结出药物形态与功用的关系歌诀："有毛能祛风，浆液可拔脓，中空能利水，方茎发散功，毛刺多消肿，蔓藤关节通，对枝又对叶，跌打风湿痛，叶梗都有毛，止血烧伤用，诸花能发散，凡子沉降宏，方梗开白花，寒性皆相同，红花又圆梗，性味多辛温。"

壮医具有丰富的药物治病经验，认为药物的治疗作用，在于以其性味之偏，来调整和纠正人体病理情况下的阴阳偏胜和三气不同步状态。药有以功用区分，如有毒药和解毒药、治瘴气药、治跌打损伤药、清热药、补益药、治痧症药、祛风湿药、杀虫药等。但从大类分为调气药、解毒药和补虚药三大类。壮医药的治疗原则是调气解毒补虚，既重视内治，也重视外治，强调及时治疗，并十分重视预防。用药比较简便，贵在精专，组方一般不超过五味。补虚则多配以血肉有情之品。

不少民间壮医，从生草药的形态性味，就能大抵推测出其功能作用，并将这些用药经验编成歌诀，便于吟诵和传授。如藤木通心定祛风，对枝对叶可除红；枝叶有刺能消肿，叶里藏浆拔毒功；辛香定痛驱寒湿，甘味滋补虚弱用。圆梗白花寒性药，热药梗方花色红；根黄清热退黄用，节大跌打驳骨雄；苦能解毒兼清热，咸寒降下把坚攻；味淡多为利水药，酸涩收敛涤污脓。又如黄色药治黄病，姜黄虎杖黄龙藤；田基黄加无根藤，黄疸型肝炎用它清；以红治红湿通经，经不调采月月红；白色药物用白治，木瓜炖服乳奶通；以黑护理毛发黑，芝麻黑豆配首乌；用毒攻毒外敷涂，蛤蟆青黛治痈毒；草药辨证施治中，热者凉之寒者湿。实者泻之虚者补，四气五味要认清；风热感冒葫芦茶，茅根薄荷桑菊花；风寒荆芥香白芷，红糖紫苏生姜汤；肺热桑皮鱼腥草，润肺百部枇杷叶；胃热腹痛金果榄，适量银花水田七；胃寒痛取野桂皮，姜黄鸡蛋两面针；风湿山蒌过江龙，黄杜鹃与血风藤；痹痛血党枫荷桂，肾虚杜仲续断根；咯血墨草棕榈炭，小蓟茅根与山枝；呕血侧柏仙鹤草，白及藕节与大蓟；等等。

第五节　壮药的加工炮制

壮医在治疗疾病时，一般多用原料药，以新鲜药常用，但也对一些药进行加工炮制，以减轻毒副作用和增强疗效。特别对一些需要除去杂质和不适用部分的药物，采集有季节性的药物，有烈性或毒性不能直接服用的药物，易变质的药物，有恶味不利于服用的药物。壮药的加工炮制，是药材在医疗应用之前，根据临床、调剂、制剂的要求，对药材进行各种技术处理。

一、炮制目的

（一）降低或消除药材的毒性或副作用

如半夏和野芋头生用刺激口腔、喉部，半夏需用姜制；野芋头需与大米炒黄；巴豆峻泻猛烈，必须去油。通过炮制，改变或破坏其中的某些有毒成分，可降低毒性，不至于因毒性的强烈刺激而引起不良反应。

（二）增强药物的作用，提高临床疗效

在壮药的炮制中，常常加入一些辅料，这些辅料有些本身就是药物，都具有重要的医疗作用，它们与处方里的其他药物的某种作用之间，存在着协同配伍关系，主要用于增强药物的作用，提高疗效。加入的液体辅料主要有蜂蜜、酒、姜汁、胆汁、米泔水、盐水、茶水、石灰水、植物油等，如蜜制山药、酒制七星剑、猪胆汁制白矾、茶汁制三十六荡、盐水渍余甘子、花生油制小茴香等。加入的固体辅料主要有灶心土、白矾、滑石粉、米、麦麸、面粉、绿豆、艾叶、姜、糖等，如灶心土炒白术、麦麸炒石菖蒲、糖炒豆豉草等。另外有些不加辅料的其他炮制方法，也能增强药物的作用，如头发烧成炭敷于伤口能增强止血作用。

（三）改变药物的性味功能，增强药物作用

如萝卜子生用气味辛臭，炒后则气味芳香，药性缓和，能降气祛痰；何首乌生者味苦涩，

用以润肠通便，解疮毒，制后则味益甘，可消除致泻作用，用以补肝肾、益精血。制香附有增强解郁、镇痛作用。马蹄莲未炮制有降血压作用，酒蒸后有镇痛作用。

（四）纯净药材，保证药材品质和用药量准确

去泥沙杂质及非药用部分，使药材清洁纯净，用量准确，便于服用，如植物类药的根和茎，应除去泥沙等杂质。

（五）矫臭、矫味，便于服用

一些药物本身具有令人不适的气味，难以服用，因此，常常先将药物采用漂洗、酒制、醋制、麸炒等方法处理，能起到矫臭、矫味的作用，如地龙、蚂蟥（水蛭）炒制、老鳖甲醋制、蛤蚧酒制可除腥臭味。

二、炮制的方法

壮药材常用的炮制方法主要分为修治法、水制法、火制法、水火合制法和其他制法等。

（一）修治法

本方法主要通过进行纯净处理、粉碎处理、切制处理等，使药材纯净，便于配制、煎煮、服用。动物药的加工主要为宰杀后去净毛及内脏，烤干或晒干。

1. 纯净处理　采用挑、拣、簸、筛、刮、刷等方法，去掉灰屑、杂质及非药用部分，使药物清洁纯净。如香附决明子需采用筛法，枇杷叶需刷毛，金毛狗脊（骨碎补）、薯蓣（山药）需刮毛等达到纯净目的。

2. 粉碎处理　采用捣、碾、镑、锉等方法，使药物粉碎，以符合制剂和其他炮制法的要求。如石膏、田七等常常需要粉碎后药用。

3. 切制处理　采用切、铡的方法，把药物切成一定规格，便于进行其他炮制，也利于干燥、贮藏和调剂时称量。根据药材的性质和医疗的需要，切片有薄片、厚片，如梅花钻、黄花倒水莲、五指牛奶切斜片，枇杷叶、柑果皮切丝等。

（二）水制法

本法主要用水、酒、醋等处理药材，使药物清洁柔软，便于切片，或借以减低药物的毒性和副作用。一般包括洗、漂、泡、渍、水飞等操作。

1. 洗　洗去药物的泥土和杂质。

2. 漂　把药物放在较多的清水里浸漂，并经常翻动和换水，漂去毒质及腥味、咸味、辛辣味，或非药用部分。漂的时间长短应根据药物的质地、大小而定。

3. 泡　把药物放在清水或开水内浸泡，如桃红、银杏等，浸泡后捻去皮尖。有些较硬的植物药，必须泡软后才能切片。

4. 渍　渍与泡相似，但只是用水将药物渐渐渗透而使之柔软，便于切制。但有些药物，浸泡后药性容易走失，如薄荷、荆芥之类就不宜用此法处理。

5. 水飞　水飞的方法，是制散剂、粉剂时加水同研，可使研时粉末不致散失，而且较为细净。其方法是将不溶于水的矿物或贝类药物先敲碎研碎，再置于乳钵内加水同研至糊状，再加水适量，便细粉混悬于水中，倾出，下沉的粗粉再研再飞，待全部研细，合并混悬液，静置沉淀，去水后，将沉淀干燥，再研细成极细粉。

NOTE

（三）火制法

火制法是指用火加热处理药物的方法。常用的火制法有炒、炙、煅、煨、烘焙等。

1. 炒法 有炒黄、炒焦、炒炭等程度不同的清炒法。用文火炒至药物表面微黄称炒黄；用武火炒至药材表面焦黄或焦褐色，内部颜色加深，并有幽香气者称炒焦；用武火炒至药材表面焦黑，部分炭化，内部焦黄，但仍保留药材固有气味者称炒炭。炒黄炒焦使药物易于粉碎加工，并缓和药性，增强疗效，如米粉炒仙人掌治疗水肿，盐炒独脚莲能降低毒性和副作用。与沙或滑石、蛤粉同炒的方法习惯称烫，药物受热均匀酥脆，易于煎出有效成分或便于服用，如沙炒穿山甲、蛤粉炒阿胶等。

2. 炙法 是将药材与液体辅料拌炒，使辅料逐渐渗入药材内部的炮制方法。通常使用的液体辅料有蜜、酒、醋、姜汁、盐水等。如蜜炙黄芪、蜜炙甘草、酒制川芎、醋炙艾叶、盐水炙杜仲等。炙可以改变药性，增强疗效或减少副作用。

3. 煅法 明煅是将药材直接置于火中煅烧，或置于耐火容器内不密闭加热，使质地松脆，易于粉碎，充分发挥疗效。此法多用于矿物药或动物甲壳类药，如煅牡蛎、煅石膏等。将药材置于密闭容器内加热煅烧者，称为密闭煅或焖煅，本法适用于质地轻松、可炭化的药材，如煅血余炭、煅棕榈炭。

4. 煨法 将药材包裹于湿面粉、湿纸中，放入热火灰中加热，或用草纸与饮片隔层分放加热的方法，称为煨法。其中以面糊包裹者，称为面裹煨；以湿草纸包裹者，称纸裹煨；以草纸分层隔开者，称隔纸煨；将药材直接埋入火灰中，使其高热发泡者，称为直接煨。如煨制后的葛根可缓解发汗作用，而增强止泻效果。

5. 烘焙法 将药材用微火加热，使之干燥的方法称烘焙。如焙虻虫、焙蜈蚣，焙后可降低毒性和腥臭气味，且便于粉碎。

（四）水火合制法

常见的水火合制法包括煮、蒸、焯、淬等。

1. 煮 是用清水或液体辅料与药物共同加热的方法，如生地白糖煮鸡蛋、酒煮黄芩。

2. 蒸 是利用水蒸气或隔水加热药物的方法。不加辅料者，称为清蒸，如九蒸九晒仙人桃，蒸制后有加强滋补作用，用于痨咳、咯血等。加辅料者，称为辅料蒸，如糯米蒸天麻用于急性肾炎。加热的时间，视炮制的目的而定。如改变药物性味功效者，宜久蒸或反复蒸晒，如蒸制地黄、何首乌；为便于干燥或杀死虫卵，以利于保存者，加热蒸至"圆气"，即可取出晒干，如蒸银杏、女贞子、桑螵蛸等。

3. 焯 是将药物快速放入沸水中短暂烫过，立即取出的方法。常用于种子类药物的去皮和肉质多汁药物的干燥处理，如焯杏仁、桃仁以去皮，焯马齿苋、天门冬以便于晒干贮存。

4. 淬 是将药物煅烧红后，迅速投入冷水或液体辅料中，使其酥脆的方法。淬后不仅易于粉碎，且辅料被其吸收，可发挥预期疗效。如醋淬自然铜、鳖甲，黄连煮汁淬炉甘石等。

（五）其他制法

除上述四类以外的一些特殊制法，均概括于此类。常用的有制霜、发酵、发芽、磨制等。

1. 制霜 种子类药材压榨去油或药物经过物料析出细小结晶后的制品，称为霜。其相应的炮制方法称为制霜。前者如巴豆霜，后者如西瓜霜。

2. 发酵 将不同的药物按比例配合，置于一定湿度和温度下，使其发酵的方法，称为发酵法。如神曲、淡豆豉。

3. 发芽 将具有发芽能力的种子药材用水浸泡后，经常保持一定的湿度和温度，使其发幼芽，称为发芽。如谷芽、麦芽、大豆芽等。

4. 磨制 将药材磨后取汁治病的方法。如醋磨铁灯台用于疮疱、皮肤病等。

第六节　壮药的应用

一、根据病证用药

壮药应用的基本规律与壮医对病证的认识密切相关，因此必须先了解壮医病证。壮医认为，证是患者在疾病过程中全身状况的综合反应。病只有两种"证"，即阴证和阳证，阴证与阳证是以寒、热和虚实来辨别的，阳证多表现为热、实；阴证多表现为寒、虚。或更具体地分为阴盛阳衰证和阳盛阴衰证及阴盛阳盛证。阴盛阳盛证是一种较为特殊的证型，多为阳盛生热，热燔津伤，阴盛内寒，寒凝脉阻。壮医认为出现阴盛阳盛证多提示预后不良。每一种病在不同的时期，不同的患者都可能表现为阴证或阳证或经治疗后由阴证转为阳证，由阳证转为阴证。这是由于人体邪正斗争状态在不同患者身上，在同一病症和不同阶段有所差别和传变所致。临床治疗时，壮医主张辨病与辨证相结合，以辨病为主。辨病，是决定治疗原则和选方用药的主要依据；辨证，则是处方用药的重要参考。从证的变化可以预测疾病的转归，由阴转阳，多为疾病逐渐好转的征象；由阳转阴，多提示疾病趋重或恶化，甚至预后不良。因此，壮医诊治疾病时，辨阴阳证是不可忽略的因素之一。

壮医认为人体的大多数疾病，主要是因正气虚而受痧、瘴、蛊、毒、风、湿等有形无形之毒的侵犯，致使天、地、人三气失调，不能同步运行，或人体三道两路阻塞，功能障碍。壮药基本参照壮医方法进行分类。壮医病名是以壮话表述的病症名称，有按主要症状命名的，如红头痧、疳风、上吐下泻风、绞肠痧等；有按取类比象命名的，如天寒、地冷、蛇龙吊、猫惊、鸡爪风等；也有按预后良、恶命名的。而最常见的是以病因命名，有近百种之多，其中不少病名具有浓厚的岭南地方民族特色，主要有痧、瘴、蛊、毒、风、湿六大类。其中以毒命名最为普遍，如痧毒、瘴毒、湿毒、风毒、蛊毒、寒毒、热毒、无名肿毒等大类，每类又可分为许多更为具体甚至十分形象的病名，如痧毒分为热痧、寒痧、蚂蟥痧、标蛇痧、红毛痧、闷痧等；瘴毒分为青草瘴、冷瘴、热瘴、哑瘴、烟瘴、毒气瘴等；蛊毒又分为虫蛊、食蛊、水蛊、气蛊等；风毒包括的疾病更为广泛，如冲风、肚痛风、急惊风、呕迷风、撒手风、鲫鱼风、马蹄风、慢惊风、大吊风、看地风、挽弓风、蛇风、夜啼风、鸟宿风、马工痧风、疳风、上吐下泻风等；毒病的命名，除了以上所述外，有些是根据毒气所依附的具体事物命名的，如蛇毒、药石毒等。

壮医认为，药物自口直接进入谷道，通过龙路、火路网络输布而达病所，从而起治疗作用。壮医临床主张辨病与辨证相结合，辨病为主，所以多主张专病专药，如对瘴疾，针对瘴毒，选用青蒿（黄花蒿）、土柴胡、假鹰爪等药物；对痧病，选用草鞋根、大金花草、狗肝菜、狗仔花、山芝麻、冰糖草等方药；对瘀病，选用田七、益母草、赤芍、苏木等药物；对疮肿，

NOTE

选用大青叶、蒲公英、地丁、七叶莲、两面针等药物；其他如胃病用山白虎胆、过江龙、金不换；瘰病用不出林、一箭球、石油茶、穿破石、杧果叶；红白痢用凤尾草、地桃花、榕树；骨折用鸡血藤、小叶榕、七叶莲、泽兰、接骨草、铁板栏、两面针等。在此基础上，针对不同的兼症，结合对症治疗药物，如外感热毒痧证，咽痛甚者可加毛冬青、鱼腥草、穿心莲、玉叶金花之类；咳甚加瓜蒌根、十大功劳、百部、穿破石之类；如对痧病选用救必应、金银花、板蓝根、三叉苦、山芝麻、黄皮果等药物组方治疗，如兼咽痛甚者可选加毛冬青、鱼腥草、穿心莲等；如兼咳嗽者选加不出林、罗汉果、百部等。壮医的用药特点较讲究简、便、验，注意选用作用大、功效快的药物，而且常用鲜品，往往只投予1～3味药，更多的是单味药组方，即使用复方，其组方一般也不超过5味。壮医治病的治疗原则，与中医协调阴阳、发表攻里、越上引下、寒热温清、补虚泻实等治疗原则有相似之处，但在具体运用上，则各具特色，壮医更强调调气解毒补虚。在治疗方法上既讲究内治，更重视外治，其外治法丰富多彩，几乎所有的病证都可采用外治法，或外治法与内治法配合运用。一般病证，仅用外治法即可奏效，有些病情复杂且症情较重的证，则多以内服和外治法并用。如头痛、头晕、胸脘胀闷等病症，治疗时多用挑法和刮法，使道路畅通而毒气尽去；如发热伴咽喉红肿疼痛者，常用金果榄、玉叶金花等水煎内服，同时配合外治法在四肢末端指（趾）处用针刺放血，使热毒得泄而发热等症获愈。壮医在长期的临床实践中总结出许多具有民族特色且行之有效的外治疗法，如壮医药线点灸疗法、壮药外敷疗法、针挑疗法、药罐疗法、壮药熏洗疗法、捏夹疗法、陶针疗法、药刮疗法、浴足疗法等。壮医学认为，外治法是通过外部刺激而达到治疗目的的方法，其治疗作用有二：一是调气，二为祛毒。在治疗内容上包括外病外治和内病外治两个方面。在具体施治时，又分为药物外治和非药物外治两大类，或两者结合使用，如药线点灸疗法、药刮疗法等。壮医外治法的内涵十分广泛，方法丰富多彩，疗效显著，在我国传统治疗方法中占有重要地位。

二、壮药的组方

千百年的临床实践，使壮医药积累了大量的单方、复方、秘方、验方。这些壮医方药，一部分是专病专方，一部分是根据壮医的基础理论指导而灵活组方选用。药物配伍上有一定的规律性。壮医药的药物组合规律，配伍方法有部分与中药相似，但也具有其独特的方法，壮医使用壮药的配伍经验是逐步形成的。起先，由于壮族没有本民族的规范化通行文字，医药经验只能通过口耳相传，祖先在使用药物和食物时，有时发现用单一药物的治疗效果没有复方药物好，而且，某一种药配上另一种或另几种药固定使用，效果更好，通过历代不断总结，逐渐形成自己独到的药物配伍方法和方剂。通常将药物功能相似或不相似，但能产生协同作用的药物相互配伍，以增加或提高疗效。另外，还将能产生拮抗作用的药物配伍应用，以改变药性或降低毒副作用。

（一）壮药的配伍

壮医把一种药物组成的药方叫单方，两种药物以上组成的药方叫复方。壮医的药物配伍讲求简便廉验，一般四五味药即成一方，很少超过10味药。有时根据病情需要而使用两种以上药物，并将复方里的药物分为公药、母药、主药、帮药（带药）。壮医认为，人只有两种病证——阴证和阳证，因此处方中设有公母药，相对应用于病证。公药针对阴证而设。凡温补、增强人体抵抗力、免疫力类壮药多为公药。母药针对阳证而设，多为寒凉类壮药。大抵有清热降火、消炎解毒杀菌作用。主药（有些称头药）是针对主要病症或病因的药，帮药是帮助主药治疗主病的辅助药物，或针对兼症的药物。常选用在功效方面具有共性的药物作为主、帮药。带药又叫药引，是指引导其他药物到达病所或调和药味的药。当然，在具体应用时，可以根据不同病种、不同病情合理选择，也不必样样齐全，但主药必不可少，主药也可以同时是公药或母药。一般说来，主药的剂量要大一些，其他药物剂量要小一些。同一种药在不同的病症中，可以是主药，也可以是帮药。公药、母药则相对固定。对于身体虚弱者，多配用动物药。小儿病症多配成药膳治疗。常用的配伍有以下几种类型。

1. 主公帮（主母帮）或主帮合用，增加功力　这是对于某些病情较重，单方药达不到治疗效果的，或同时存在两种疾病需同时治疗的一种配伍方法。在处方中针对主病用主药外，配上一味或几味"帮药"，协同主药发挥更大的作用。如壮医用主药石仙桃，公药蜂蜜，帮药柑果皮浸酒服治老弱病伤咳嗽。又如用主药十大功劳，母药九里明、黄饭花，帮药车前草水煎服治急性黄疸型肝炎。主药独活加帮药鸡蛋同煮，治疗眩晕症。

2. 主帮公母合用，减轻毒性　针对病选用主药，但因毒副反应大，或因气味大难以服用的，可选用帮药减少毒性或有利于服用。如甘草、绿豆解万年青（内含强心苷类药物）中毒。又如壮医治疗支气管炎时，在处方中用桑白皮为主药，土沙参作公药，生石膏、盐肤木籽作母药，土细辛作帮药，公母药同用在此起互相制约作用。

3. 主公引（主母引）或公引（母引）合用，直达病所　壮医非常重视药引在处方中的作用，认为药引是方中不可缺少的重要组成部分。因为药引既有治疗作用，又协同方中其他药物发挥作用，或者加强药物的渗透力以快速到达病所。常用作引药的有白砂糖、冰糖、米汤水、蜂蜜、牛奶、姜、白酒、醋等。如壮医用天竺黄（主药）、鸡蛋（公药）和甜酒（引药）共煮熟服，治癫痫；鳖甲（母药）炒黄碾末拌白糖（引药）粥服，治白血病。

（二）壮药的用量

民间壮医对一般药物剂量要求不太严格，特别是有经验的壮医药师对单味药常以一把、一兜、一节、一块为计算单位，但对有毒性的药物要求则较为严格，如三钱三（羊闹花）一次用量不能超过0.6g。根据病情、体质、性别、年龄的不同，在用药剂量上也有所不同，一般急性病用药量较慢性病要重，儿童和老年人用药量较青壮年要小，体弱病人用药量较体质强病人用药量要小。

三、壮药的配伍禁忌

壮医认为有些药物合用能降低药物原有功效，甚至失去药效，应避免配合作用。就病人体质而言，体质虚者忌发散、泻下；体质壮实者慎用温补之药；脾胃虚弱者，忌油腻、生冷饮食。药物配伍注重"反药"和孕妇禁忌，服药期间提倡忌口，忌房事。

（一）反药

两味或两味以上药合用对身体产生中毒或严重反应或后遗症的药物称反药，临床上是禁止使用的。

（二）孕妇禁忌

在一般情况下壮医对孕妇不随便给药，以免损伤胎气，外用药也相当慎重。有些毒性较强或药性猛烈的药能损害胎儿导致流产，是妊娠禁忌药。如三十六荡、巴豆、假野芋、猪屎豆、

NOTE

八角枫、山铁树等。对某些散瘀通经的药物孕妇应慎用，如石吊兰、鸢尾、仙人掌等。还禁用附子、乌头、水银、芫花、大戟、水蛭、商陆、蜈蚣、雄黄、雌黄、牵牛子、麝香、牛膝、牛黄。慎用生大黄、芒硝、甘遂、三棱、生南星、刘寄奴、皂角刺、生五灵脂、穿山甲、射干、凌霄花、茅根、木通、通草、薏苡仁、赭石、桃仁、槐花、蝉蜕、丹皮、干姜、肉桂、半夏等。不能单独使用当归尾、红花、蒲黄、苏木、枳实、槟榔、厚朴、川椒、滑石、郁金等。以上药物使用时需与其他药配伍使用，以减低副作用。

（三）忌口

壮医还重视疾病治疗时的忌口。服药期间一般忌生冷、油腻、腥臭的食物。忌食的品种有母猪肉、公鸡肉、牛肉、鲤鱼、芋头、绿豆、葱、蒜，以及辛辣食物，并忌酒。一般用发汗药应禁生冷，治谷道病药禁油腻，水肿理气药禁豆类，治咳喘药禁鱼腥，止泻药禁瓜果。患疮疡、无名肿毒、皮肤病及手术后忌食"发物"，如鱼、虾、蟹、葱、韭菜、菠萝、烈酒、牛肉、竹笋等，以免病情加重或迁延不愈。食物与食物的配伍也有一些忌讳，如猪肉忌荞麦、鸽肉、鲫鱼、黄豆；山头号肉忌醋；狗肉忌蒜；鲫鱼忌芥菜、猪肝；猪血忌黄豆；猪肝忌荞麦、豆酱；鲤鱼肠子、鱼肉、鲤鱼忌狗肉；龟肉忌苋菜、酒、果；鳝鱼忌狗肉、狗血；雀肉忌猪肝；鸭蛋忌桑椹子、李子；鸡肉忌芥末、糯米、李子；鳖肉忌猪肉、兔肉、鸭肉、苋菜、鸡蛋等。这些禁忌主要是避免使人气滞、生风、生疮、发病等，可供临床应用参考。

（四）禁房事

凡服药期间都要禁房事，恢复期间因病而定，一般病症，服药后3～5天始可行房事，不然易导致病情复发。

此外，有些药物只能外用，忌内服，有些药物禁止与皮肤接触等。在食物配伍中，壮族民间还有忌"撞板"之说，即"并食毒"，指几种食物不能合食，合食则生毒，引起身体不良反应，如绿豆不能和狗肉合食，花心红薯不能和芭蕉合食，鳖不能和苋菜合食等，目前虽无实验根据，但值得注意。

四、鲜药应用

壮族地区草树繁茂，四季常青，提供了使用新鲜药物的环境和条件。因就地取材、独具特色和疗效较好被壮医广泛采用，壮医形成了喜欢使用生药的习惯。鲜药应用常显示与干药不同的效果与作用。鲜药因未经干燥工艺，药效成分丢失较少，因而疗效一般优于干药，如鲜芦根用于肺热咳嗽、胃热腹痛。壮医常用鲜药有上百种之多，如鱼腥草、蒲公英、枇杷叶、鲜芦根、鲜茅根、紫苏、鲜藿香等，可用于内服、外敷。一般来说，内服鲜药多用其滋阴清热之功，外敷鲜药多取其清热解毒之效。如用鲜蛤蚧、鲜金钱、白花蛇这些"血肉有情"之品，配以其他中草药对恶性肿瘤的治疗效果很好。治疗毒蛇咬伤的草药，一般也是以鲜用为佳。近年来对鲜药的药理研究和剂型开发研究在国内得到重视，鲜中药成分研究开发口服液、颗粒剂、保健饮品等新产品将是保持和发扬壮医药特色的有效途径。

五、毒药和解毒药的应用

（一）毒药的应用

壮医使用毒药具有悠久的历史，擅用毒药是壮族医药的特点和优势之一。壮医使用毒药有下列几个特点：疾病以毒为因，用毒药以毒攻毒，常能收到显著的疗效；壮族地区毒药品种较多，为壮医使用毒药提供方便条件；许多药物都具有一定毒性，但在一定量内则有治疗作用，而对人体并不构成伤害。据黄燮才等编的《广西民族药简编》和方鼎等编的《壮族民间用药选编》统计，目前壮医用于治病的毒药就有 99 种，占常用壮药的 14%，用于治疗内、外、妇、儿、五官、皮肤科多种疾病，疗效显著。如具有清热解毒作用，主要用于治疗疮痈肿毒的毒药古钩藤、鸢尾、狗爪半夏、爬龙树、疣柄魔芋、麻风树、蒟蒻薯、蜈蚣、白薯良、木薯、一枝黄花等；具有补益作用，主要用于治疗里虚夹毒的毒药有仙茅、薄叶山橙、穿山甲、土常山、闭鞘姜、上莲下柳等；具有祛风除湿作用，主要用于治疗风湿痹证的毒药有白薇、地枫皮、过岗龙、红杜仲藤、商陆、瓜木、毛杜肿藤、丁公藤等；具有散瘀、消肿止痛、止血等作用，主要用于治疗跌打损伤、骨折、外伤出血等的毒药有罗裙带、铁海棠、钩吻、疏刺花椒、蚂蟥、曼陀罗、六角莲、开口箭、通城虎、两面针等。用于外治皮肤病的毒药也很有特色，如鸡尾木、驳骨丹、苦李根、大风艾、百部可治湿疹；斑蝥虫、白薯良、蛇床子、钩吻可治疗皮癣。此外，白花丹、野芋头、万年青、火殃勒、含羞草、威灵仙、络石藤、倒吊笔、羊角扭、水田七、飞扬草、紫茉莉等也是壮医经常使用的毒药。壮医使用毒药一般根据长期积累起来的经验，按毒药的分类用药，同时以辨病为主或辨病与辨证相结合。

使用毒药的原则为：①单味鲜品外用为多；②严格掌握用量；③讲究炮制；④注意剂型；⑤ 合理配伍。

（二）毒药中毒救治

壮医使用毒药治病源远流长，有自己的独特经验。一旦使用这些毒药不慎发生中毒或误服中毒，亦有一套解救中毒的方法。壮药的另一特点是擅于解毒，而且解毒的范围较广，包括解药物中毒、解蛇虫毒、食物中毒、金石毒、箭毒、蛊毒、瘴毒等。

1. 解药物中毒　如解钩吻中毒用雷公根捣烂拌茶油灌服、金银花连叶捣烂榨汁拌红糖灌服、细叶黄柏子加茅根水煎灌服、肉桂煎汤灌服等办法。解救曼陀罗中毒的方法有多食红糖，含服米醋，或用绿豆皮 150g，连翘 30g，甘草 15g，清水 1000mL，煎服；解野芋中毒可用醋加生姜汁共煮，内服或含漱，或白点称根水煎服。解巴豆中毒用大豆约 500g 煮汁饮服；或凰蕉叶捣烂取汁饮服，或土炒白术 9g，番石榴 9g，水煎服。解驳骨丹中毒用防风 6g，甘草 6g 水煎服，或细叶凤尾草水煎服。解乌头中毒用细叶十大功劳 30g，水妒 15g 水煎服。此外，壮族民间尚有解救飞机草、飞扬草、了哥王、七叶一枝花、闭鞘姜、白花丹、疣柄魔芋、半夏、白薯良、丁公藤等中毒的有效方法。

2. 触蛇虫毒　石菖蒲、独脚莲、续随子、苦荬菜、冷石碾末敷患处等。

3. 解食物中毒　空心菜、橄榄、黄藤、金荆等。

4. 解酒毒　白萝卜、白豆蔻、露兜簕等。

5. 解金属毒　金蛇、甘蔗根等。

6. 解蛊毒　吉利草、灵香草等。

7. 解瘴毒　马槟榔、红花茶、槟榔、咖萎叶、沙姜、姜黄、黄瓜、苦瓜、辣椒、薏苡仁、蟒蛇等。

8. 解箭毒　甘蔗、石药、猪腰、鹅抱、龟血、猪獾骨等。

9. 解其他毒　甘草、天仙藤、锦地罗、钗子股、黄藤、蒜、洋桃、白花藤等。

壮医常用的解救中毒的药物是生姜、米醋、绿豆、防风、白点称、金银花、甘草、糖等，特别是甘草、绿豆和糖，在壮族民间有"通用解毒剂"之称。此外，对于某些急性药物中毒，壮族民间经验是立即给服鸡蛋、牛奶、大量的豆浆、黏稠的米汤、玉米面糊、木薯面糊等。现代研究发现，这些食物能与某些未吸收的毒药结合成沉淀物，然后再用催吐的办法排空胃而达到解毒的目的。

六、动物药的应用

壮族及其先民有喜食蛇、鼠、山禽、螺蛳、海鲜河鲜等的习俗，积累了较多的食疗经验，因此，动物药应用较为普遍。如认为虫类药能祛风、止痛、镇惊；鱼鳞之品能化瘀通络，软坚散结；介甲之属能滋补潜阳，安神定魄；飞禽走兽滋养气血，燮理阴阳。壮医认为这些动物常年生长于深山老林、江河湖海，得天地纯正之气最多，补力最甚，因此民间有"扶正补虚，必配用血肉之品"的用药经验。如妇女花肠虚冷无子者，以山羊肉、麻雀肉、鲜嫩益母草、黑豆互相配合作饮食治疗；对气血虚弱，兼有风湿，颈、腰、肢节疼痛，历年不愈，每遇气交之变而加剧者，壮医主张多进各种蛇肉汤或穿山甲汤或乌猿酒；对阴伤干咳者，喜用猪肉或老母鸭、水鸭、鹧鸪肉煲莲藕。壮族地区动物药十分丰富，因而运用"血肉有情"之品以补虚，成为壮医用药的特点之一。

七、壮药使用方法

（一）煎蒸法

此为壮医最常用的方法，将药物用水煎煮后内服，用于治疗各种疾病。

（二）炖蒸法

此法多用于体弱多病的慢性患者，用药物配以营养较高的鸡、鸡蛋、甲鱼等清蒸后内服，如田七炖鸡，用于身体虚弱。

（三）磨汁法

这是药物用酒或水磨汁，将药汁内服或外用治疗慢性疾病的方法。如醋磨铁灯台用于治疮疱、皮肤病等。

（四）酒泡法

这是将药物直接用酒泡后，内服药酒或用药酒外搽的方法，一般用白酒或黄酒浸泡 5～7 天后备用。如十八症 30g、千斤拔 20g、鸡血藤 30g、过山龙 20g、活梨头拐 10 只浸药酒，于每晚睡前酌服治腰痛。又如马钱子 20 个、净樟脑 25g、田七末 10g、荆芥 10g、生半夏 10g、生地黄 10g、大黄 10g、木鳖子 10g、栀子 10g、红花 10g、姜黄 10g、陈皮 10g、桂枝 10g，泡米酒 2500mL，15 天可用。外伤搽患处或湿敷，用于跌打损伤、风湿骨痛等（此方不可内服）。

（五）碾末法

将药物晒干后碾末用温开水冲服，如用鸡内金焙干碾末，用温开水冲服，用于小儿隔食；用地口袋干碾末，3～6g 冲水内服或将药末吹入患处，用于咽炎、飞蛾症，疗效甚佳。

（六）蜜丸法

将药物碾成细粉，与经提炼之蜜混合拌揉搓，用手捻为丸剂备用。

（七）外敷法

将药物煎膏外敷或将鲜药捣烂直接外用，多用于痈肿、外伤、蜈蚣咬伤。如用夏枯草煎膏外敷或用无名草 20g 碾末，加适量桐油，煎膏外用，治颈部疬子溃烂；用四片瓦叶捣烂外敷眼部，治白眼翳子，具有赶火败毒、消肿散结等功效。

（八）挤汁法

药物用酒或水浸泡或鲜药捣烂后绞汁，将药汁内服或外搽治疗疾病。如活螃蟹、田七热水浸泡后取汁服治疗跌打内伤；小叶紫珠鲜品捣烂绞汁服治疗外伤出血；用路边黄挤汁内服，用于白喉；用水麻叶捣烂挤汁，外涂患处，用于疱疹。

（九）药物熏蒸疗法

这是通过燃烧药物的烟火或煮药的蒸气熏患处，而达到治疗目的的方法。烟火熏法常用青蒿、五月艾、五指风、干黄牛粪、硫黄等晒干后混合捣，置于空桶或地穴中燃烧使之冒浓烟及热气熏烘患处，多用于治疗风湿引起的足跟痛。蒸气熏将药物用铁锅熬水，待药液开始沸腾后，改用文火慢慢熬，然后用一只木制甑子置于铁锅上，患者坐到安装到甑子内的凳子上，将头部伸向甑子外，用药水蒸气熏蒸 1 ～ 2 小时，温度以能耐受为宜（40 ～ 45℃），蒸熏所用的药物可根据病情选用，常用于腰腿慢性疼痛。如风寒感冒，取生姜、葱白、柳桂枝、荆芥各等量，共煎汤熏蒸头面或全身，得汗而解。

（十）药物熏洗疗法

用壮族地区草药水煎，先令患者坐于围布棚中，趁热取药液熏蒸患处，等药液温度适宜后，再行沐浴的一种治疗方法。

1. 适应证　对外感、内伤、麻痹、风湿、痧证等，壮医常以多种草药组合水煎洗浴熏蒸。外用药禁忌相对较少，取其药多而力宏，运行气血，疏通道路，辟秽除病，主要用于治疗跌打损伤、腰腿痛、风湿性关节炎、皮肤病等。

2. 常用药物　依不同病情而定，对风湿性关节痛、腰腿痛，选用透骨散、海桐皮、香樟草、两面针、柚子叶、柑果叶、大罗伞、小罗伞等。对感冒，可用防风、荆芥、贯众叶、桂枝、菊花、草河车。急性湿疹可用荆芥、防风、生石膏、苦参、苍术、牛蒡子、生地黄、蝉衣、生甘草。关节扭伤可用透骨草、丹参、红花、天南星、川牛七、苏木、威灵仙、川芎、黄酒。

3. 操作　取药适量，加水，水煎，趁水温较高有蒸气时熏蒸局部或全身，待水温下降到能耐受后再行沐浴。

（十一）外洗法

将药物煮水外洗患处，多用于皮肤病、冻伤、蜈蚣咬伤、毒蛇咬伤等。如用辣椒树苑煮水治冻伤，有较好的疗效，方法是将冻伤部位浸泡于煮好的热药水中，每次 15 ～ 20 分钟，连续3 ～ 5 次。用无根藤切碎煮水外洗，治疗过敏性皮炎，对生漆过敏疗效尤佳。

（十二）冲服法

本法多用于预防疾病。用新鲜鱼腥草洗净，捣烂加红糖，冲开水当茶饮，有通淋利尿作用，预防尿积病。

（十三）包吞法

将某些有异味或在煎药时易于破坏药性的药物，用米饭或豆皮等食物或药物包裹捏成小团

NOTE

子，然后吞服。如半截烂用米饭包裹吞服，对肚子痛有较好的止痛效果。

（十四）塞鼻法

用具有止血作用的药物捣烂直接填塞于鼻腔内止血。如用红痧药或仙鹤草叶捣烂，塞于出血的鼻腔内 1～3 分钟即可止血。

（十五）调擦法

将药物与鸡蛋清、茶油、黄酒汁、米泔水等拌匀调和，涂擦患处，治疗皮肤病。用木姜子树根洗净切碎，焙干碾末用茶油调和，搽患处，用于癞子头（头癣），具有杀菌、消炎、生肌的作用。

（十六）佩挂法

选用一些药物佩挂于人体一定部位，利用药物的特殊气味，以达到治病目的的一种方法。此法有解毒消炎、消肿止痛、防病治病的作用。

1. 适应证　本法主要用于治疗乳腺炎、腹股沟淋巴结核、急性眼结膜炎（俗称火眼）、小儿疳积、小儿口疮、慢性病及避孕、防病保健等。

2. 常用佩药方举例　佩挂勾芒、红蕉、桐花、琼枝、婆罗、古贝，有散寒祛湿或清热之效。以鲜白花丹叶一张捣烂，装入小布袋，佩在鬓际，可治急性眼结膜炎。对急性乳腺炎，取白背枫叶一张，用手揉烂，以布包好，佩挂在乳房患侧，2～3 天可愈。对鼻臭病，用毛射香叶适量，捣烂，包好，佩戴在鬓际，4～5 天见效。对腹股沟淋巴结核，可用马鞭草一棵，捣烂包好，佩在相应的部位。

3. 香药袋　对慢性病、小儿体弱多病者，选用芳香走窜药，制成香药袋，以丝线佩挂于颈项或戴于手腕，有保健防病作用，对易患感冒、消化功能低下而抵抗力差的儿童，更加适用。现代研究证明，壮医香药袋具有良好的杀灭病菌作用，并能提高人体免疫球蛋白的能量，增加消化腺的分泌，提高消化酶的活力，增加自身免疫力，促进肠胃活动，从而达到抗病目的。常用的香药袋方：①苍术、石菖蒲、山漆、白芷、细辛、藿香、樟脑。②佩兰、丁香、甘松、石菖蒲、薄荷脑、白蔻仁。③川芎、山漆、艾叶、雄黄、苍术、冰片。④藿香、桂皮、冰片、白芷、石菖蒲。上药各适量，分别研细末，同组各混合装袋，每袋 5～10g，一般 10 天换药一次，可长期佩带于儿童身上。

4. 温脾兜　取公丁香、苍术、陈皮、厚朴、白术、木香、补骨脂、吴茱萸。诸药共研细末，制成腹兜，佩带于脐部，3 天换药一次。症状消失后不再佩带。能温中健脾、行气止痛。适用于小儿谷道脾胃虚弱之泄泻、气滞腹胀、腹痛等症。

5. 明目球　为壮医佩药疗法的一种。处方组成：制南星 10g，木贼、桑叶、菊花各 6g，共研细末，与制南星一起捣烂，加醋酸少许，调匀，用软棉布包扎成球。将药球挂于患眼侧的太阳穴处，2 天换药一次。能疏风清热，散瘀明目，适用于红眼病（结膜炎）。

6. 消食香袋　取炒山楂、炒谷芽、炒神曲各 10g，藿香、苍术各 6g，陈皮、木香各 3g，共研细末，放入以丝或绸做成的小袋内，悬挂于颈部，药袋平天突穴处，1 周换药一次，调理谷道咪隆、咪胴，用于小儿消化不良、积滞症。

7. 避疫袋　取贯众、牙皂、薄荷、防风、朱砂、艾叶、石菖蒲，先将除朱砂外的各药研成极细末，然后加朱砂混匀，装入小布袋内，能避瘟防病，用于预防麻疹及流行性感冒。于疫病流行期间，将上药挂于颈部前方，5～7 天换药 1 次。

（十七）壮医浴足疗法

浴足是壮医治疗疾病的常用方法之一，具有悠久的历史。浴足是把草药加水煮30分钟后过滤，待温度降至40～50℃时，用来洗足或泡足。浴足使皮肤受热均匀，腠理疏通，血管扩张，气血流畅，具有通龙路、火路气机，清热解毒，消炎止痛，消肿祛瘀，杀虫止痒等功效。常用的有以下几种：如治疗内伤发热，用桃叶、青蒿煮水洗身、洗足，能使龙路、火路畅通，达到清热解毒之目的。治疗高血压、头目眩晕、耳鸣、肢体麻木，用桑叶、草决明各60g，加水1000g煎至750g浴足，每天1次，血压下降后，隔两天1次。治疗风湿性关节炎，用大风艾、香风散、血藤、黑心姜，煮水浴足，每天1次，疏通两路。跌打损伤，特别是踝关节扭伤，用土三七、接骨丹、透骨消、泽兰、土牛膝煮水浴足，每天1次，每次5分钟。治疗下肢皮炎，用十大功劳、九里明、王不留行煮水浴足，每天1次，促进足部血液循环，对预防糖尿病患者代谢障碍，糖和蛋白沉积在血管内，引起动脉硬化和动脉管壁狭窄而容易感染的各种皮肤病，如带状疱疹、脚癣等有一定的作用。对其他疾病可根据具体病情选用不同的药物煮水浴足，往往有较好的疗效。

（十八）药物热熨疗法

借助热力，或热力配合药力，熨烫人体的一定部位，以疏通龙路、火路气血，调节天、人、地三气同步运行，从而达到治疗目的的一种外治法。广泛用于临床各科的治疗，尤其是对属寒湿凝滞、气滞血瘀，或虚寒性疾病疗效较好。用法是将某些药物加热后，置于患者体表特定部位，进行热熨或往复移动，借助药力和热力以治疗疾病。壮族民间多采用气味芳香浓烈之品作为熨疗药物。方法多种多样，或将这些药物炒热，以布包裹趁热直接熨患处，或将药物蒸煮后热熨治疗部位，或将药物制成药膏，用时略加烘烤，趁热将药膏敷于治疗部位，或将药袋、药饼、药膏等熨剂置于患处或治疗部位，盖以厚布，再取熨头、热水袋、水壶等热烫器具加以烫熨，以患者能忍受而不灼皮肤为度。如取柑果叶、大罗伞、小罗伞、两面针、泽兰、香茅、罗陀罗、大风艾、五色花、土荆芥、土藿香、七叶莲、柚子叶、米酒1～5种或全部适量，切细，捣烂，加酒炒热用布包好，熨患处。主要用于腰腿痛、风湿性疾病、陈旧性伤口痛、痛经等。

（十九）药锤疗法

用杉树或苦楝树枝一截，锯成直径3～4cm、长8～9cm，并在中间打一12mm的小孔，孔内装一条长42～45cm的竹柄，然后用适量棉花放入药锤粉5～10g，用布包在锤子的一端，扎紧即成一个药锤。药锤粉用水泽兰、九里香、大风艾、七叶莲、九龙川、两面针碾末后和少量冰片、樟脑配制而成。使用时用药锤直接捶打病变部位或穴位，其强度以患者能忍受为度，用于风湿性腰腿痛、肩周炎等。

各 论

第一章　通三道药

　　壮医把食物进入人体，并得以消化吸收的通道称为"谷道"，主要指食道和胃肠。人体进水、出水的通道称为水道，主要指肾和膀胱。人体与大自然之气相交换的通道称为气道，进出于口鼻，其枢纽在肺。凡具有通利水道、谷道、气道的药物称通三道药。

第一节　通气道药

　　凡以疏通气道为主要作用，治疗气道病的药物，称通气道药。

穿破石
Cudraniae Cochinchinensis Radix

　　【壮药名】　Manhyiengz

　　【别名】　柘根，黄蛇，黄龙脱皮，九层皮，金蝉退壳，牵牛入石，金腰带。

　　【来源】　桑科植物柘树 *Cudrania tricuspidata*（Carr.）Bureau 或构棘 *Cudrania cochinchinensis*（Lour.）Kudo et Masam. 的根。

　　【植物形态】　柘树：落叶灌木或小乔木。小枝暗绿褐色，具坚硬棘刺，刺长 5～35mm。单叶互生，托叶侧生，分离；叶片近革质，卵圆形或倒卵形，长 5～13cm，先端钝或渐尖，基部楔形或圆形，全缘或 3 裂，上面暗绿色，下面淡绿色，幼时两面均有毛，成长后下面主脉略有毛，余均光滑无毛；基出脉 3 条，侧脉 4～5 对。花单性，雌雄异株；均为球形头状花序，具短梗，单个或成对着生于叶腋；雄花花被片 4，基部有苞片 2 或 4，雄蕊 4，花丝直立；雌花被片 4，花柱 1，线状。聚花果球形，肉质，橘红色或橙黄色，表面呈微皱缩，瘦果包裹在肉质的花被里。花期 5～6 月，果期 6～7 月。

　　构棘：直立或攀援状灌木；枝无毛，具粗壮弯曲无叶的腋生刺。叶革质，椭圆状披针形或长圆形，全缘，先端钝或短渐尖，基部楔形，两面无毛。花雌雄异株，球形头状花序。聚合果肉质，表面微被毛，成熟时橙红色，核果卵圆形，成熟时褐色，光滑。

　　【生境分布】　生于山坡、溪边灌丛中、山谷、林缘等处。分布于华东、中南、西南等地。

　　【采收加工】　全年可采，挖出根后，削去支根，洗净，截段晒干，或开片晒干。亦可鲜用。

【性状鉴别】 本品根圆柱形，长短不一，直径且 1.5～2.5cm；或已切成圆形厚片。外皮黄色或橙红色，具显著纵皱纹及少数须根痕。栓皮薄而易脱落。质地坚硬，不易折断。断面皮部薄，灰黄色，具韧性纤维；木部占绝大部分，黄色，导管孔明显；有的中央部位有小髓。气微，味淡。

【性味】 苦，平。

【功效主治】 祛风毒，清热毒，止咳喘，化痰湿，散瘀血，消肿痛，通经络。用于钵痨（肺痨），陆裂（咯血），能蚌（黄疸），头痛（胃痛），蛊病（臌胀），肉扭（淋证），发旺（痹病），呗农（痈肿），呗叮（疔），航靠谋（腮腺炎），京瑟（闭经），林得叮相（跌打损伤）。

【用法用量】 内服煎汤，10～50g。外用适量。

磨盘草

Abutili Indici Herba

【壮药名】 Gomakmuh

【别名】 磨仔草，半截磨，金花草，磨笼子，磨盆草，牛响草，白麻。

【来源】 锦葵科植物磨盘草 *Abutilon indicum*（L.）Sweet. 的全草。

【植物形态】 直立亚灌木状草本。分枝多，全株均被灰色短柔毛。叶互生；叶柄被灰色短柔毛和丝状长柔毛；托叶钻形，外弯；叶卵圆形或近圆形，长 3～9cm，宽 2.5～7cm，先端短尖，基部心形，两面均被星状柔毛；边缘具不规则锯齿。花单生于叶腋，花梗近顶端，具节；花萼盘状，裂片 5，宽卵形；花黄色，花瓣 5；雄蕊柱被星状硬毛；心皮 15～20，成轮状，花柱 5，柱头头状。果为倒圆形，似磨盘，黑色，分果 15～20，先端截形，具短芒，被星状长硬毛。种子肾形，被星状疏柔毛。花期 7～10 月。

【生境分布】 生于砂地、旷野或路旁。分布于广东、广西、贵州、云南、福建、台湾等地。

【采收加工】 夏、秋季采收，切碎晒干。

【性状鉴别】 本品全草主干粗约 2cm，有分枝，外皮有网格状皱纹，淡灰褐色如被粉状，触之有柔滑感。叶皱缩，浅灰绿色，背面色淡，少数呈浅棕色，被短柔毛，手捻之较柔韧而不易碎，有时叶腋有花或果。气微。

【性味】 甜、淡、平，微寒。

【功效主治】 通气道、水道，祛风毒，止咳嗽，解痧毒热毒，通龙路，消瘀肿。用于贫痧（感冒），发得（发热），埃病（咳嗽），肉扭（淋证），货烟妈（咽痛），惹脓（中耳炎），惹茸惹怒（耳鸣耳聋），北嘻（乳痈），麦蛮（风疹），能含能累（湿疹），仲嘿喯尹（痔疮），呗农（痈肿），笨埃（瘿瘤），兵嘿细勒（疝气），林得叮相（跌打损伤）。

【用法用量】 内服煎汤，15～30g。

望江南
Cassiae Occidentalis Semen seu Herba

【壮药名】　Duhheundoi

【别名】　金豆子，羊角菜，羊角豆，野扁豆，飞天蜈蚣，铁蜈蚣，凤凰草。

【来源】　豆科植物望江南 *Cassia occidentalis* L. 的种子、茎叶。

【植物形态】　灌木或半灌木；分枝少，无毛。叶互生，偶数羽状复叶；叶柄近基部有一枚大而褐色、圆锥形的腺体；小叶 4～5 对，叶片卵形至椭圆状披针形，长 4～9cm，宽 2～3.5cm，先端渐尖，有缘毛，基部近圆形，稍偏斜，全缘，上面密被细柔毛，下面无毛。伞房状总状花序顶生或腋生；苞片线状披针形或长卵形，早落；萼片不相等，5 片，分离；花瓣 5，黄色，倒卵形，先端圆形，基部具短狭的爪；雄蕊 10，发育雄蕊 7；子房线形而扁，被白色长毛，柱头截形。荚果扁平，线形，褐色。种子卵形，稍扁，淡褐色，有光泽，种子间有薄的横隔膜。花期 4～8 月，果期 6～10 月。

【生境分布】　生于河边滩地、旷野或丘陵的灌木林或疏林中。分布于长江以南、河北、山东、河南、台湾等地。

【采收加工】　10 月左右采收成熟果实，脱粒除去杂质，晒干。茎、叶夏季采收，鲜用或晒干。

【性状鉴别】　本品种子扁卵形或扁桃形，一端渐尖，向一侧偏斜，具种脐，另端微凹陷，长 3～5mm，宽 3～5mm，厚 1～2mm。表面灰绿色或灰棕色，稍有光泽，中央凹陷，凹陷部位长圆形或圆形，边缘有白色网状或放射状条纹。味微苦。

【性味】　苦，寒。

【功效主治】　通气道，止咳喘，清肝和胃，消肿解毒，利二便。用于墨病（哮喘），发得（发热），巧尹（头痛），目赤，阿意囊（便秘），腊胴尹（腹痛），渗裂（血证），呗农呗叮（痈疮疔肿），额哈（毒蛇咬伤）。

【用法用量】　内服煎汤，6～9g，鲜品 15～30g；或捣汁。外用适量，鲜叶捣敷。

乌云盖雪
Urenae Procumbentis Herba

【壮药名】　Gofandenhvah

【别名】　狗脚迹，三角枫，三合枫，地棉花，山棉花，野棉花，小痴头婆。

【来源】　锦葵科植物梵天花 *Urena procumbens* L. 的全草。

【植物形态】　小灌木，小枝被星状绒毛。叶互生；下部叶掌状 3～5 深裂，圆形而狭，长 1.5～6cm，宽 1～4cm，裂片菱形或倒卵形，先端钝，基部圆形至近心形，具锯齿，两面均被星状短硬毛，上部的叶通常 3 深裂；托叶钻形，早落。花单生或近簇生，小苞片基部合生，疏被星状毛；萼片卵形，尖头，被星状毛；花冠淡红色；雄蕊柱与花瓣等长。果球形，具刺和长硬毛，刺端有倒钩。花期 6～9 月。

NOTE

【生境分布】 生于山野、路边、荒坡或灌木丛中。分布于广西、广东、福建、台湾、湖南、浙江等地。

【采收加工】 夏、秋季采挖全草，洗净，除去杂质，切碎，晒干。

【性状鉴别】 本品茎圆柱形，棕黑色，幼枝暗绿色至灰青色；质坚硬，纤维性，木部白色，中心有髓。叶通常 3 ～ 5 深裂，裂片倒卵形或菱形，灰褐色至暗绿色，微被毛；幼叶卵圆形。蒴果腋生，扁球形，副萼宿存，被毛茸和倒钩刺，果皮干燥厚膜质。气微，味淡。

【性味】 甘、苦，寒。

【功效主治】 调气道，祛湿毒，清热解毒，消肿止痛。用于发旺（风湿骨痛），白冻（泄泻），阿意咪（痢疾），贫痧（感冒），货咽妈（咽痛），埃病（咳嗽），呗农（痈疮），林得叮相（跌打损伤），额哈（毒蛇咬伤），狂犬病等。

【用法用量】 内服煎汤，30 ～ 60g。外用适量，捣敷患处，或煎水洗。

枇杷叶
Eriobotryae Folium

【壮药名】 Mbawbizbaz

【别名】 巴叶，卢桔叶，卢橘。

【来源】 蔷薇科植物枇杷 *Eriobotrya japonica*（Thunb.）Lindl. 的叶。

【植物形态】 小乔木。小枝粗壮，黄褐色，密生锈色或灰棕色绒毛。叶片革质；叶片披针形、倒披针形、倒卵形或长椭圆形，长 12 ～ 30cm，宽 3 ～ 9cm，先端急尖或渐尖，基部楔形或渐狭成叶柄，上部边缘有疏锯齿，上面光亮、多皱，下面及叶柄密生灰棕色绒毛；托叶钻形，具毛。萼筒浅杯状，萼片三角卵形，外面有锈色绒毛；花瓣白色，长圆形或卵形，基部具爪，有锈色绒毛；雄蕊 20，花柱 5，离生，柱头头状。果实球形或长圆形，黄色或橘红色；种子 1 ～ 5 颗，球形或扁球形，褐色，光亮，种皮纸质。花期 10 ～ 12 月，果期 5 ～ 6 月。

【生境分布】 常栽种于村边、平地或坡边。分布于甘肃、陕西、河南、江苏、安徽、浙江、江西、湖北、湖南、四川、云南、贵州、广西、广东、福建、台湾等地。

【采收加工】 全年均可采收，晒至七、八成干时，扎成小把，再晒干。

【性状鉴别】 本品叶呈长椭圆形或倒卵形，长 12 ～ 30cm，宽 3 ～ 9cm，先端尖，基部楔形，边缘上部有疏锯齿，基部全缘；上表面灰绿色、黄棕色或红棕色，有光泽，下表面淡灰色或棕绿色，密被黄色茸毛；主脉于下表面显著凸起，侧脉羽状。叶柄极短，被棕黄色茸毛。革质而脆，易折断。气微，味微苦。

【性味】 苦、微辣，微寒。

【功效主治】 调气道，止咳化痰，调谷道。用于埃病（咳嗽），陆裂（咳血），墨病（哮喘），渗裂（衄血、吐血），鹿（呕吐），沙呃（呃逆），啊尿甜（消渴病），哪呷（面瘫），酒齄鼻，呗仇（痤疮）。

【用法用量】 内服煎汤，6 ～ 10g。

猫爪草

Ranunculi Ternati Radix

【壮药名】　Nya'nyaujmeuz

【别名】　三散草，猫爪儿草，小毛茛。

【来源】　毛茛科植物小毛茛 *Ranunculus ternatus* Thunb. 的块根。

【植物形态】　小草本。块根数个簇生，肉质，近纺锤形或近球形。茎铺散，多分枝，疏生短柔毛，后脱落无毛。基生叶丛生，有长柄；叶片形状多变，单叶 3 浅裂或三出复叶，片长 0.5～1.7cm，宽 0.5～1.5cm，小叶或一回裂片浅裂成条裂片；茎生叶较小，细裂，多无柄。花序具少数花；花两性，单生茎顶和分枝顶端，萼片 5，椭圆形，外面疏被柔毛；花瓣 5，亮黄色，倒卵形，基部有爪；蜜槽棱形；雄蕊多数；花托无毛；心皮多数。瘦果卵球形，边缘有纵肋，顶端具短喙。花期 3～4 月，果期 4～5 月。

【生境分布】　生于田边、路旁、洼地及山坡草丛中。分布于浙江、江苏、安徽、江西、广西、河南、湖北、四川、云南、贵州等地。

【采收加工】　夏、秋季均可采收，除去须根及泥沙，晒干。

【性状鉴别】　本品块根呈纺锤形，多 5～6 簇生，形成猫爪状，长 3～10mm，直径 2～3mm。顶端有黄褐色残茎或茎痕。表面黄褐色或灰黄色，久存色泽变深，微有纵皱纹，并有点状须根痕和残留须根。质坚实，断面类白色或黄白色，空心或实心，粉性。气微，味微甘。

【性味】　甜，平。

【功效主治】　通火路，散肿结，化痰湿。用于呗奴（瘰疬），癌症，巧尹（头痛），豪尹（牙痛），瘴毒（疟疾），额哈（毒蛇咬伤）。

【用法用量】　内服煎汤，15～30g，单味可用至120g。

矮地茶（不出林）

Ardisiae Japanicae Herba

【壮药名】　Cazdeih

【别名】　平地木，矮地茶，老勿大，矮茶风，矮脚樟，千年不大，千年矮。

【来源】　紫金牛科植物紫金牛 *Ardisia japonica*（Hornst.）Bl. 的全株。

【植物形态】　小灌木或亚灌木，近蔓生；直立茎，不分枝，幼时被细微柔毛，后无毛。叶对生或近轮生，叶片坚纸质或近革质，椭圆形至椭圆状倒卵形，顶端急尖，基部楔形，长 4～7cm，宽 1.5～3cm，边缘具细锯齿，多少具腺点；叶柄被微柔毛。亚伞形花序，腋生或生于近茎顶端的叶腋，有花 3～5 朵；花萼基部连合，萼片卵形，顶端急尖或钝，两面无毛，具缘毛，有时具腺点；花瓣粉红色或白色，广卵形，无毛，具密腺点；雄蕊较花瓣略短，花药披针状卵形或卵形，背部具腺点；雌蕊与花瓣等长，子房卵形，无毛；胚珠 15 枚，3 轮。果球形，鲜红色转黑色。花期 5～6 月，果期 10～12 月，有时至第二年的 5～6 月。

NOTE

【生境分布】 生于海拔 70 ～ 1200m 的山谷、山坡杂木林下，竹林下阴湿处。分布于广西、江苏、安徽、浙江、江西、湖北、湖南、广东、四川、贵州、云南等地。

【采收加工】 夏、秋季茎、叶茂盛时采挖，除去泥沙，干燥。

【性状鉴别】 本品茎圆柱形或稍扁，表面暗红棕色，具纵纹及突起的叶痕，基部疏生须状不定根；顶端有时可见花梗暗红色皱缩的球形小果质脆易折断，断面淡红棕色。中央有白色髓。叶常 3 ～ 5 枚集生于茎顶，叶片稍卷曲或破碎，展平后呈椭圆形。表面灰绿色至棕褐色，嫩叶附生腺毛，边缘具细锯齿，网脉明显。气微，味微。

【性味】 辣、微苦，平。

【功效主治】 通气道，止咳化痰，清热毒，除湿毒，通龙路。用于埃病（咳嗽），比耐来（咳痰），钵痨（肺痨），陆裂（咯血），鹿裂（吐血），肉扭（淋证），发旺（痹病），京瑟（闭经），林得叮相（跌打损伤）。

【用法用量】 内服煎汤，10 ～ 30g。外用适量。

罗汉果
Momordicae Fructus

【壮药名】 Maklozhan

【别名】 拉汉果，假苦瓜，光果木鳖，金不换，罗汉表。

【来源】 葫芦科植物罗汉果 *Momordica grosvenori* Swingle 的果实。

【植物形态】 多年攀援藤本。全体披黄褐色柔毛和黑色疣状腺鳞。根肥大，纺锤形或近圆形。茎粗壮，有沟槽。叶片卵状心形，长 12 ～ 23cm，宽 5 ～ 17cm，顶端渐尖，基部深心形，边缘波状。卷须较粗，2 歧。花雌雄异株；雄花 6 ～ 10 朵组成总状花序，萼筒宽钟形，裂片 5，三角形，顶端钻状尾尖，花冠黄色，被黑色腺点，裂片长圆形；雄蕊 5，两两靠合，1 枚分离。花药形折曲；雄花单生成 2 ～ 5 朵聚生，子房长圆形，柱头 3，膨大。果实球形或长圆形，初密生黄褐色茸毛和黑色腺鳞，老后渐脱落。种子宽卵形，淡黄色。花期 5 ～ 7 月，果期7 ～ 9 月。

【生境分布】 生于山坡林下及河边湿地、灌丛；分布于广西、贵州、湖南南部、广东和江西。广西永福、临桂等地已作为重要经济植物栽培。

【采收加工】 秋季果实由嫩绿变深绿时采摘，晾数天后低温干燥即可。

【性状鉴别】 本品果实圆球形或长圆形，长 6 ～ 8cm，直径 4 ～ 6.5cm。表面棕绿色或黄褐色，有时可见深棕色斑纹和木栓斑点，全体被白色毛茸，以果实两端较密，并隐约可见 8 ～ 10 条纵纹。果实顶端有圆点状柱基，基部有果柄痕。体轻，果皮薄，质脆易碎，果瓤干缩，淡黄色至淡棕色，质松如海绵。具焦糖气，味极甜。种子多数，紧密排列成 6 列。种子扁平状，类圆形，中央有一长形凹陷，边缘呈不规则缺刻状。质松脆，味甜。

【性味】 甜，寒。

【功效主治】 通气道谷道，清热毒，止咳化痰，生津润肠。用于货烟妈（咽痛），声音嘶哑，埃病（咳嗽），比耐来（咳痰），唉百银（百日咳），陆裂（咯血），阿意勒（便血），阿意囊（便秘），阿尿甜（消渴）。

【用法用量】 内服煎汤，9～15g。

苍耳
Xanthii Fructus seu Herba

【壮药名】 Cijndouxbox

【别名】 苍耳子，老苍子，苍子，苍刺头，毛苍子，痴头猛，羊带归。

【来源】 菊科植物苍耳 *Xanthium sibiricum* Patr. 的成熟带总苞的果实或全草。

【植物形态】 草本。茎直立不分枝或小有分枝，下部圆柱形，上部有纵沟，被灰白色伏毛。单叶互生，三角状卵形或心形，长4～9cm，宽5～10cm。基出三脉，两面被贴生的糙伏毛。雄头状花序球形，密生柔毛；雌头状花序椭圆形，内层总苞片结成囊状。成熟的具瘦果的总苞变坚硬，绿色，淡黄色或红褐色，外面疏生具钩的总苞刺，苞刺长1～1.5mm，喙长1.5～2.5mm；瘦果2，倒卵形。花期7～8月，果期9～10月。

【生境分布】 生于平原、丘陵、低山、荒野路边、田边。分布于全国各地。

【采收加工】 秋季果实成熟时采收，干燥，除去梗、叶等杂质。全草夏季割取，去泥沙，晒干。

【性状鉴别】 本品呈纺锤形或卵圆形，长1～1.5cm，直径0.4～0.7cm。表面黄棕色或黄绿色，全体有钩刺，顶端有2枚较粗的刺，分离或相连，基部有果梗痕。质硬而韧，横切面中央有纵隔膜，2室，各有1枚瘦果。瘦果略呈纺锤形，一面较平坦，顶端具1突起的花柱基，果皮薄，灰黑色，具纵纹。种皮膜质，浅灰色，子叶2，有油性。气微，味微苦。

【性味】 辛、苦，热；有小毒。

【功效主治】 通气道，散风寒，通鼻窍，祛风湿，止痒。用于贫痧（感冒），楞涩（鼻炎），楞哝（鼻渊），喽尹（头痛），发旺（风湿痹痛），麦蛮（风疹），能啥（荨麻疹），能啥能累（湿疹）。

【用法用量】 内服煎汤，3～10g；或入丸、散。外用适量，捣敷，煎水洗。

一箭球
Kyllingae Monocephalae Herba

【壮药名】 Gosamjlimsaeq

【别名】 水百足，三角草，三叶珠，散寒草，水香附，燕含珠，姜牙草。

【来源】 莎草科植物单穗水蜈蚣 *Kyllinga monocephala* Rottb. 的全草。

【植物形态】 草本，具匍匐根茎。秆散生或疏丛生，细弱，扁锐三棱形，基部不膨大。叶线形，宽3～5mm，平张，柔弱，边缘具疏锯齿；叶鞘短，褐色，或具褐色斑点。苞片3～4，叶状，斜展；穗状花序1，少2～3，圆卵形或球形，具极多数小穗；小穗近倒卵形或披针状长圆形，压扁，具1朵花；鳞片膜质，舟状，苍白色或麦秆黄色，具锈色斑点，背面龙骨状突起，具翅，翅下部狭，先端具稍外弯的短尖，边缘具缘毛状细刺；雄蕊3；花柱长，柱头2。小坚果长圆形或倒卵状长圆形，长约为鳞片的1/2，棕色，具密的细点，先端具极短尖。花果

NOTE

期 5 ～ 8 月。

【生境分布】　生于湿润草地、田埂边。分布于广东、广西、云南等地。

【采收加工】　全年可采，洗净，切断，鲜用或晒干。

【性状鉴别】　本品多皱缩交织成团。根茎细圆柱形，表面红棕色，节明显，具膜质鳞片，节上有细茎，断面粉白色。茎细具棱，深绿色或枯绿色。叶线形，基部鞘状，褐色。常可见球形穗状花序，黄绿色。气微。

【性味】　辣、苦，平。

【功效主治】　通气道，祛风邪，解热毒，止咳嗽，通龙路，除瘀血，凉血止血，截疟，杀虫止痒。用于贫痧（感冒），货烟妈（咽痛），口疮，埃病（咳嗽），唉百银（百日咳），扭像（扭挫伤），夺扼（骨折），屙痢（痢疾），额哈（毒蛇咬伤），狠尹（疖肿）。

【用法用量】　内服煎汤，30 ～ 60g。外用适量，捣敷，或煎汤洗。

青天葵
Nerviliae Fordii Herba

【壮药名】　Go'mbawdog

【别名】　独叶莲，独脚莲，珍珠叶，入地珍珠，假天麻，坠千斤，山米子。

【来源】　兰科植物毛唇芋兰 *Nervilia fordii*（Hance）Schltr. 的全草。

【植物形态】　宿根小草本。块茎球形或扁球形，肉质，白色。叶基生，常 1 片，稀 2 片；叶柄下部管状、紫红色的叶鞘包围；叶片膜质，卵状心形，长 5 ～ 10cm，宽 8 ～ 12cm，先端急尖，边缘波状，约具 20 条明显的叶脉，小脉纵横交错成网状。总状花序从块茎抽出，有花 4 ～ 9 朵。花先于叶开放，常下垂，淡绿色，具反折的线形小苞片；萼片与花瓣几相等，线状披针形，仅上部略张开；唇瓣白色带紫，合抱蕊柱，上部 3 裂，先端和中部密被白色长柔毛。花期 5 月。

【生境分布】　生于阴湿的石山疏林下，或栽培。分布于广西、广东、四川、云南。

【采收加工】　夏季采收，洗净，鲜用或晒干。

【性状鉴别】　本品全草卷缩成团粒状或缠绕成团。块茎肉质，皱缩成不规则的扁平状，直径 5 ～ 12mm，类白色或黄白色，多已与茎叶脱落。叶皱缩，灰绿色或黄绿色，膜质柔韧，展平后呈卵圆形或卵状心形，长、宽 2.5 ～ 7cm，先端钝或微尖，基部心形，边缘微波状，基出弧形脉约 20 条，呈膜翅状突起；叶柄稍扁，长 3 ～ 7cm。灰黄色或黄白色，有细纵纹，基部有时残留管状叶鞘及从两侧伸出的纤细不定根。气微有草菇香，味微甘。

【性味】　甜，微寒。

【功效主治】　通气道，润肺止咳，清热毒，通龙路，散瘀肿，止血。用于钵痨（肺痨），陆裂（咯血），发得（发热），货烟妈（咽痛），呗奴（瘰疬），呗农（痈肿），呗叮（疔疮），渗裂（过敏性紫癜），林得叮相（跌打损伤）。

【用法用量】　内服煎汤，9 ～ 15 g。

杧果叶
Mangiferae Indicae Folium

【壮药名】　Mbawmangzgoj

【别名】　芒果，庵罗果，香盖，蜜望，望果。

【来源】　漆树科植物杧果 *Mangifera indica* L. 的叶。

【植物形态】　大乔木。树皮灰褐色，小枝褐色，无毛。单叶互生，聚生枝顶；叶形和大小变化较大，薄革质，通常为长圆形或长圆状披针形，长 12 ~ 30cm，宽 3 ~ 7cm，先端渐尖，长渐尖或急尖，基部楔形或近圆形，边缘皱波状，无毛，叶面略具光泽；侧脉斜生，两面突起，网脉不显。圆锥花序多花密集，有柔毛；花小，杂性，黄色或淡黄色；萼片 5，卵状披针形，有柔毛，花瓣 5，长约为萼的 2 倍；花盘肉质，5 浅裂；雄蕊 5，仅 1 枚发育；子房斜卵形。核果椭圆形或肾形，微扁，成熟时黄色，果核坚硬。花期春季，果期夏秋季。

【生境分布】　栽培于庭园或为行道树。分布于广西、福建、台湾、广东、海南、云南等地。

【采收加工】　全年均可采收，随采随用。

【性状鉴别】　本品叶长卵形，长椭圆形或狭卵状披针形，叶二级脉多直行，夹角较大，高级脉多不隐藏，网眼多发育完善，排列多定向，常呈 4 ~ 6 边形，较小。气微，味清香。

【性味】　酸，平。

【功效主治】　通谷道气道，止咳化痰。用于胴郎（腹胀），腊胴尹（腹痛），小儿喯疳（疳积），啊尿甜（消渴），能啥能累（湿疹）。

【用法用量】　内服煎汤，15 ~ 30g。外用适量，煎水洗患处，或鲜品捣烂敷患处。

龙珠果
Passiflorae Foetidae Herba

【壮药名】　Go'gyazbengj

【别名】　龙吞珠，龙须果，龙爪珠，神仙果，香花果，天仙果，野仙桃。

【来源】　西番莲科植物龙珠果 *Passiflora foetida* L. 的全草。

【植物形态】　草质藤木。茎柔弱，圆柱形常被柔毛，具腋生卷须。叶互生，裂片先端具腺体；托叶细绒状分裂。叶膜质，宽卵形至长圆状卵形，长 4.5 ~ 13cm，宽 4 ~ 12cm，3 浅裂，基部心形，边缘不规则波状，具缘毛及腺毛，两面被丝状毛及混生腺毛或腺点。聚伞花序退化而仅具花 1 朵，腋生，白色或淡紫色，苞片一至三回羽状分裂，小裂片丝状，先端具腺毛；萼片长圆形，背面近先端具一角状附属物；花瓣与萼片近等长；副花冠由 3 ~ 5 轮丝状裂片组成，花丝基部合生，上部分离；子房椭圆形，花柱 3（~ 4）。浆果卵圆形。花期 7 ~ 8 月，果期翌年 4 ~ 5 月。

【生境分布】　生于海拔 60 ~ 150m 的荒山草坡或灌丛中，亦有栽培。分布于福建、台湾、广东、海南、广西、云南等地。

【采收加工】　全年均可采收，洗净，切段，晒干。

【性状鉴别】　本品茎圆柱形，直径0.2～0.4cm，中空，外表皮黄色，有柔毛，节处具卷须。叶对生，草质，多皱缩，展开后呈阔卵形，长5～10cm，宽6～13cm，先端渐尖，基部心形，表面黄色，叶柄长，被白色柔毛。质脆，易碎。花萼黄色，羽状细裂。果实类球形，黄色至黄绿色，具六条纵棱线。气微，味清香。

【性味】　甜、酸，寒。

【功效主治】　调气道，清热毒，通利水道。用于肺热咳嗽，笨浮（水肿），隆白呆（带下病），敷烂脚，呗农（痈疮）。

【用法用量】　内服煎汤，9～15g。外用适量，鲜叶捣敷。

五指风
Viticis Simplicifoliae Fructus seu Folium

【壮药名】　Gogingj

【别名】　五指柑，山黄荆，黄荆条，埔姜，布荆，荆条。

【来源】　马鞭草科植物黄荆 *Vitex negundo* L. 的果实、叶。

【植物形态】　灌木。小枝四棱形，叶及花序通常被灰白色短柔毛。掌状复叶，小叶5，稀为3，小叶片长圆状披针形至披针形，基部楔形，全缘或有少数粗锯齿，先端渐尖，表面绿色，背面密生灰白色绒毛，中间小叶长4～13cm，宽1～4cm，两侧小叶渐小，若为5小叶时，中间3片小叶有柄，最外侧2枚无柄或近无柄，侧脉9～20对。聚伞花序排列成圆锥花序式，顶生；花萼钟状，先端5齿裂，外面被灰白色绒毛；花冠淡紫色，外有微柔毛，先端5裂，二唇形；雄蕊伸于花冠管外；子房近无毛。核果褐色，近球形，等于或稍短于宿萼。花期4～6月，果期7～10月。

【生境分布】　生于向阳的山坡、路旁或灌丛中。分布于长江以地南各地。

【采收加工】　秋季果熟时采收，去杂质，晒干。夏末开花时采叶，鲜用或晒干。

【性状鉴别】　本品果实连同宿萼及短果柄呈倒卵状类圆形或近梨形，长3～5.5mm，直径1.5～2mm。宿萼灰褐色，密被棕黄色或灰白色绒毛，包被整个果实的2/3或更多，萼筒先端5齿裂，外面具5～10条脉纹。果实近球形，上端稍大略平圆，有花柱脱落的凹痕，基部稍狭尖，棕褐色。质坚硬，不易破碎，断面黄棕色，4室，每室有黄白色或黄棕色种子1颗或不育。气香，味微苦，涩。

干燥叶片皱缩，灰黑色或绿褐色，背面色较暗淡，被短毛；为掌状复叶，小叶5枚，间或3枚，长卵圆形至披针形，先端长尖，基部楔形；叶柄方形被毛。叶脆易碎，有香气。

【性味】　微苦、辣，热。

【功效主治】　通气道，祛风毒，解瘴毒，调龙路，利水道。用于贫痧（感冒），埃病（咳嗽），瘴毒（疟疾），发旺（风湿骨痛），心头痛（胃痛），笨浮（水肿），痂（癣），兵淋勒（崩漏）。

【用法用量】　内服煎汤，10～20g。外用适量。

海南蒲桃
Syzygii Cumini Cortex sue Fructus

【壮药名】 Meizla

【别名】 野冬青，麻里果，山蒲桃，羊屎果，十年果。

【来源】 桃金娘科植物海南蒲桃 *Syzygium cumini*（L.）Skeels 的树皮或果。

【植物形态】 小乔木。嫩枝圆形或稍压扁。叶对生，厚纸质，椭圆形至椭圆卵形，长 8～12cm，宽 2.5～5cm，先端尾状渐尖，基部楔形；侧脉多而密，贴近边缘结合成边脉；叶柄纤细，黑褐色。聚伞花序顶生，有花 5～8 朵；花无梗或有短梗，萼管倒锥形，萼齿 4，半圆形；花瓣分离，卵形；雄蕊多数。果实球形。花期 3～4 月，果期 6～7 月。

【生境分布】 生于疏林中或旷野。分布于广西、云南、广东、福建等地。

【采收加工】 全年可采，切片晒干。

【性状鉴别】 本品树皮呈板片状，厚 0.3～0.5cm，外表面灰棕色至黄棕色，内表面土黄色，质坚硬，易折断，断面呈数层。气微。

【性味】 甜、酸，平。

【功效主治】 通气道，祛寒毒，止咳平喘。用于埃病（咳嗽），肺痨，过敏性哮喘。

【用法用量】 内服煎汤，5～10g。

第二节　通谷道药

凡以促进消化、吸收为主要作用，治疗谷道病的药物，称通谷道药。

酒饼木
Glycosmidis Parviflorae Folium et Radix

【壮药名】 Golwg'ndo

【别名】 野沙柑，饭汤木，山小橘，山油柑，山橘，山橘叶。

【来源】 芸香科植物小花山小橘 *Glycosmis parviflora*（Sims）Kurz 的叶、根。

【植物形态】 灌木或小乔木。小叶 2～4 片，稀 5 片或兼有单小叶；小叶片椭圆形，长圆形或披针形，有时倒卵状椭圆形，长 5～19cm，宽 2.5～8cm，顶部短尖至渐尖，有时钝，基部楔尖，全缘，中脉在叶面平坦或微凸起。圆锥花序腋生及顶生；花序轴、花梗及萼片常被脱落的褐锈色微柔毛；萼裂片卵形；花瓣白色，长椭圆形；雄蕊 10 枚，花丝略不等长，上部宽阔，下部稍狭窄，与花药接连处突尖，药隔顶端有 1 油点；子房阔卵形至圆球形，油点不凸起，花柱极短。果圆球形或椭圆形，淡黄白色转淡红色或暗朱红色，半透明油点明显，有种子 3～2，稀 1 粒。花期 3～5 月，果期 7～9 月。

【生境分布】 生于低丘陵的灌丛或疏林中。分布于福建、台湾、广东、海南、广西、贵州、云南等地。

【采收加工】　叶鲜用，或晒干。

【性状鉴别】　本品叶片多皱缩，完整者展平后呈长椭圆形或椭圆状披针形。长 7 ～ 14cm，宽 3 ～ 6cm，先端钝或急尖，基部楔形，全缘，上面灰绿色，微有光泽，下面浅黄绿色。叶脉稍隆起，两面有透明腺点；叶柄短。气微香，味苦、辛。

【性味】　苦、微辣，平。

【功效主治】　调气道谷道，通龙路火路，化痰止咳。用于东郎（食滞），心头痛（胃痛），腊胴尹（腹痛），贫痧（感冒），埃病（咳嗽），病嘿细勒（疝气），林得叮相（跌打损伤），楞喔勒（鼻衄）。

【用法用量】　内服煎汤，10 ～ 20g。外用适量。

鸡屎藤
Paederiae Herba

【壮药名】　Gaeudaekmaj

【别名】　鸡矢藤，雀儿藤，甜藤，狗屁藤，解暑藤，臭藤。

【来源】　茜草科植物鸡矢藤 *Paederia scandens*（Lour.）Merr. 的全草。

【植物形态】　草质藤本，基部木质，多分枝，无毛或近无毛。叶对生，近革质；托叶三角形，早落；叶片卵形、椭圆形、长圆形至披针形，长 5 ～ 15cm，宽 1 ～ 6cm，先端急尖至渐尖，基部宽楔形，两面无毛或下面稍被短柔毛；叶纸质，新鲜时揉之有臭气。聚伞花序排成顶生的带叶的大圆锥花序或腋生而疏散少花；花紫色，几无梗；萼狭钟状；花冠先端 5 裂，镊合状排列，浆果成熟时光亮，淡黄色，分裂为 2 个小坚果。花期 5 ～ 8 月，果期 9 ～ 10 月。

【生境分布】　生于山地路旁或岩石缝隙、田埂沟边草丛中。产于云南、贵州、四川、广西、广东、福建、江西、湖南、湖北、安徽、江苏、浙江。

【采收加工】　夏季采收，洗净，鲜用或晒干。

【性状鉴别】　本品茎呈扁圆柱形，稍扭曲，老茎灰棕色，栓皮常脱落，有纵皱纹及叶柄断痕，易折断，断面平坦，灰黄色；嫩茎黑褐色，质韧，不易折断，断面纤维性，灰白色或浅绿色。叶对生，多皱缩或破碎，完整者展平后呈宽卵形或披针形，长 5 ～ 15cm，宽 2 ～ 6cm，先端尖，基部楔形、圆形或浅心形，全缘，绿褐色。聚伞花序顶生或腋生，花序轴及花均被疏柔毛，花淡紫色。气特异，味微苦、涩。

【性味】　甜、涩，平。

【功效主治】　通谷道，除湿毒，祛风毒，活血止痛。用于东郎（食积），小儿喯疳（疳积），白冻（泄泻），阿意咪（痢疾），中暑，能蚌（黄疸），肝炎，蛊病（肝脾肿大），埃病（咳嗽），发旺（痹病），呗奴（瘰疬），兵西弓（肠痈），唭呗（无名肿毒），渗裆相（烧烫伤），林得叮相（跌打损伤），能啥能累（湿疹），皮炎，脚湿肿烂，东笃哈（蛇咬蝎螫）。

【用法用量】　内服煎汤，30 ～ 60g。外用适量。

橘红

Citri Grandis Exocarpium

【壮药名】 Bugnaengbwn

【别名】 化橘红，化州橘红，毛橘红，光七爪，柚皮橘红，毛化红，赖橘红。

【来源】 芸香科植物化州柚 *Citrus grandis* 'Tomentosa' 或柚 *Citrus grandis*（L.）Osbeck 的未成熟或近成熟的外层果皮。

【植物形态】 乔木。幼枝及新叶被短柔毛，有刺或有时无刺。单身复叶，互生；叶柄有倒心形宽叶翼；叶片长椭圆形或阔卵形，长 6.5～16.5cm，宽 4.5～8cm，先端钝圆或微凹，基部圆钝，边缘浅波状或有钝锯齿，叶背主脉有短柔毛，有半透明油腺点。花单生或为总状花序，腋生，白色；花萼杯状，4～5 浅裂；花瓣 4～5，长圆形，肥厚；雄蕊 25～45，花丝下部连合成 4～10 组；子房长圆形，柱头扁头状。柑果梨形，倒卵形或扁圆形，柠檬黄色。果枝、果柄及未成熟果实上被短柔毛。种子扁圆形或扁楔形，白色或带黄色。花期 4～5 月，果期 9～12 月。

【生境分布】 栽培于丘陵或低山地带。分布于广东化州、廉江、遂溪、徐闻，广西南宁及博白等地。

【采收加工】 夏季果实未成熟时采收，置沸水中略烫后，将果皮割成 5 或 7 瓣，除去果瓤及部分中果皮，压制成形，干燥。

【性状鉴别】 本品果皮呈对折的七角，六角或展平的五角星状，也有单片者呈柳叶形。完整者展平后直径 15～28cm，厚 0.2～0.5cm。外表面黄绿色，密生茸毛，有皱纹及小油点。内表面黄白色或淡黄棕色，有脉络纹。质脆，易折断，断面不整齐，外缘有 1 列不平整的凹下油点，内侧稍柔而有弹性。气香，味苦、微辛。

【性味】 辣、苦，微热。

【功效主治】 驱寒毒，调气道、谷道。用于埃病（咳嗽），鹿（呕吐），墨病（气喘），东郎（食滞）。

【用法用量】 内服煎汤，5～10g。

番木瓜

Caricae Fructus

【壮药名】 Moeggva

【别名】 木瓜，石瓜，万寿果，蓬生果，乳瓜，番蒜，番瓜，木冬瓜。

【来源】 番木瓜科植物番木瓜 *Carica papaya* L. 的果实。

【植物形态】 软木质小乔木。茎不分枝或有时于损伤处分枝，具螺旋状排列的托叶痕。叶近圆形，直径 45～65cm，有时达 85cm，掌状 5～9 深裂，裂片羽状分裂；叶柄中空，长 50～90cm。花乳黄色，单性异株或为杂性，雄花序为下垂锥状花序，雌花序及杂性花序为聚伞花序，或雄花单生；雄花有退化子房存在或否；雌花及两性花较大，子房1室。浆果长圆形

NOTE

或近球形，熟时黄色或橙黄色，果肉厚，味香甜。种子近圆形或近球形，黑色，有皱纹。全年有花果。

【生境分布】 生于旷野、山地或栽种于庭园、路旁等。分布于广西、广东、云南。

【采收加工】 夏、秋季采收成熟果实，鲜用或切片晒干。

【性状鉴别】 本品浆果较大，长圆或矩圆形，长 15～35cm，直径 7～12cm，成熟时棕黄或橙黄色，有 10 条浅纵槽，果肉厚，黄色，有白色浆汁，内壁着生多数黑色种子，椭圆形，外方包有多浆、淡黄色假种皮，长 6～7mm，直径 4～5mm，种皮棕黄色，具网状突起。气特，味微甘。

【性味】 甜，平。

【功效主治】 调谷道，止痛，行水利湿，发奶。用于东郎（食积），心头痛（胃痛），湿热脚气，产呱嘻馁（产后乳汁不下）。

【用法用量】 内服煎汤，30～50g。外用适量。

广山楂

Mali Doumeri Fructus

【壮药名】 Maksanhcah

【别名】 山楂，山楂果，台湾林檎，台湾苹果，山仙查。

【来源】 蔷薇科植物台湾林檎 *Malus doumeri*（Bois）A. Chev. 的果实。

【植物形态】 乔木。嫩枝被长柔毛，老枝暗灰褐色或紫褐色，无毛。单叶互生；托叶膜质，线状披针形，早落；叶片长椭圆形至卵状披针形，长 9～15cm，宽 4～6.5 cm，边缘有不整齐尖锐锯齿，嫩时两面有白色绒毛，成熟时脱落。花序近似伞形；花两性；萼筒倒钟形，外面有绒毛；萼片卵状披针形，全缘，内面密被白色绒毛；花瓣 5，黄白色，卵形，基部具短爪；雄蕊约 30；花柱 4～5，较雄蕊长。梨果球形，黄红色，宿萼有短筒，萼片反折，先端隆起，果心分离，外面有红点。

【生境分布】 生于海拔 1000～2000m 阔叶树林中，或栽培。分布于台湾、广西。

【采收加工】 秋季果实成熟时采收，切片，晒干。

【性状鉴别】 本品为类圆形切片，直径 1.5～4.2cm，厚 0.3～1cm。外皮棕红色至紫棕色，有细皱纹，边缘略内卷。果肉厚 0.4～1.2cm，淡棕红色，中部横切可见 5 个子房室，每室具种子 2 粒。种子皮薄而易碎，但种子多脱落而中空。顶部切片可见管状突起的宿存萼筒，有微柔毛或无毛。气微，味酸、微涩。

【性味】 甜、酸、涩、微热。

【功效主治】 通龙路，调谷道，散瘀肿。用于东郎（食滞），阿意咪（痢疾），胴尹（胃痛），京瑟（闭经），兵嘿细勒（疝气），高脂血症。

【用法用量】 内服煎汤，9～12g。

布渣叶
Microcis Paniculatae Folium

【壮药名】　Bobuyez

【别名】　蓑衣子，破布叶，麻布叶，烂布渣，布包木，破布树，瓜布木叶。

【来源】　椴树科植物破布叶 *Microcos paniculata* L. 的叶。

【植物形态】　乔木，小枝粗，光滑无毛，灰棕色，嫩枝具棱，两年生，枝具不明显的棱。叶柄上面有较阔的沟槽；叶片互生，革质或厚革质，长圆状椭圆形或倒披针状椭圆形，长14～28cm，宽6～8cm，先端短渐尖或钝圆，基部渐狭，两面无毛，边缘具钝锯齿，锯齿端呈紫黑色，叶脉羽状，中脉明显，侧脉10～14条。花单性，雌雄异株，花瓣卵形或长圆形。果序呈假总状，浆果状核果圆球形。花期4～5月，果期8～11月。

【生境分布】　生于山谷、平地、斜坡的丛林。分布于广西、云南、广东、海南等地。

【采收加工】　夏、秋季采收带幼枝的叶，晒干。

【性状鉴别】　本品叶多皱缩、破碎。完整者展平后呈卵状长圆形或倒卵圆形，长8～18cm，宽4～8cm，黄绿色或黄棕色，先端渐尖，基部钝圆，边缘具细齿；基出脉3条，侧脉羽状，小脉网状；叶柄长7～12mm；叶脉及叶柄有毛茸。气微，味淡、微涩。

【性味】　酸、淡，平。

【功效主治】　调谷道，消食滞，解热毒。用于东郎（食积），心头痛（胃痛），能蚌（黄疸），呗农（疮痈）。

【用法用量】　内服煎汤，15～30g。外用适量。

巴豆
Crotonis Fructus

【壮药名】　Betbaklig

【别名】　双眼龙，江子，猛子树，八百力，芒子，双眼虾，红子仁，毒鱼子。

【来源】　大戟科植物巴豆 *Croton tiglium* L. 的果实。

【植物形态】　灌木。树皮深灰色，平滑，幼枝绿色，被稀疏的星状毛。单叶互生；叶片卵形至长圆卵形。先端渐尖，基部近圆形，长5～13cm，宽2.5～6cm，掌状三出脉，两面被稀疏的星状毛，基部近叶柄处具2枚无柄的腺体。花雌雄同株，顶生总状花序；雌花在下，雄花在上，花细小；萼片5；雄花无退化子房；雄蕊多数，花盘腺体与萼片对生；雄花无花瓣，子房3室，密被星状毛，每室1胚株。蒴果长圆形。花期3～6月，果期6～9月。

【生境分布】　生于山谷、溪边杂木林内，通常为栽培。分布于广西、福建、台湾、湖北、湖南、广东等地。

【采收加工】　秋季果实成熟时采收，堆置2～3天，摊开，干燥。

【性状鉴别】　本品呈卵圆形，一般具三棱，长1.8～2.2cm，直径1.4～2cm。表面灰黄色或稍深，粗糙，有纵线6条，顶端平截，基部有果梗痕。破开果壳，可见3室，每室含种子

1 粒。种子呈略扁的椭圆形，长 1.2～1.5cm，直径 0.7～0.9cm，表面棕色或灰棕色，一端有小点状种脐及种阜疤痕，另端有微凹的合点，其间有隆起的种脊；外种皮薄而脆，内种皮呈白色薄膜；种仁黄白色，油质。无臭，味辛辣。

【性味】 辣，热；有大毒。

【功效主治】 散寒毒，除湿毒，除毒疮。用于呗农（痈疮），呗叮（疗疮），疣痣。

【用法用量】 内服煎汤，外用适量，研末涂患处，或捣烂以纱布包擦患处。

稻芽
Oryzae Germinatus Fructus

【壮药名】 Gohaeuxnaz

【别名】 谷芽蘖米，谷蘖，稻蘖，谷芽。

【来源】 禾本科植物稻 *Oryza sativa* L. 的成熟果实经发芽干燥而得。

【植物形态】 直立草本，丛生。叶鞘无毛；叶耳新月形，外侧边缘有纤毛；叶舌硬膜质，披针形；叶片线形或线状披针形，扁平，长 20～60cm，宽 6～20mm，表面粗糙，叶脉明显，背面无毛。圆锥花序疏松，成熟时下垂，长 15～25cm，分枝具棱角，常粗糙；小穗含 1 两性花；退化外稃锥状，无毛；两性花长圆形或椭圆状长圆形；外稃硬纸质，顶端具喙或芒，散生短糙毛，具 5 脉；内稃硬纸质，顶端具短喙，3 脉；雄蕊 6，花药丁字着生；子房长圆形，花柱 2，柱头帚刷状。颖果长圆形，具线形种脐，与稃合称谷粒。花期 7～8 月；果期 8～9 月。

【生境分布】 全国产稻区均产，以南方各地为多。

【采收加工】 将稻谷用水浸泡后，保持适宜的温、湿度，待须根长至约 1cm 时，干燥。

【性状鉴别】 本品呈扁长椭圆形，两端略尖，长 7～9mm，直径约 3mm。外稃黄色，有白色细茸毛，具 5 脉。一端有 2 枚对称的白色条形浆片，长 2～3mm，于一个浆片内侧伸出弯曲的须根 1～3 条，长 0.5～1.2cm。质硬，断面白色，粉性。无臭，味淡。

【性味】 甜，热。

【功效主治】 调谷道，健脾胃。用于东郎（食滞），腹胀口臭，脾胃虚弱。

【用法用量】 内服煎汤，10～15g，大剂量30g；或研末。

第三节　通水道药

凡以通利水道为主要作用，治疗水道病症的药物，称通水道药。

三姐妹
Plectranthi Ternifolii Herba

【壮药名】 Hazrieng'vaiz

【别名】 三叉金，细叶香茶菜，伤寒头，虫牙药，三叶扫把，三叶香茶菜。

【来源】 唇形科植物牛尾草 *Plectranthus ternifolius* Hara 的全草。

【植物形态】 草本或半灌木。茎密被绒毛状长柔毛。叶对生及 3 ～ 4 枚轮生；具极短柄；叶片披针形至狭椭圆形，稀卵状长圆形，长 2 ～ 12cm，上面具皱纹，被疏柔毛至短柔毛，下面网脉隆起，密被灰白色或污黄色绒毛。穗状圆锥花序顶生及腋生，极密集，排列成顶生复圆锥花序；苞片叶状至极小；花萼钟状，密被长柔毛，果时增大呈筒状，齿 5，相等；花冠小，白色至浅紫色，筒下弯，基部浅囊状，上唇 4 圆裂，上反，下唇圆卵形，内凹；雄蕊内藏。小坚果卵圆形，腹面具棱。花期 9 月至翌年 2 月，果期 12 月至翌年 4 ～ 5 月。

【生境分布】 生于草地或灌丛。分布于广西、广东、贵州、云南等地。

【采收加工】 全年均可采收，洗净，切段，晒干。

【性状鉴别】 本品茎被柔毛，三枚小叶轮生，狭披针形至狭椭圆形，先端锐尖或渐尖，基部阔楔形或楔形，叶缘具锯齿，坚纸质至近革质，上面榄绿色，具皱纹，被柔毛，下面较淡，网脉隆起，密被灰白色或浅黄色绒毛，叶柄极短。由聚伞花序组成穗状圆锥花序，苞片叶状，花萼钟状，直立，萼齿 5，三角形，等大。种子卵圆形。气微，味微苦涩。

【性味】 苦、微辣，寒。

【功效主治】 利湿毒，解热毒，止血。用于能蚌（黄疸），肉扭（淋证），笨浮（水肿），阿意咪（痢疾），贫痧（感冒），埃病（咳嗽），货烟妈（咽喉肿痛），牙痛，额哈（毒蛇咬伤）。

【用法用量】 内服煎汤，15 ～ 30g。外用适量，鲜品捣敷，或煎水洗，或研末敷。

路路通

Liquidambaris Fructus

【壮药名】 Makraeu

【别名】 枫木，香树，枫仔树，三角枫，九孔子，枫实，枫香果。

【来源】 金缕梅科植物枫香树 *Liquidambar formosana* Hance 的果序。

【植物形态】 落叶乔木。树皮灰褐色，方块状剥落。叶互生；托叶线形，早落；叶片心形，常 3 裂，幼时及萌发枝上的叶多为掌状 5 裂，长 6 ～ 12cm，宽 8 ～ 15cm，裂片卵状三角形或卵形。先端尾状渐尖，基部心形，边缘有细锯齿，齿尖有腺状突。花单性，雌雄同株，无花被；雄花淡黄绿色，成荑黄花序再排成总状，生于枝顶；雄蕊多数，花丝不等长；雌花排成圆球形的头状花序；萼齿 5，钻形；子房半下位，2 室，花柱 2，柱头弯曲。头状果序圆球形，表面有刺，蒴果有宿存花萼和花柱，两瓣裂开，每瓣 2 浅裂。花期 3 ～ 4 月，果期 9 ～ 10 月。

【生境分布】 生于山地常绿阔叶林中。分布于秦岭及淮河以南各地。

【采收加工】 冬季果实成熟后采收，除去杂质，干燥。

【性状鉴别】 本品为聚花果，由多数小蒴果集合而成，呈球形，直径 2 ～ 3cm。基部有总果梗。表面灰棕色或棕褐色，有多数尖刺及喙状小钝刺，长 0.5 ～ 1mm，常折断，小蒴果顶部开裂，呈蜂窝状小孔。体轻，质硬，不易破开。气微，味淡。

【性味】 苦，平。

【功效主治】 通水道，除湿毒，通火路龙路。用于笨浮（水肿），发旺（关节痹痛），麻抹（肢体麻木），巧尹（头痛），产呱嘻馁（产后乳少），京瑟（闭经）。

【用法用量】 内服煎汤，5～10g。外用适量。

商陆
Phytolaccae Radix

【壮药名】 Lwgbaegbya

【别名】 花商陆，见肿消，地萝卜，章柳，裁羊菜，山萝卜，樟柳根。

【来源】 商陆科植物商陆 *Phytolacca acinosa* Roxb. 或垂序商陆 *Phytolacca americana* L. 的根。

【植物形态】 商陆：草本。全株光滑无毛。根粗壮，圆锥形，肉质，外皮淡黄色，有横长皮孔，侧根甚多。茎绿色或紫红色，多分枝。单叶互生，具柄；柄的基部稍扁宽；叶片卵状椭圆形或椭圆形，长 12～15cm，宽 5～8cm，先端急尖或渐尖，基部渐狭，全缘。总状花序生于枝端或侧生于茎上，花序直立；花被片 5，初白色后渐变为淡红色；雄蕊 8～10；心皮 8～10 个，分离，但紧密靠拢。浆果，扁圆状，有宿萼，熟时呈深红紫色或黑色。种子肾形黑色。花期 6～8 月，果期 8～10 月。

垂序商陆：多年生草本，高 1～2m。根粗壮，肥大，倒圆锥形。茎直立，圆柱形，有时带紫红色。叶片椭圆状卵形或卵状披针形，长 9～18cm，宽 5～10cm，顶端急尖，基部楔形。总状花序顶生或侧生，长 5～20cm；花小，白色，微带红晕；花被片 5，雄蕊、心皮及花柱通常均为 10，心皮合生。果序下垂；浆果扁球形，熟时紫黑色；种子肾圆形。花期 6～8 月，果期 8～10 月。

【生境分布】 多生于疏林下、林缘、路旁、山沟等湿润肥沃地，喜生垃圾堆上。分布于全国除东北、内蒙古、青海、新疆外的大部分地区。

【采收加工】 秋季至次春采挖，除去须根及泥沙，切成块或片，晒干或阴干。

【性状鉴别】 本品根圆锥形，有多数分枝。表面灰棕色或灰黄色，有明显的横向皮孔及纵沟纹。商品多为横切或纵切的块片。横切片为不规则圆形，边缘皱缩，直径 2～8cm，厚 2～6mm，切面浅黄色或黄白色，有多个凹凸不平的同心性环纹。纵切片为不规则长方形，弯曲或卷曲，长 10～14cm，宽 1～5cm，表面凹凸不平，木部呈多数隆起的纵条纹。质坚硬，不易折断。气微，味甘淡，久嚼麻舌。

【性味】 苦，寒；有毒。

【功效主治】 通利水道谷道，除湿毒，清热毒，散结肿。用于笨浮（水肿），肉卡（癃闭），阿意囊（便秘），呗农（痈肿疮毒），呗奴（瘰疬）。

【用法用量】 内服煎汤，3～9g。外用适量，煎汤熏洗。

五爪金龙
Ipomoeae Cairicae Herba

【壮药名】 Valahbah

【别名】 五爪龙，五叶茄，五叶藤，牵牛花，假薯藤，上竹龙，牵牛藤。

【来源】　旋花科植物五爪金龙 *Ipomoea cairica*（L.）Sweet 全株。

【植物形态】　柔弱、秃净、缠绕藤本。茎灰绿色，常有小瘤体。叶互生；通常指状 5 深裂，几达基部，裂片椭圆状披针形，先端钝，但有小锐尖，全缘或最下一对裂片有时再分裂，两面均秃净，叶柄略长于叶，常有小瘤体。聚伞花序，花序柄短，有花 1～3 朵；萼绿色，先端钝；花冠漏斗状，淡紫色，内面颜色较深；雄蕊 5 枚。蒴果，种子 4 颗，灰棕色，短而圆，背部两侧棱角有长绵毛。花期夏、秋。

【生境分布】　生于向阳的平地或山地路边灌丛中。分布于广东、广西、福建、台湾、海南、云南等地。

【采收加工】　全年或秋季采收，洗净，鲜用或晒干。

【性状鉴别】　本品老根上具块根茎细长，有细棱，偶有小的疣状突起。叶多卷缩，完整叶掌状 5 深裂或全裂，中裂片较大，两侧裂片稍小，顶端渐尖或稍钝，基部楔形渐狭。聚伞花序腋生，花冠紫红色；蒴果果近球形，种子褐色，边缘被褐色柔毛。气微。

【性味】　甜，寒。

【功效主治】　利水道，清热毒。用于埃病（咳嗽），小便不利，淋病，笨浮（水肿），呗农（痈肿）。

【用法用量】　内服煎汤，4.5～10g；鲜者 15～30g。外用适量，捣敷。

海金沙
Lygodii Spora seu Herba

【壮药名】　Rumseidiet

【别名】　铁线藤，左转藤，蛤蟆藤，罗网藤，吐丝草，鼎擦藤，猛古藤。

【来源】　海金沙科植物海金沙 *Lygodium japonicum*（Thund.）Sw. 的孢子或全草。

【植物形态】　攀援草本。根黑褐色，被毛；根状茎近褐色，细长而横走。叶二型，多数，对生于叶轴的短枝两侧，短枝顶端有被毛茸的休眠小芽；营养叶尖三角形，二回羽状；一回羽片 2～4 对，互生，卵圆形，长 4～8cm，宽 3～6cm，有具狭翅的短柄；二回羽片 2～3 对，卵状三角形，掌状 3 裂，裂片短而阔，顶生的长 2～3cm，宽 6～8mm，边缘有不规则的浅圆齿。孢子叶卵状三角形，长宽近相等；一回羽片 4～5 对，互生，长圆状披针形，长 5～10cm，宽 4～6cm；二回羽片 3～4 对，卵状三角形，多收缩呈撕裂状。羽片下面边缘生有流苏状孢子囊穗，黑褐色。孢子三角形，表面有小疣。

【生境分布】　生于疏林中。分布于广西、广东、云南、贵州、湖南等地。

【采收加工】　秋季孢子未脱落时采割藤叶，晒干，搓揉或打下孢子，除去藤叶。

【性状鉴别】　本品孢子粉末状，棕黄色或黄褐色，质轻滑润，撒在水中则浮于水面，加热后逐渐下沉；燃烧而发爆鸣及闪光，无灰渣残留。气微，味淡。

全草多为把状。茎纤细，缠绕扭曲，禾秆色，多分枝。叶对生于短枝两侧，二型，草质皱缩。完整者营养叶尖三角形，一回羽片卵圆形；二回羽片卵状三角形，掌状 3 裂。孢子叶卵状三角形，长宽近等；二回羽片，羽片边缘常可有流苏状孢子囊穗，黑褐色。体轻，质脆，易折断。气微，味淡。

NOTE

【性味】　甜、咸，寒。

【功效主治】　清热毒，除湿毒，通水道。用于肉扭（淋证），能蚌（黄疸），隆白呆（带下）。

【用法用量】　内服煎汤，6～15g，孢子包煎。

闭鞘姜
Costi Speciosi Rhizoma

【壮药名】　Gorangzrinhau

【别名】　观音姜，山冬笋，横柯，樟柳头。

【来源】　姜科植物闭鞘姜 *Costus speciosus*（Koen.）Smith. 的根茎。

【植物形态】　宿根草本植物，基部近木质，顶部常分枝，枝茎旋卷。叶片圆形或披针形，呈螺旋形排列，长15～20cm，宽6～10cm，顶端渐尖或尾状渐尖，基部近圆形，叶背密被毛。穗状花序顶生，椭圆形或卵形；苞片卵形，革质，红色，被短柔毛，具增厚及锐利的短尖头；小苞片淡红色；花萼革质，红色，3裂，嫩时被绒毛；花冠管短，裂片椭圆形，白色或顶部红色；唇瓣宽喇叭形，纯白色，顶端具裂齿及皱波状；雄蕊花瓣状，上面被短柔毛，白色，基部橙黄。蒴果稍木质，红色；种子黑色，光亮。花期7～10月，果期11月。

【生境分布】　生于疏林下、山谷阴湿地、路边草丛、荒坡、水沟边等处。分布于广西、台湾、广东、云南等地。

【采收加工】　秋季采挖，去净茎叶、须根；切片晒干。

【性状鉴别】　本品根茎呈指状分枝，表面浅黄棕色，具明显的环节，节间有鳞片样叶柄残基，有的有根和干瘪的须根，外皮棕褐色，具纵皱，有须根及圆点状的根痕和环节。气微，味淡、微苦。

【性味】　辣，寒；有小毒。

【功效主治】　调水道，清湿热毒。用于笨浮（水肿），肉扭（淋证），呗农（痈疮、痈肿）。

【用法用量】　内服煎汤，3～6g。外用适量，煎水洗或鲜品捣烂敷患处。

满天飞
Oroxyli Semen

【壮药名】　Meizleng

【别名】　玉蝴蝶，木蝴蝶，千层纸，千张纸，白故子，破布子。

【来源】　紫葳科植物木蝴蝶 *Oroxylum indicum*（L.）Vent. 的种子。

【植物形态】　落叶乔木。叶对生，二至三回羽状复叶，小叶椭圆形至卵形，长5.5～13cm，宽3～6.5cm，先端短尖或渐尖，基部圆形或稍不对称，全缘，有小叶柄。总状花序顶生，花大；花萼肉质，钟状，萼齿平截；花冠肉质，钟形而一侧膨胀，紫色或白色并带紫色条斑，先端5裂，裂片近相等，边缘波状，皱缩，具锯齿；雄蕊5，花丝基部被毛，有1枚雄蕊较短；花盘大，肉质；柱头2片裂。蒴果扁平，带状，稍内弯，果瓣木质。种子多数，薄盘状，除基部外三边有膜质阔翅。花期 7 ～ 8 月，果期 10 ～ 12 月。

【生境分布】 生长山坡、溪边、山谷及灌木丛中。分布于福建、广西、云南、贵州、四川、广东等地。

【采收加工】 秋、冬二季采收成熟果实，晒干或烘干至果实裂开，取出种子晒干。

【性状鉴别】 本品为蝶形薄片，除基部外三面延长成宽大菲薄的翅。长 5 ～ 8cm，宽 3.5 ～ 4.5cm。表面浅黄白色，翅半透明，有绢丝样光泽，上有放射状纹理，边缘多破裂。体轻，剥去种皮，可见一层薄膜状的胚乳紧裹于子叶之外。子叶 2，蝶形，黄绿色或黄色，长径 1 ～ 1.5cm。无臭，味微苦。

【性味】 微苦、甜，寒。

【功效主治】 解痧毒，清热毒，利水道，通气道谷道，止痛。用于货咽妈（咽痛），喉痹，声音嘶哑，埃病（咳嗽），心头痛（胃痛），呗农（痈疮、痈肿），浸淫疮。

【用法用量】 内服煎汤，6 ～ 9g；研末，1.5 ～ 3g。外用适量，敷贴；或研末撒患处。

杠板归

Polygoni Perfoliati Herba

【壮药名】 Gangzngwd

【别名】 虎利，蛇不过，大蜢脚，蛇倒退，犁头刺，穿叶蓼。

【来源】 蓼科植物杠板归 *Polygonum perfoliatum* L. 的全草。

【植物形态】 蔓生草本。全株无毛；茎有棱，棱上有倒钩刺，叶互生；叶柄盾状着生，几与叶片等长；托叶鞘叶状，圆形或卵形，抱茎，叶片近三角形，长、宽均为 2 ～ 5cm，淡绿色，下面叶脉疏生钩刺，有时叶缘也散生钩刺。短穗状花序顶生或生于上部叶腋，两性花；花小，多数，具苞，苞片圆形，花被白色或淡红色，5 裂，裂片卵形，果时增大，肉质，变为蓝色；雄蕊 8；花柱 3 叉状。瘦果球形，暗褐色，有光泽，包在蓝色花被内。花期 6 ～ 8 月，果期 9 ～ 10 月。

【生境分布】 生于山谷、灌木丛中或水沟旁。全国各地均有分布于。

【采收加工】 夏秋植株生长茂盛时采集，晒干。

【性状鉴别】 本品茎细长，略呈方柱形，直径 1 ～ 5mm；表面红棕色，棕黄色或黄绿色，生有倒生钩状刺；节略膨大，具托叶鞘脱落后的环状痕，节间长 0.6 ～ 6cm；质脆，易折断，断面黄白色，有髓部或中空。叶互生；叶片多皱缩或破碎，完整者展平后近等边三角形，淡棕色或灰绿色，叶缘，叶背主脉及叶柄疏生倒钩状刺。短穗状花序顶生，或生于上部叶腋，苞片圆形，花小，多萎缩或脱落。气微，味微酸。

【性味】 酸，寒。

【功效主治】 通水道、谷道、气道，解热毒。用于笨浮（水肿），埃病（咳嗽），阿意咪（痢疾），能啥能累（湿疹），呗农（痈疮），额哈（毒蛇咬伤）。

【用法用量】 内服煎汤，15 ～ 30g。外用适量，煎汤熏洗或鲜品捣烂。

乌桕
Sapii Sebiferi Radix seu Cortex

【壮药名】 Raggogoux

【别名】 卷根白皮，卷子根，乌桕木，根白皮。

【来源】 大戟科植物乌桕 *Sapium sebiferm*（L.）Roxb 的根或根皮。

【植物形态】 落叶乔木，具乳汁。树皮暗灰色，有纵裂纹。叶互生；顶端有 2 腺体；叶片纸质，菱形至宽菱状卵形，长和宽 3 ～ 9cm，先端微凸尖到渐尖，基部宽楔形。穗状花序顶生；花单性，雌雄同序，无花瓣及花盘；最初全为雄花，随后有 1 ～ 4 朵雌花生于花序基部；雄花小，10 ～ 15 朵簇生一苞片腋内，苞片菱状卵形，先端渐尖，近基部两侧各有 1 枚腺体，萼杯状，3 浅裂，雄蕊 2，稀 3，花丝分裂；雌花具梗，着生处两侧各有近肾形腺体 1，苞片 3，菱状卵形，花萼 3 深裂，子房光滑，3 室，花柱基部合生，柱头外卷。蒴果椭圆状球形，成熟时褐色，室背开裂为 3 瓣，每瓣有种子 1 颗；种子近球形，黑色，外被白蜡。花期 6 月，果期 11 月。

【生境分布】 生于山坡杂木林中或河滩沟谷地带。分布于广西、山东、江苏、安徽、浙江、江西、福建、台湾、湖南、广东、四川、贵州、云南等地。

【采收加工】 全年均可采挖，剥取根皮，洗净，切段，晒干。

【性状鉴别】 本品根皮成不规则块片或卷成半筒状；表面黄棕色，有纵横纹理，并有横长皮孔，内表面较平滑，淡黄色，微有纵纹；折断面粗糙。根表面浅黄棕色，有细纵皱纹，栓皮薄，易剥落；质硬，易折断；断面皮部较厚，黄褐色，木部淡黄白色。气微，味微苦涩。

【性味】 苦，微热；有小毒。

【功效主治】 调水道，除湿毒。用于笨浮（水肿），阿意囊（便秘），肉卡（癃闭），呗农（痈疮），能啥能累（湿疹），额哈（毒蛇咬伤）。

【用法用量】 内服煎汤，12 ～ 20g。外用适量，煎水洗或研末调敷。

粪箕笃
Stephaniae Longae Herba

【壮药名】 Gaeuvad

【别名】 田鸡草，雷砵嘴，备箕草，飞天雷公，犀牛藤，犁壁藤，青蛙藤。

【来源】 防己科植物粪箕笃 *Stephania longa* Lour. 的茎叶。

【植物形态】 草质藤木。除花序外，全株无毛。茎枝有条纹，叶互生，叶柄基部常扭曲；叶片三角状卵形，长 3 ～ 9cm，宽 2 ～ 6cm，先端钝，有小突尖，基部近平截或微圆，下面淡绿色或粉绿色；掌状脉 10 ～ 11 条。花小，雌雄异株；复伞形聚伞花序腋生；雄花序较纤细，无毛；雄花萼片 8，偶有 6，排成 2 轮，楔形或倒卵形，背面有乳头状短毛，花瓣 4，或有时 3，绿黄色，近圆形，聚药雄蕊；雌花萼片和花瓣均 4 片，很少 3 片，雌蕊 1，无毛。核果内果皮背部有 2 行小横肋，每行 9 ～ 10 条，胎座迹穿孔。花期 6 ～ 8 月。

【生境分布】　生于村边、旷野、山地等处的灌丛中。分布于广西、福建、台湾、广东、云南等地。

【采收加工】　秋、冬季采收，洗净，晒干或鲜用。

【性状鉴别】　本品茎藤柔细，扭曲，棕褐色，有明显的纵线条，质坚韧，不易折断。叶三角状卵形，灰褐色或黄褐色，多皱缩卷曲，完整者展开长 3 ～ 9cm，宽 2 ～ 6cm，先端钝，有小突尖，基部近平截或微圆。气微，味苦。

【性味】　微苦、涩，寒。

【功效主治】　清热毒，祛风毒，调龙路、火路，利水道，通谷道。用于能蚌（黄疸），阿意咪（痢疾），阿意囊（便秘），呗农（痈疮），额哈（毒蛇咬伤）。

【用法用量】　内服煎汤，3 ～ 9 g，鲜品 15 ～ 30 g。外用适量，鲜叶捣敷。

京大戟

Euphorbiae Pekinensis Radix

【壮药名】　Dagiz

【别名】　大戟，龙虎草，乳浆草，天平一枝香，将军草，膨胀草，黄花大戟。

【来源】　大戟科植物大戟 *Euphorbia pekinensis* Rupr. 的根。

【植物形态】　草本，全株含白色乳汁。根粗壮，圆锥形。茎自上部分枝，表面被白色短柔毛。单叶互生；叶片狭长圆状披针形，长 3 ～ 8cm，宽 6 ～ 12mm，先端钝或尖，基部渐狭，全缘，具明显中脉，上面无毛，下面在中脉上有毛。杯状聚伞花序顶生或腋生，顶生者通常 5 枝，排列成复伞形；基部有叶状苞片 5；每枝再作 2 至数回分枝，分枝处着生近圆形的苞片 4 或 2，对生；腋生者伞梗单生；苞片卵状长圆形，先端尖；杯状聚伞花序的总苞钟形或陀螺形，4 ～ 5 裂，腺体 4 ～ 5，长圆形，肉质肥厚，内面基部有毛，两腺体之间有膜质长圆形附属物；雌雄花均无花被；雄花多数，花丝与花梗间有关节；雌花 1，花柱先端 2 裂。蒴果三棱状球形，密被刺疣。种子卵形，光滑。花期 5 ～ 8 月，果期 6 ～ 9 月。

【生境分布】　生于山坡、灌丛、路旁、荒地、草丛、林缘和疏林内。分布于全国（除台湾、云南、西藏和新疆），北方尤为普遍。

【采收加工】　秋、冬二季采挖，除去茎苗及须根，洗净晒干或置沸水略烫后晒干。

【性状鉴别】　本品呈不整齐的长圆锥形，略弯曲，常有分枝，长 10 ～ 20cm，直径 1.5 ～ 4cm。表面灰棕色或棕褐色，粗糙，有纵皱纹、横向皮孔及支根痕。顶端略膨大，有多数茎基及芽痕。质坚硬，不易折断，断面类白色或淡黄色，纤维性。气微，味微苦涩。

【性味】　苦、辣，寒；有毒。

【功效主治】　利水道，祛湿毒。用于笨浮（水肿），胸腹积水，比耐来（咳痰），肉卡（癃闭），阿意囊（大便困难），呗农（痈疮），呗奴（瘰疬）。

【用法用量】　内服煎汤，0.5 ～ 3g；或入丸、散。外用适量，研末或熬膏敷；或煎水熏洗。

山菠萝
Pandani Ttectorii Radix et Folium seu Fructus

【壮药名】 Ragla

【别名】 路兜勒，露兜笋，芦剑，野菠萝，假菠萝，簕菠萝，猪母锯，簕古。

【来源】 露兜树科植物露兜树 *Pandanus tectorius* Soland. 的根、叶、果实。

【植物形态】 分枝灌木或小乔木，常具气生根。叶簇生于枝顶，革质，带状，长约 1.5m，宽 3～5cm，顶端渐狭成一长尾尖，边缘和背面中脉上有锐刺。雄花序由数个穗状花序组成，穗状花序无总花梗；佛焰苞长披针形近白色，先端尾尖；雄花芳香，雄蕊常为 10 余枚，多可达 25 枚，着生于花丝束上，呈总状排列；雌花序头状，单生于枝顶，圆球形；佛焰苞多数，乳白色，边缘具疏密相间的细锯齿；心皮 5～12 枚合为 1 束，中下部联合，上部分离，5～12室，每室有 1 粒胚珠。聚花果大，向下悬垂，由 40～80 个核果束组成，幼果绿色，成熟时橘红色。花期 8 月，果期 9～10 月。

【生境分布】 喜生于村旁、路边、山谷、溪边及滨海地区。分布于福建、台湾、广东、海南、广西、贵州、云南等地。

【采收加工】 根全年可采；叶春季采收；果冬季采，鲜用或晒干。

【性状鉴别】 本品根圆柱形，常截成长约 20cm 的段状，直径约 1.5cm。表面棕褐色或黑褐色，皮皱缩形成纵棱，多见形成侧根的尖端突起，质稍软，体轻，不易折断。断面纤维性较强，淡黄色。气微。

【性味】 淡、辣，寒。

【功效主治】 清热毒，除湿毒，通气道，利水道，止痛，发汗。用于贫痧（感冒），发得（发热），肝炎，笨浮（水肿），肉扭（淋证），发旺（风湿骨痛），兵嘿细勒（疝气），林得叮相（跌打损伤）。

【用法用量】 内服煎汤，10～50g。

雷公根
Centellae Herba

【壮药名】 Byaeknok

【别名】 积雪草，崩大碗，地钱草，草如意，马蹄草，铜钱草，落得打。

【来源】 伞形科植物积雪草 *Centella asiatica*（L.）Urban. 的全草。

【植物形态】 草本，茎匍匐，细长，节上生根，无毛或稍有毛。单叶互生；叶柄基部鞘状；叶片肾形或近圆形，长 1～3cm，宽 1.5～5cm，基部阔心形，边缘有钝锯齿，两面无毛或在背面脉上疏生柔毛；苞片 2～3，卵形，膜质；伞形花序有花 3～6，聚集成头状；花瓣卵形，紫红色或乳白色。果实圆球形，基部心形或平截，每侧有纵棱数条，棱间有明显的小横脉，网状，平滑或稍有毛。花、果期 4～10 月。

【生境分布】 多生于路旁、沟边、田坎边稍湿润而肥沃的土地。分布于广西、江苏、安徽、浙江、江西、湖南、湖北、四川、贵州、云南、福建、广东等地。

【采收加工】 夏、秋二季采收全草，除去泥沙，晒干或鲜用。

【性状鉴别】 本品多皱缩成团，根圆柱形，长 3 ～ 4.5cm，直径 1 ～ 1.5mm，淡黄色或灰黄色，有皱纹。茎细长，弯曲，淡黄色，在节处有明显的细根残迹或残留的细根。也多皱缩破碎，灰绿色，完整的叶圆形或肾形，直径 2 ～ 6cm，边缘有钝齿，下面有细毛；叶柄长常扭曲，基部具膜质叶鞘。气特异，味淡微辛。

【性味】 苦，寒。

【功效主治】 通龙路火路，利水道，清热毒，除湿毒。用于贫痧（感冒），埃病（咳嗽），货咽妈（咽痛），阿意咪（痢疾），能蚌（黄疸），中暑，肉扭（淋证），肉裂（尿血），呗农（痈疮），林得叮相（跌打损伤），额哈（毒蛇咬伤）。

【用法用量】 内服煎汤，10 ～ 100g。外用适量。

一匹绸

Argyreiae Acutae Herba

【壮药名】 Gaeudahau

【别名】 白面水鸡，白背丝绸，绸缎藤，银背藤，白背绸，白背藤，银背叶。

【来源】 旋花科植物白鹤藤 *Argyreia acuta* Lour. 的茎叶。

【植物形态】 攀援灌木。小枝通常圆柱形，被银白色绢毛，老枝黄褐色，无毛。单叶互生；叶柄被银色绢毛；叶片椭圆形或卵形，长 5 ～ 11cm，宽 3 ～ 8cm，先端锐尖或钝，基部圆形或微心形，叶面无毛，背面密被银色绢毛，全缘。聚伞花序腋生或顶生，总花梗及花梗均被银色绢毛；苞片椭圆形或卵圆形，外面被银色绢毛；花两性；花萼 5，分内外两轮，萼片卵形，不等大；花冠漏斗状，白色，冠檐 5 深裂，花萼与花冠外面均被银白色绢毛；雄蕊 5；子房近球形，2 室，无毛，柱头头状，2 裂。果实球形，红色，为增大的萼片包围，内面红色。种子 4 ～ 2 颗，卵状三角形，褐色。花期 6 ～ 9 月。

【生境分布】 生于疏林下或路边灌丛中、河边。分布于广东、海南、广西等地。

【采收加工】 夏、秋季采收，鲜用或晒干。

【性状鉴别】 本品藤茎圆柱形，常扭曲，直径 0.5 ～ 2.5cm，表面暗灰棕色，有纵沟纹。叶卷曲或破碎，完整者展平后呈卵形至椭圆形，长 9 ～ 14cm，宽 5 ～ 12cm，先端锐尖或钝圆，基部圆形或微心形，上面暗棕色至紫色，下面浅灰绿色，贴生银白色柔毛，触之柔软；叶柄长 2 ～ 3.5cm。质脆易碎。气微，味苦。

【性味】 微酸、微苦，微寒。

【功效主治】 通水道、气道，调龙路，除湿毒。用于笨浮（水肿），水蛊（鼓胀），埃病（咳嗽），比耐来（咳痰），隆白呆（带下），兵淋勒（崩漏），渗裂（血症），发旺（痹病），林得叮相（跌打损伤），呗嘻（乳痈），呗叮（疔疮），能啥能累（湿疹）。

【用法用量】 内服煎汤，9 ～ 15 g。外用适量，捣敷或煎水洗。

NOTE

广金钱草
Desmodii styracifolii Herba

【壮药名】 Gvangjgimcienz

【别名】 落地金钱，铜钱草，金钱草，马蹄香，假花生。

【来源】 豆科植物广东金钱草 *Desmodium styracifolium*（Osh.）Merr. 的地上部分。

【植物形态】 灌木状草本。茎直立，枝圆柱形，密被伸展的黄色短柔毛。通常有小叶1片，有时3小叶；顶端小叶圆形，革质，先端微凹，基部心形，长1.8～3.4cm，宽2.1～3.5cm，上面无毛，下面密被贴伏的茸毛，脉上最密；侧生小叶如存在时，较顶生小叶为小，圆形或椭圆形，长1～1.5cm；托叶小披针状钻形，具条纹。总状花序顶生或腋生，极稠密；苞片卵形，被毛；花小，紫色，有香气；花萼被粗毛，萼齿披针形，长为萼筒的2倍；花冠蝶形，旗瓣圆形或长圆形，基部渐狭成爪，翼瓣贴生于龙骨瓣上；雄蕊10，2体；子房线形；荚果线状长圆形，被短毛，腹缝线直，背缝线浅波状，4～5个节，每节近方形。花、果期6～9月。

【生境分布】 生荒地草丛中，或经冲刷过的山坡上。分布于福建、广东、广西、湖南等地。

【采收加工】 夏、秋二季采割，除去杂质，晒干。

【性状鉴别】 本品茎呈圆柱形，长可达1m，密被黄色伸展的短柔毛，质稍脆，断面中部有髓。叶互生，小叶1或3，圆形或矩圆形，直径2～4cm；先端微凹，基部心形或钝圆，全缘；上表面黄绿色或灰绿色，无毛，下表面具灰白色紧贴的绒毛，侧脉羽状；叶柄长1～2cm；托叶1对，披针形，长约0.8cm。气微香，味微甘。

【性味】 甜、淡，寒。

【功效主治】 通龙路，利水道，清热毒，除湿毒。用于肉扭（淋证），笨浮（水肿），胆囊结石，能蚌（黄疸），喯疳（疳积），呗农（痈肿）。

【用法用量】 内服煎汤，15～30g。

三白草
Saururi Herba

【壮药名】 Nyasam'bak

【别名】 过塘藕，百节藕，水木通，白水鸡，田三白。

【来源】 三白草科植物三白草 *Saururus chinensis*（Lour.）Baill. 的全草。

【植物形态】 湿生草本。地下茎有须状小根；茎直立，粗壮。单叶互生，纸质，密生腺点；叶柄基部与托叶合生成鞘状，略抱茎；叶片阔卵形至卵状披针形，长5～14cm，宽3～7cm，先端短尖或渐尖，基部心形，略呈耳状或稍偏斜，全缘，两面无毛；花序下的2～3片叶常于夏初变为白色，呈花瓣状。总状花序生于茎上端与叶对生，白色；苞片近匙形或倒披针形；花两性，无花被；雄蕊6枚；雌蕊1，子房圆形，柱头4，向外反曲。蒴果近球形，表面多疣状凸起。种子多数，圆形。花期 5～8 月，果期 6～9 月。

【生境分布】　生长在低湿及近水的地方。分布于广西、河北、山东、安徽、江苏、浙江、广东、湖南、湖北、四川等地。

【采收加工】　全年均可采挖，除去泥沙、须根，鲜用或切段晒干。

【性状鉴别】　本品根茎呈圆柱形，稍弯曲，有分枝，长短不等；表面灰褐色，粗糙，有节及纵皱纹，呈环节状，节间长约 2cm；质硬而脆，易折断，断面类白色，粉性。茎圆柱形，有 4 条纵沟，1 条较宽；断面黄色，纤维性，中空。叶多皱缩互生，展平后叶片卵形或卵状披针形，长 4～15cm，宽 2～10cm；先端尖，基部心形，全缘，基出脉 5 条；叶柄较长，有纵皱纹。有时可见总状花序或果序，棕褐色。蒴果近球形。气微，味淡。

【性味】　苦、辣，寒。

【功效主治】　清热毒，除湿毒，利水道，消肿。用于痧气，肉扭（淋证），隆白呆（带下），笨浮（水肿），能啥能累（湿疹），呗（无名肿毒），狠尹（疖肿）。

【用法用量】　内服煎汤，10～20g。外用适量。

滑石
Talcum

【壮药名】　Mbarinraeuz

【别名】　画石，液石，共石，脱石，番石，夕冷，脆石，留石。

【来源】　硅酸盐类矿物滑石族滑石，主含含水硅酸镁 $[Mg_3(Si_4O_{10})(OH)_2]$。

【矿物形态】　单斜晶系。晶体呈六方形或菱形板状，但完好的晶体极少见，通常为粒状和鳞片状的致密块体。淡绿色、白色或灰色。条痕白色或淡绿色。光泽脂肪状。解理面显珍珠状。半透明至不透明。解理沿底面极完全。硬度 1，比重 2.7～2.8。性柔，有滑腻感。块滑石能被锯成任何形状，薄片能弯曲，但无弹性。

【生境分布】　多产于变质岩、石灰岩、白云岩、菱镁矿及页岩中。分布于江西、山东、江苏、陕西、山西、河北、福建、浙江、广东、广西、辽宁等地。

【采收加工】　采挖后，除去泥沙及杂石。

【性状鉴别】　本品多为块状集合体。呈不规则的块状。白色、黄白色或淡蓝灰色，有蜡样光泽。质软，细腻，手摸有滑润感，无吸湿性，置水中不崩散。无臭，无味。

【性味】　甜、淡，寒。

【功效主治】　通水道，除湿毒。用于贫痧（感冒），白冻（泄泻），阿意咪（痢疾），肉扭（淋证），笨浮（水肿），皮肤溃疡，能啥能累（湿疹），疬子。

【用法用量】　内服煎汤，10～20g，包煎。外用适量。

车前草
Plantginis Herba

【壮药名】　Nyadaezmax

【别名】　车轮菜，车轱辘菜，牛舌草，钱贯草，猪耳草，黄蟆叶，牛耳朵棵。

【来源】　车前科植物车前 *Plantago asiatica* L. 的全草。

【植物形态】　草本。须根多数；根茎短，稍粗。叶基生呈莲座状，平卧、斜展或直立；叶片薄纸质或纸质，宽卵形至宽椭圆形，长 4 ～ 12cm，宽 2.5 ～ 6.5cm，先端钝圆至急尖，边缘波状、全缘或中部以下有锯齿、牙齿或裂齿，基部宽楔形或近圆形，多少下延，两面疏生短柔毛；脉 5 ～ 7 条；叶柄基部扩大成鞘，疏生短柔毛。花序 3 ～ 10 个，花序梗有纵条纹，疏生白色短柔毛；穗状花序细圆柱状，下部常间断；花具短梗；蒴果纺锤状卵形、卵球形或圆锥状卵形，于基部上方周裂。种子卵状椭圆形或椭圆形，具角，黑褐色至黑色，背腹面微隆起；子叶背腹向排列。花期 4 ～ 8 月，果期 6 ～ 9 月。

【生境分布】　生于路边、沟边、田野。分布于全国各地。

【采收加工】　夏季采挖，除去泥沙，晒干。

【性状鉴别】　本品根丛生，须状。叶基生，具长柄；叶片皱缩，展平后呈卵状椭圆形或宽卵形，长 6 ～ 13cm，宽 2.5 ～ 8cm；表面灰绿色或污绿色，具明显弧形脉 5 ～ 7 条；先端钝或短尖，基部宽楔形，全缘或有不规则波状浅齿。穗状花序数条，花茎长。蒴果盖裂，萼宿存。气微香，味微苦。

【性味】　甜，寒。

【功效主治】　通水道，清热毒，凉血。用于肉卡（癃闭），肉扭（淋证），渗裂（吐血、衄血），阿意勒（便血），白冻（泄泻），呗农（痈疮、痈肿）。

【用法用量】　内服煎汤，9 ～ 30g。外用适量。

第二章　通两路药

龙路在人体内即为血液的通道。龙路主要为内脏骨肉输送营养，其大小网络遍布全身，其中枢在心脏。火路在人体内为传感之道，形成网络，遍布全身。凡具有治疗龙路、火路不通病证的药物，称通两路药。

第一节　通龙路药

凡以通火路为主要作用，治疗火路不通病症的药物，称通龙路药。

九节木（大罗伞）

Psychotriae Rubrae Ramulus et Folium seu Radix

【壮药名】　Cazromboh

【别名】　山大刀，山大颜，刀斧伤，大罗伞，散血丹，大退七，刀伤木。

【来源】　茜草科植物九节木 *Psychotria rubra*（Lour）Poir. 的嫩枝及叶或根。

【植物形态】　灌木或小乔木。小枝近四棱形，后渐变为圆形，暗黑色。叶对生，纸质；托叶膜质，早落；叶片长圆形，椭圆状长圆形或倒披针状长圆形，长 8～20cm，宽 2.5～7cm，先端短渐尖，基部楔形，全缘，除下面脉腋内有簇毛外，两面均无毛，干时暗红色。聚伞花序常顶生；总花梗极短，近基部 3 分歧；花小，白色，有短梗；萼筒短，裂片短三角形；花冠漏斗状，花冠内喉部有白毛，顶端 5 裂，裂片三角状披针形；雄蕊 5，花药伸出；子房 2 室。核果近球形，有纵棱，熟时红色，光滑；种子背面有纵沟。花果期全年。

【生境分布】　生于山坡林缘、沟谷疏林下及水边。分布于我国西南部、南部至东部各地。

【采收加工】　全年可采收，切段晒干。

【性状鉴别】　本品叶皱缩或破碎。完整叶呈椭圆状矩圆形，长 8～20cm，先端尖或钝，基部渐狭，上面暗红色，下面淡红色，侧脉腋内可见簇生短柔毛；叶柄长可达 2cm。质脆易碎。气微，味淡。

【性味】　苦，微寒。

【功效主治】　通龙路，消肿接骨，解热毒，除湿毒。用于林得叮相（跌打损伤），夺扼（骨折），发旺（风湿骨痛），货嚎（白喉），狼尹呗疗（痈疖疔疮），额哈（毒蛇咬伤），牙疳。

【用法用量】　内服煎汤，10～60g。外用适量。

NOTE

两面针

Zanthoxyli Radix

【壮药名】 Gocaengloj

【别名】 光叶花椒，入地金牛，花椒刺，入山虎，上山虎，出山虎，鸟踏刺。

【来源】 芸香科植物两面针 *Zanthoxylum nitidium*（Roxb.）DC. 的根。

【植物形态】 木质藤本。幼枝、叶轴背面和小叶两面中脉上都有钩状皮刺，皮刺长 1～2.5mm。奇数羽状复叶互生，小叶 3～11，卵形至卵状长圆形，长 4～11cm，宽 2.5～6cm，先端钝或尾状短尖，基部圆形或宽楔形，近全缘或有疏离的圆锯齿，革质而有光泽。伞房状圆锥花序腋生；萼片 4，宽卵形；花瓣 4，卵状长圆形；雄花的雄蕊 4，药隔顶端有短的突尖体，退化心皮顶端常为 4 叉裂；雌花的退化雌蕊极短小。蓇葖果成熟时紫红色，有粗大腺点，顶端具短喙。种子卵圆形，黑色光亮。花期 3～5 月，果期 9～11 月。

【生境分布】 生于低丘陵地灌木丛中、路旁等向阳地。分布于广西、浙江、福建、台湾、湖南、广东、海南、四川、云南等地。

【采收加工】 全年均可采收，洗净，切片，晒干或鲜用。

【性状鉴别】 本品根圆柱形，稍弯曲，直径 0.5～7cm，表面浅棕色至深黄棕色，具粗纵皱纹，有时具横向裂隙，皮孔类圆形突起，深黄色，横向或纵向。断面栓皮薄，皮部浅棕色，有稍光泽的深黄色斑点，木部灰黄色。多切成厚片或圆柱形短段，切断面较光滑，皮部淡棕色，木部淡黄色，有同心性环纹及密集的小孔。质坚硬。气微香，味辛辣，麻舌而苦。

【性味】 辣、苦，热；有小毒。

【功效主治】 调气道，通龙路火路，祛风毒，清热毒，消肿止痛。用于发旺（风湿骨痛），核尹（腰痛），呗奴（瘰疬），贫痧（感冒），牙痛，货烟妈（咽痛），渗裆相（烧烫伤），疝气，额哈（毒蛇咬伤）。

【用法用量】 内服煎汤，5～10g。外用适量，研末调敷或煎水洗患处。

小钻

Kadsurae Longipedunculatae Radix seu Caulis

【壮药名】 Gaeucuenqiq

【别名】 红木香，紫荆皮，金谷香，钻骨风，紫金藤，长梗南五味子。

【来源】 木兰科植物南五味子 *Kadsura longipedunculata* Finetet Gagn. 的根或根皮。

【植物形态】 缠绕灌木。小枝褐色或紫褐色。单叶互生；革质；矩圆形至矩圆状倒披针形或椭圆形，长 5～10cm，宽 2～5cm，先端渐尖，基部楔形，边缘疏生腺头细齿，上面深绿色有光泽，下面淡绿色。花单性，雌雄异株，单生于叶腋；花梗细长下垂；花被片 6～9，常 3 片为一列，外面的较小，卵形至椭圆形，内面的较大，矩圆形至广倒卵形，黄色，芳香；雄蕊多数，集合成头状，花丝极短；心皮多数，集成亚球形，柱头白色，圆盘形。小浆果球形，集成头状，熟时暗蓝色，有白粉，内有种子 1～3 粒。种子肾形，淡灰褐色，有光泽。花期

6～9月，果期9～12月。

【生境分布】　生于疏林灌木丛中、沟谷旁、铺地或缠绕树上。分布于我国西南部、中部、东南部。

【采收加工】　立冬前后采挖，去净残茎、细根及泥土，晒干。或剥取根皮晒干。

【性状鉴别】　本品干燥根粗1.5～2.3cm，略弯曲，间有分枝及细根，外皮紫褐色，有纵沟纹及横裂隙。质硬；断面根皮厚达木部直径的1/3，木部赤褐色，周边可见导管小点。根皮为卷筒状或不规则的块片，大小不一，厚1～4mm。外表面栓皮大都脱落而露出紫色内皮。内表面暗棕色至灰棕色；质坚而脆。气香，味苦。

【性味】　辣、微甜、苦，微温。

【功效主治】　通龙路、火路，调气道，止疼痛。用于发旺（痹病），胴尹（胃痛），京尹（痛经），林得叮相（跌打损伤），核尹（腰痛），麻邦（中风），埃病（咳嗽）。

【用法用量】　内服煎汤，15～20g。外用适量，捣敷或研粉调水敷患处。

大钻
Kadsurae Coccineae Radix

【壮药名】　Gaeucuenqhung

【别名】　厚叶五味子，臭饭团，酒饭团，入地麝香，绯红南五味子，钻地风，黑老虎根，透地珠。

【来源】　木兰科植物冷饭团 *Kadsura coccinea*（Lem.）A.C.Smith 的根。

【植物形态】　木质藤本，有黏液。根长而粗壮，红褐色，有香气。老藤灰色或灰棕色。叶互生，革质，全缘，椭圆形或卵状披针形，长8～17cm，宽3～8cm，先端尖，基部圆形或宽楔形，两面近无毛。花单性同株，单生于叶腋，红色或红黄色；雄花花梗较长，花被片10～16，雄蕊14～48，2～5轮排列，雄蕊柱圆球状，顶端有线状钻形的附属体；雌花花梗较短，花被片与雄花相似，雌蕊群近球形，心皮50～80，5～7轮。聚合果近球形，熟时红色或黑紫色。花期4～7月，果期8～12月。

【生境分布】　生于山地、山谷、水旁疏林中。分布于广西、广东、云南、贵州、四川、湖南等地。

【采收加工】　全年均可采，掘起根部及须根，洗净泥沙，切成小段或割取老藤茎，刮去栓皮，切段，晒干。

【性状鉴别】　本品主根圆柱形，直径2.5～5cm，有分支，具多数须根；表面黑褐色或灰褐色，具椭圆形皮孔。藤茎直径6～10cm，表面灰褐色或棕褐色，不规则裂纹，或白色皮孔，栓皮呈片状脱落。折断面近外侧有一黑褐色环圈，皮部棕色或灰褐色，纤维状，木部棕黄色或浅棕色，可见放射状排列的小孔，中央髓部颜色稍深。气芳香，味微苦涩。

【性味】　辣、微苦，温。

【功效主治】　祛风毒，除湿毒，消肿止痛，调气道，通龙路、火路。用于发旺（痹病），兵吟（筋病），胴尹（胃痛），腊胴尹（腹痛），京尹（痛经），林得叮相（跌打损伤），夺扼（骨折），麻邦（中风），兵嘿细勒（病气）。

NOTE

【用法用量】 内服煎汤，15～30g。

战骨
Premnae Fulvae Caulis

【壮药名】 Maengmbaek

【别名】 神仙豆腐柴，跌打王，黄毛豆腐柴，斑鸠占。

【来源】 马鞭草科植物黄毛豆腐柴 *Premna fulva* Craib. 的茎。

【植物形态】 直立或攀援状灌木至小乔木。单叶对生，叶片纸质，卵状椭圆形或卵形，长4～14.5cm，宽3～9cm，基部楔形至近圆形，全缘或上部有波状深齿，锯齿或深裂，先端急尖至尾状尖，两面生长柔毛，聚伞花序排成伞房状，苞片披针形或线形；花萼杯状，先端5浅裂，裂齿三角形，齿缘有纤毛；花冠绿白色，二唇形，上唇1裂片，圆形，下唇3裂，外面密被腺点，喉部有数行较长的毛；雄蕊4，二强，子房圆形，先端有腺点。核果倒卵形，紫色至黑色，有瘤突，萼宿存。花、果期5～8月。

【生境分布】 生于山坡、山谷疏林或林缘。分布于广西、贵州、云南。

【采收加工】 夏、秋季采摘，切片，晒干。

【性状鉴别】 本品茎圆柱形，长短不一，直径1～2.5cm。表面灰黄色，有细小的不规则纵皱纹，外皮常呈片状剥落，剥落处显红棕色。质硬，断面皮部红棕色，木部黄白色，可见导管呈细孔状，射线呈放射状排列，髓部白色。气微，味微涩。

【性味】 淡，平。

【功效主治】 祛风毒，除湿毒，调气道，通龙路，散瘀止痛，强筋健骨。用于肥大性脊髓炎，发旺（风湿骨痛），笨浮（水肿），渗裆相（烧烫伤），呗农（痈疮），兵嘿细勒（病气）。

【用法用量】 内服煎汤，15～30g。外用适量，水煎洗患处。

旱田草
Linderniae Ruellioidis Herba

【壮药名】 Nyaleng

【别名】 调经草，锯镰草，白花仔，八十缺，锯齿草，鸭舌癀，耳环草。

【来源】 玄参科植物旱田草 *Lindernia ruellioides*（Colsm）Pennell. 的全草。

【植物形态】 草本。茎柔弱，上部匍匐，节上生须根，上部斜升，分枝。单叶对生，具短柄；叶片椭圆形或倒卵状长圆形，长1.8～4cm，宽6～18mm，先端钝，基部渐狭，与叶柄汇合，边缘有锐利的细锯齿。总状花序顶生，有花数朵，排列疏松，花具柄；花萼筒状，绿色，在果期呈不规则的分裂，裂片约5片，线状披针形；花冠淡绿色，基部筒状，前端2唇形，上唇阔，凹陷，2裂，下唇扩展，3裂；发育雄蕊2枚，退化雄蕊2枚，呈腺体状；柱头2裂。蒴果圆柱形，具宿存隔膜。花期6～9月，果期7～11月。

【生境分布】 生于沟边、水田及山涧湿润地方。分布于广西、广东及西南各地。

【采收加工】 夏、秋季采收，鲜用或晒干。

【性状鉴别】　本品茎呈圆柱形或近四棱形，直径 1～1.5mm，无毛，多分枝，伏地节常生不定根。叶黄绿色，有褶皱，对生，展开后叶片呈倒卵状矩圆形，长 1～2.5cm，宽 0.5～1.5cm，两面无毛，边缘有整齐的细锯齿。蒴果披针形。质轻，稍脆。气微，味稍甘。

【性味】　甜、淡，平。

【功效主治】　调气道，通龙路火路。用于京尹（月经痛），京瑟（闭经），心头痛（胃痛），北嘻（乳痈），呗奴（瘰疬），林得叮相（跌打损伤），额哈（毒蛇咬伤）。

【用法用量】　内服煎汤，15～30g。外用适量。

大叶紫珠
Callicarpae Macrophyllae Folium

【壮药名】　Godayezswjcuh

【别名】　假大艾，白骨风，大风叶，白背木，羊耳朵，止血草，赶风柴。

【来源】　马鞭草科植物大叶紫珠 *Callicarpa macrophylla* Vahl. 的叶或带叶嫩枝。

【植物形态】　灌木，稀为小乔木。小枝近方形，密生灰白色粗糠状分枝茸毛。单叶对生；叶柄粗壮，密生灰白色分枝的茸毛；叶片长椭圆形、椭圆状披针形或卵状椭圆形，长 10～24cm，宽 5～10cm，先端短渐尖，基部钝圆或宽楔形，边缘有细锯齿，表面有短毛，脉上较密，背面密生灰白色分枝茸毛，两面均有不明显的金黄点腺点。聚伞花序腋生，密生灰白色分枝茸毛；苞片线形；花萼杯状，被灰白色星状毛和黄色腺点，萼齿不明显或呈钝三角形；花冠紫红色，疏被星状毛；雄蕊 4；子房微被毛。果实球形，紫红色，有腺点及微毛。花期 4～7 月，果期 7～12 月。

【生境分布】　生于海拔 110～2000m 的山坡路旁、疏林下或灌丛中。分布于广东、广西、贵州、云南。

【采收加工】　夏、秋季采收晒干或鲜用。

【性状鉴别】　本品叶多卷曲皱缩，完整者展平后呈长椭圆形至椭圆状披针形，先端渐尖，基部楔形或钝圆，边缘有锯齿，上面灰绿色或棕绿色，有短柔毛，下面有灰白色茸毛，两面可见不甚明显的棕黄色腺点；叶柄密生灰白色柔毛。气微，味微苦、涩。

【性味】　苦、涩，寒。

【功效主治】　调气道，通龙路，清热毒。用于渗裂（血症），鹿勒（吐血），陆裂（咳血），肉裂（尿血），阿意勒（便血），兵淋勤（崩漏），呗农（痈疮、痈肿），额哈（毒蛇咬伤），渗裆相（烧烫伤）。

【用法用量】　内服煎汤，15～30g。外用适量，捣敷，或研末撒。

小驳骨
Gendarussae Vulgaris Herba

【壮药名】　Hahcangswngh

【别名】　驳骨丹，驳骨消，驳骨草，接骨草，小还魂，小接骨草，骨碎草。

【来源】　爵床科植物小驳骨 *Gendarussa vulgaris* Nee. 的茎叶。

【植物形态】　亚灌木。茎圆柱形，节膨大，分枝多，嫩枝常深紫色。叶对生，纸质；叶片狭披针形至披针状线形，长 5～10cm，宽 5～15mm，先端渐尖，基部渐狭，全缘；侧脉每边 6～8 条，呈深紫色。穗状花序顶生，上部密生，下部间断；苞片对生，每苞片中有花 2 至数朵，萼近相等的 5 裂，裂片二角状披针形；花冠白色或粉红色，花冠管圆筒状，喉部稍扩大，冠檐二唇形，上唇长圆状卵形，下唇浅 3 裂；雄蕊 2，花丝稍扁，花药药室 2，一个基部有尾状附属物；子房每室有 2 个胚珠；花柱线形。蒴果棒状。花期春季。

【生境分布】　生于山地阴湿处、沟谷间，常栽培作绿篱。分布于广西、广东、台湾等地。

【采收加工】　夏、秋季采收，洗净，切段，晒干或鲜用。

【性状鉴别】　本品茎圆柱形，多分枝。小枝有四棱线，节处膨大，嫩枝绿色。叶多皱缩，完整叶片狭披针形或披针状线形，长 4～14cm，宽 1～2cm，先端渐尖，基部楔形，全缘，上面青绿色。下面黄绿色，光亮；中脉粗大，与侧脉均呈深紫色，或有时侧脉半透明。气微，味淡。

【性味】　酸、辣，平。

【功效主治】　调气道，通龙路火路，接骨，消肿。用于林得叮相（跌打损伤），夺扼（骨折），发旺（风湿骨痛），火眼，软骨病。

【用法用量】　内服煎汤，15～30g。外用适量，研末酒调敷患处或鲜叶用火烘热擦患处。

朱砂根
Ardisiae Crenatae Radix

【壮药名】　Meizcaekgaen

【别名】　硃砂根，小罗伞，紫金牛，铁凉伞，散血丹，大凉伞，凉伞遮珍珠。

【来源】　紫金牛科植物硃砂根 *Ardisia crenata* Sims. 的根。

【植物形态】　灌木。常无分枝。叶互生，叶片革质或坚纸质，椭圆状披针形至倒披针形，先端急尖或渐尖，基部楔形，长 7～75cm，宽 2～4cm，边缘具皱波状或波状齿，具明显的边缘腺点；侧脉 12～18 对，构成不规则的边缘脉。伞形花序或聚伞花序；萼片长圆状卵形，具腺点；花瓣白色，略带粉红色，盛开时反卷，卵形，先端急尖，具腺点，里面有时近基部具乳头状突起；雄蕊较花瓣短；雌蕊与花瓣近等长，子房具腺点。果球形，鲜红色，具腺点。花期 5～6 月，果期 10～12 月，有时 2～4 月。

【生境分布】　生于山坡林下或灌木丛中。分布于广西、广东、陕西、安徽、浙江、江西、福建、湖北、湖南、四川及云南等地。

【采收加工】　秋季采挖，切碎，晒干或鲜用。

【性状鉴别】　本品根簇生于略膨大的根茎上，呈圆柱形，略弯曲，长短不一，表面棕褐色或灰棕色，具多数纵皱纹及横向或环状断裂痕，皮部与木部易分离。质硬而脆，易折断，折断面不平坦，皮部厚，约占断面的一半，类白色或浅紫红色，木部淡黄色。气微，味微苦、辛，有刺舌感。

【性味】　微苦、辣，平。

【功效主治】　调气道，调龙路火路，清热毒，祛风毒，除湿毒，消肿止痛。用于发旺（风湿骨痛），林得叮相（跌打损伤），京尹（痛经），吐血，心头痛（胃痛），头痛，货烟妈（咽痛），兵霜火豪（白喉），丹毒。

【用法用量】　内服煎汤，3～9g。

广西莪术
Curcumae Rhizoma

【壮药名】　Ginghgunh

【别名】　桂莪术，毛莪术，广术。

【来源】　姜科植物广西莪术 *Curcuma kwangsiensis* S.G.Lee et C.F.Liang 的根茎。

【植物形态】　草本。主根茎有环纹，浅褐色，断面白色或淡黄色，卵圆至卵形，较小，侧根茎指状。叶具柄，长为叶片的1/4；叶鞘长，被短柔毛。叶片两面密被粗柔毛，有的类型沿中脉两侧有紫晕，穗状花序圆柱状，先叶或与叶同时从根茎上抽出，或从叶鞘中央抽出，冠苞片长椭圆形至卵状披针形，顶端粉红色至淡紫色，腋内无花；中下部孕苞片卵形，淡绿色，腋内有花。蒴果卵状三角形，光滑，种子长圆形，具假种皮。花期4～9月。

【生境分布】　生于向阳山坡地、沟边、林缘，野生或栽培。主产于广西。

【采收加工】　冬季茎叶枯萎后采挖，洗净，蒸或煮至透心，晒干或低温干燥后除去须根及杂质。

【性状鉴别】　本品根茎类圆形、卵圆形或长卵形，顶端钝尖，基部钝圆，长3.5～6.5cm，直径2～4.5cm。表面土黄色或土棕色，环节明显或不见，有点状须根痕，两侧各有1列下陷的芽痕和侧生根茎痕，侧生根茎较大，位于下部。质坚重，断面棕绿或棕黄色，内皮层环纹黄白色，皮层易与中柱分离，可见条状或点状维管束，气香，味微苦、辛。

【性味】　辣、苦，热。

【功效主治】　调气道，通龙路，破瘀散结。用于肝脾肿大，埃病（咳嗽），心头痛（胃痛），京瑟（闭经），林得叮相（跌打损伤），癌肿，邦巴尹（肩周炎），活邀尹（颈椎痛），妇女产后头痛。

【用法用量】　内服煎汤，5～10g。

鸭脚木
Schefflerae Octophyllae Radix et Cortex

【壮药名】　Naengfaexdinbit

【别名】　鸭脚板，五指通，伞托树，西加皮，鸭脚罗伞，九节牛。

【来源】　五加科植物鹅掌柴 *Schefflera octophylla*（Lour.）Harms. 的根、根皮、茎皮。

【植物形态】　乔木或大灌木。树皮灰白色，有皱纹，幼时密生星状短柔毛，不久毛渐脱落至稀。掌状复叶互生，小叶6～9；叶柄细长，托叶半圆形。小叶革质或纸质，椭圆形或长椭圆形，长9～17cm，宽3～5cm，先端急尖或短渐尖，基部宽楔形或近圆形，全缘；上面

NOTE

深绿，下面灰白色，幼时密被星状短柔毛，后渐脱落。花序为伞形花序聚生成大型圆锥花序顶生，初密生星状短柔毛，后渐脱落；萼边缘有 5～6 个细齿；花瓣 5，肉质，花后反曲，白色，芳香；雄蕊 5，长过花瓣；子房下位，花柱合生成粗短的柱状。浆果球形，熟时暗紫色。花期 11～12 月，果期 12 月。

【生境分布】　为热带、亚热带地区常绿阔叶林的常见植物，有时也生于阳坡上。分布于云南、广西、广东、浙江、福建、台湾等地。

【采收加工】　全年均可采，洗净，切片，晒干。叶鲜用。

【性状鉴别】　本品茎皮呈卷筒状或不规则板块状，长 30～50cm，厚 2～8mm。外表面灰白色或暗灰色，粗糙，常有地衣斑，具类圆形或横向长圆形皮孔。内表面灰黄色或灰棕色，具细纵纹。质脆，易折断，断面不平坦，纤维性。气微香，味苦，涩。

【性味】　苦、辣，微寒。

【功效主治】　清热毒，祛风毒，除湿毒，止痛，调气道，调龙路、火路。用于痧病，发得（发热），货烟妈（咽炎），渗裆相（烧伤），呗（无名肿毒），发旺（痹病），林得叮相（跌打损伤），夺扼（骨折），肝炎。

【用法用量】　内服煎汤，9～15g。外用适量，捣烂酒炒敷患处，或煎水洗患处。

益母草
Leonuri Herba

【壮药名】　Ngaihmwnj

【别名】　益母蒿，益母艾，红花艾，坤草，茺蔚，三角胡麻，四楞子棵。

【来源】　唇形科植物益母草 *Leonurus artemisia*（Lour.）S. Y. Hu 的全草。

【植物形态】　草本。茎直立，四棱形，被微毛。叶对生；基生叶略圆形，5～9 浅裂，裂片具 2～3 钝齿，基部心形；茎中部叶有短柄，3 全裂，裂片近披针形，中央裂片常再 3 裂，两侧裂片再 1～2 裂，先端渐尖，边缘疏生锯齿或近全缘；最上部叶不分裂，线形，近无柄，上面绿色，被糙伏毛，下面淡绿色，被疏柔毛及腺点。轮伞花序腋生，具花 8～15 朵；小苞片针刺状；花萼钟形，外被微柔毛，先端 5 齿裂，具刺尖，宿存；花冠唇形，淡红色或紫红色，外面被柔毛，上唇与下唇几等长，上唇长圆形，全缘，边缘具纤毛，下唇 3 裂，中央裂片较大，倒心形；雄蕊 4，二强，着生在花冠内面近中部；子房 4 裂，花柱丝状，略长于雄蕊，柱头 2 裂。小坚果褐色，三棱形，先端较宽而平截，基部楔形。花期 6～8 月，果期 7～9 月。

【生境分布】　生于山野荒地、田埂、草地、溪边等处。全国大部分地区有分布。

【采收加工】　鲜品春季幼苗期至初夏花前期采割；干品夏季茎叶茂盛、花未开或初开时采割，晒干，或切段晒干。

【性状鉴别】　鲜益母草：幼苗期无茎，基生叶圆心形，边缘 5～9 浅裂。花前期茎呈方柱形，上部多分枝，四面凹下成纵沟，长 30～60cm，直径 0.2～0.5cm；表面青绿色；质鲜嫩。叶交互对生，有柄；叶片青绿色，质鲜嫩，揉之有汁；下部茎生叶掌状 3 裂，上部叶羽状深裂或浅裂成 3 片，裂片全缘或具少数锯齿。气微，味微苦。

干益母草：茎表面灰绿色或黄绿色；体轻，质韧，断面中部有髓。叶片灰绿色，多皱缩、破碎，易脱落。轮伞花序腋生，小花淡紫色，花萼筒状，花冠二唇形。

【性味】　苦、辣，微寒。

【功效主治】　清热毒，调气道，通龙路，利水道，调经。用于约京乱（月经不调），京尹（痛经），京瑟（闭经），兵淋嘞（功能性子宫出血），产后瘀血痛，隆白呆（带下），产呱忍勒卟叮（产后恶露不尽），林得叮相（跌打损伤），肉扭（淋证），笨浮（水肿），呗农（痈疮）。

【用法用量】　内服煎汤，19 ~ 30g，鲜品 12 ~ 40g。

骨碎补
Drynariae Rhizoma

【壮药名】　Hingbwn

【别名】　肉碎补，石岩姜，猴姜，毛姜，申姜，爬岩姜，岩连姜。

【来源】　槲蕨科植物槲蕨 *Drynaria fortunei*（Kunze）J.smith 的根茎。

【植物形态】　草本。根状茎横生，粗壮肉质，密被钻状披针形鳞片。叶二型；营养叶灰棕色，卵形，无柄，干膜质，长 5 ~ 7cm，宽约 3.5cm，基部心形，背面有疏短毛，边缘有粗浅裂；孢子叶高大，纸质，绿色，无毛，长椭圆形，宽 14 ~ 18cm，向基部变狭而成波状，下延成有翅膀的短柄，中部以上深羽裂；裂片 7 ~ 13 对，短尖头，边缘有不明显的疏钝齿；网状脉，两面均明显。孢子囊群圆形，着生于内藏小脉的交叉点上。沿中脉两侧各排成 2 ~ 3 行；无囊群盖。

【生境分布】　附生于树上、山林石壁上或墙上。分布于浙江、福建、台湾、广东、广西、江西、湖北、四川、贵州、云南等地。

【采收加工】　全年均可采挖，除去泥沙，干燥，或再燎去茸毛（鳞片）。

【性状鉴别】　本品呈扁平长条状，多弯曲，有分枝，长 5 ~ 15cm，宽 1 ~ 1.5cm，厚 0.2 ~ 0.5cm。表面密被深棕色至暗棕色的小鳞片，柔软如毛，经火燎者呈棕褐色或暗褐色，两侧及上表面均具凸起或凹下的圆形叶痕，少数有叶柄残基及须根残留。体轻，质脆，易折断，断面红棕色，维管束呈黄色点状，排列成环。无臭，味淡，微涩。

【性味】　苦，微热。

【功效主治】　调气道，调火路，补阳虚，强筋骨，祛风毒，除湿毒，消肿痛。用于腰腿痛，发旺（痹病），林得叮相（跌打损伤），耳鸣耳聋，牙齿松动，旁巴尹（肩周炎）。

【用法用量】　内服煎汤，3 ~ 9g。外用适量。

排钱草
Phyllodii Pulchelli Herba

【壮药名】　Gaeumuengxbya

【别名】　双金钱，叠钱草，圆叶小槐花，排钱树，牌钱树，串钱草，龙鳞草。

【来源】　豆科植物排钱树 *Phyllodium pulchellum*（L.）Desv. 的地上部分。

NOTE

【植物形态】 亚灌木。枝圆柱形，柔弱，被柔毛。叶为三出复叶，革质，顶端小叶长圆形，长 6～12cm，侧生小叶比顶生小叶小约 2 倍，先端钝或近尖，基部近圆形，边缘略波状，上面无毛，或两面均有柔毛。总状花序顶生或侧生，由多数伞形花序组成，每一伞形花序隐藏于 2 个圆形的叶状苞片内，形成排成串的铜钱；萼裂齿披针形，有柔毛；花冠蝶形，白色，旗瓣椭圆形，翼瓣贴生于龙骨瓣；雄蕊 10，二体；雌蕊 1，花柱内弯。荚果长圆形，边缘具睫毛，通常有 2 节，先端有喙，种子褐色。花果期夏秋季。

【生境分布】 生于山坡、路旁、荒地或灌木丛中。分布于广西、广东、福建、台湾、云南等地。

【采收加工】 夏、秋季采收，鲜用或切片晒干。

【性状鉴别】 本品茎枝圆柱形，直径 0.5～2cm；外皮黄绿色，被柔毛；三出复叶，叶革质，长圆形，顶生小叶长 6～12cm，比侧生小叶长约 2 倍，被柔毛；花序成排，形似成串的铜钱，被柔毛。气微。

【性味】 涩、淡，平；有小毒。

【功效主治】 调气道，通龙路火路，通谷道，利水道，清热毒，除湿热。用于能蚌（黄疸），奔寸（子宫脱垂），肝脾肿大，贫痧（感冒），发旺（风湿骨痛），林得叮相（跌打损伤）。

【用法用量】 内服煎汤，15～30g。

薜荔

Fici Pumilae Herba

【壮药名】 Makbup

【别名】 王不留行，凉粉果，鬼馒头，木馒头，木莲藤，石壁莲，木瓜藤。

【来源】 桑科植物薜荔 *Ficus pumila* L. 的茎、叶。

【植物形态】 攀援或匍匐灌木，幼时以不定根攀援于墙壁或树上。叶二型，在不生花序托的枝上者小而薄，心状卵形，长约 2～5cm 或更短，基部斜；在生花序托的枝上者较大而近革质，卵状椭圆形，长 4～10cm，先端钝，全缘，上面无毛，下面有短柔毛，网脉凸起成蜂窝状；叶柄短粗。花序托具短梗，单生于叶腋，梨形或倒卵形，长约 5cm；基生苞片 3；雄花生于另一花序托中；雄花有雄蕊 2。花果期 5～8 月。

【生境分布】 生于丘陵地区。分布于广西、华东、华南、西南等地。

【采收加工】 全年均可采取其带叶的茎枝，鲜用或晒干。

【性状鉴别】 本品茎圆柱形，节处具成簇状的攀援根及点状突起的根痕，叶互生，长 0.6～2.5cm，椭圆形，全缘，基部偏斜，上面光滑，深绿色，下面浅绿色，有显著突起的网状叶脉，形成许多小凹陷，被细毛。枝质脆或坚韧，断面可见髓部，呈圆点状，偏于一侧。气微，味淡。

【性味】 甜，寒。

【功效主治】 调气道，通龙路，利水道，祛风毒，除湿毒。用于发旺（风湿骨痛），阿意咪（痢疾），肉扭（淋证），林得叮相（跌打损伤），约经乱（月经不调），乳汁不通，呗农（痈疮）。

【用法用量】　内服煎汤，9 ～ 15g，鲜品 60 ～ 90g；或捣汁、浸酒或研末。外用捣汁涂，或煎水熏洗。

龙船花
Ixorae Chinensis Flos

【壮药名】　Yoeklungzeenz

【别名】　卖子木，红绣球，山丹，五月花，番海棠，大将军。

【来源】　茜草科植物龙船花 *Ixora chinensis* Lam. 的花。

【植物形态】　小灌木。小枝深棕色。叶对生；托叶绿色，抱茎，顶端具软刺状突起；叶片薄革质，椭圆形或倒卵形，长 7.5 ～ 13cm，宽 3 ～ 3.5cm，先端急尖，基部楔形，全缘。聚伞花序顶生，密集成伞房状；花序柄深红色；花萼深红色，光滑无毛，4 浅裂，裂片钝齿状；花冠略肉质，红色，花冠筒 4 裂，裂片近圆形，顶端圆；雄蕊 4；雌蕊 1，红色，子房下位，2室。浆果近球形，熟时紫红色。花期 5 ～ 7 月。

【生境分布】　散生于疏林下、灌丛中、旷野路旁，或栽培。分布于福建、广东、广西等地。

【采收加工】　全年可采收，鲜用或晒干。

【性状鉴别】　本品花序卷曲成团，展平后呈伞房花序。花序具短梗，有红色的分枝。花径1 ～ 5mm，具极短花梗；萼 4 裂，萼齿远较萼筒短；花冠 4 浅裂，裂片近圆形，红褐色，肉质；花冠筒扭曲，红褐色，长 3 ～ 3.5cm；雄蕊与花冠裂片同数，着生于花冠筒喉部。气微，味微苦。

【性味】　甜、淡，寒。

【功效主治】　调气道，调龙路火路，散瘀止痛。用于京瑟（闭经），林得叮相（跌打损伤），发旺（风湿骨痛），呗农（痈疮、痈肿）。

【用法用量】　内服煎汤，9 ～ 15g。

第二节　通火路药

凡以通火路为主要作用，治疗火路不通病症的药物，称通火路药。

七叶莲
Schefflerae Kwangsiensis Caulis et Folium

【壮药名】　Gocaetdoh

【别名】　汉桃叶，广西鸭脚木，七加风，七多。

【来源】　五加科植物广西鹅掌柴 *Schefflerae kwangsiensis* Merr.ex Li 的茎叶。

【植物形态】　灌木，有时攀援状。小枝干时有纵皱纹，无毛；节间短。叶有小叶 5 ～ 7；叶柄幼时密生短柔毛，后变无毛，小叶柄纤细，中央的较长，两侧的较短；小叶片革质，长圆

NOTE

状披针形，稀长圆形，长 6～9cm，宽 1.5～3cm；先端渐尖，基部楔形，边缘全缘，反卷，两面均无毛；中脉仅下面隆起，侧脉和稠密的网脉在两面甚明显而隆起。圆锥花序顶生，分枝少，多呈伞房状，幼时被绒毛；花梗疏被星状绒毛；花萼被毛或无毛，边缘近全缘；花瓣 5；雄蕊 5；子房下位，5 室，无花柱；花盘稍隆起。果实卵形，有 5 棱，黄红色。花期 4 月，果期 5 月。

【生境分布】　生于沟谷常绿阔叶林中。分布于广西、东南部各地。

【采收加工】　全年可采，洗净，鲜用或晒干。

【性状鉴别】　本品茎枝呈圆柱形，外表面灰白色至淡黄棕色，具纵皱纹及点状皮孔；有时可见环状叶痕，栓皮常片状脱落。体稍轻，质坚实。断面黄白色，皮部薄，木部宽广，放射状纹理明显，髓部质松或成空洞。完整小叶片革质，长圆形至披针形，长 5～12cm，宽 1.5～5cm，先端渐尖，基部楔形，全缘并稍反卷；上面灰绿色或灰棕色，下面色略淡；中脉及羽状侧脉于两面凸出。气微，味微苦、涩。

【性味】　涩、微苦，热。

【功效主治】　调火路龙路，祛风毒，除湿毒，消肿止痛。用于发旺（风湿痹痛），林得叮相（跌打肿痛），外伤出血，夺扼（骨折），巧尹（头痛）、嚎尹（牙痛）、心头痛（胃痛）、胴尹（腹痛）。

【用法用量】　内服煎汤，10～50g。外用适量，捣烂敷。

宽筋藤
Tinosporae Sinensis Caulis

【壮药名】　Ganeusongx

【别名】　宽筋藤，无地生须，舒筋藤，无地根，青筋藤，松筋藤，大松身。

【来源】　防已科植物中华青牛胆 *Tinospora sinensis*（Lour.）Merr. 的茎。

【植物形态】　落叶藤本。老茎肥壮，表皮褐色，膜质，有光泽，散生瘤突状皮孔，叶痕明显；嫩枝绿色，有条纹，被柔毛。叶膜质或纸质；叶柄被柔毛；叶片阔卵状圆形，长 7～15cm，宽 5～14cm，先端急尖，具尖头，基部浅心形至深心形，弯缺有时很宽，两面被短柔毛，下面甚密，掌状脉 5 条。总状花序先叶抽出，单生或簇生叶腋；花单性异株，淡绿色；雄花萼片 6，外轮 3 片小；内轮阔卵形；花瓣 6，有爪；雄蕊 6；雌花心皮 3。核果红色，近球形，内果皮卵状半球形，有明显的背肋和许多小瘤状突起。花期 4 月，果期 5～6 月。

【生境分布】　生于疏林下或河边、村旁的灌丛中。分布于广东、海南、广西、云南等地。

【采收加工】　全年均可采，洗净，切厚片，晒干或鲜用。

【性状鉴别】　本品茎圆柱形，如对剖则呈半圆柱形、略扭曲、长短不一的节块，粗 5～20mm，黄绿色，较光滑或具皱纹，有明显的皮孔及叶痕。质硬，可折断，断面灰白色，木部呈放射状纹理，可见众多的细小圆孔；剖开时，向一方扭曲，木部从射线部分分裂呈折纸扇的扇骨状张开样。气微，味微苦。

【性味】　微苦，寒。

【功效主治】　通龙路火路，祛风毒，除湿毒，舒筋活血。用于发旺（风湿骨痛），麻邦

（半身不遂），林得叮相（跌打损伤），水蛊（肝硬化腹水）。

【用法用量】　内服煎汤，15～30g。外用适量。

了刁竹
Cynanchi Paniculati Radix

【壮药名】　Goliuzdiuhcuz

【别名】　徐长卿，寮刁竹，逍遥竹，瑶山竹，蛇利草，对叶连，老君须。

【来源】　萝藦科植物徐长卿 *Cynanchum paniculatum*（Bge.）Kitag. 的根及根茎。

【植物形态】　宿根草本。根茎短，有多数须根，深黄褐色，有香气。茎细弱而直立，有节，少分枝。叶对生，线形或狭针形，长7～13cm，宽0.8～1cm。先端渐尖，基部渐窄，全缘而稍反卷，上面深绿色，下面淡绿色，主脉突起。淡黄绿色小花，为顶生圆锥花序或腋生。蓇葖果单生，冬季成熟，圆锥形，种子多数，卵形而扁，暗褐色，顶端有一簇白色细长毛。花期5～7月，果期9～12月。

【生境分布】　生于阳坡草丛中。分布于东北、华东、中南、西南及内蒙古、河北、陕西、甘肃等地。

【采收加工】　秋季采挖，除去杂质，阴干。

【性状鉴别】　本品根茎不规则柱状，有盘节，长0.5～4cm，直径2～4mm；顶端有圆柱形残茎或茎痕，断面中空。茎节处有根簇生，根圆柱形，细长而弯曲，长5～18cm，直径1～1.5mm；表面淡浅棕色至黄棕色，具微细纵皱纹，并有纤细支根。质脆，易折断，断面粉性，皮部类白色或黄白色，形成层环淡棕色，木部细小。气香，味微辛，凉。

【性味】　辣，热。

【功效主治】　调谷道、水道，通火路，清湿止泻。用于心头痛（胃痛），发旺（风湿骨痛），核尹（腰痛），肉扭（淋证），白冻（泄泻），阿意咪（痢疾），能晗能累（湿疹），荨麻疹，额哈（毒蛇咬伤）。

【用法用量】　内服煎汤，5～10g。外用适量。

鹰不扑
Araliae Armatae Radix

【壮药名】　Caemnaujgaeb

【别名】　百鸟不落，雷公木，鸟不站，雷公刺，鸟不宿，刺老包，小鸟不企。

【来源】　五加科植物虎刺楤木 *Aralia armata*（Wall.）Seem. 的根。

【植物形态】　具刺灌木，有时藤状。叶互生；托叶和叶柄基部合生，先端截形或斜形；三回羽状复叶，长60～100cm；叶轴和羽片轴疏生细刺，每羽片有小叶5～9，叶轴各节有一对小叶，小叶片卵状长圆形至卵形，长4～11cm，宽2～5cm，先端渐尖，基部圆形或心形，略偏斜，两面疏生小刺，下面密生短柔毛边缘有不整齐的锯齿。伞形花序顶生，疏生钩曲短刺；花梗有细刺和粗毛，苞片卵状披针形，先端长尖；小苞片线形，外面密生长毛；萼筒边缘有 5 个三角形小齿；花白色，花瓣 5，雄蕊 5；子房 5 室，花柱 5，分离而外弯。核果球形，浆果状，黑色，有 5 棱，具宿存花柱。花期 8～10 月，果期 9～11 月。

【生境分布】　生于常绿阔叶疏林或山坡灌丛中。分布于江西、广东、海南、广西、云南、贵州等地。

【采收加工】　秋后采根，鲜用或切段晒干。

【性状鉴别】　本品根呈圆柱形，常分枝，多弯曲，直径 0.5～2cm，表面土黄色或灰黄色，栓皮易脱落，脱落处呈暗褐色或灰褐色，有纵皱纹，具横向凸起的皮孔和圆形的侧根痕。质硬，易折断，粉性，断面皮部暗灰色，木部灰黄色或灰白色，有众多小孔（导管）。气微，味微苦、辛。

【性味】　苦、辣，平。

【功效主治】　祛风毒湿毒，通谷道，通火路，调龙路。用于林得叮相（跌打损伤），发旺（风湿骨痛），能蚌（黄疸），肉扭（淋证），笨浮（水肿），阿意咪（痢疾），隆白呆（带下），心头痛（胃痛），邦印（痛症），货咽妈（咽痛），北嘻（乳痈），呗（无名肿毒），呗奴（瘰疬），呗农（痈疮、痈肿）。

【用法用量】　内服煎汤，10～15g。外用适量。

牛大力
Millettiae Specisoae Radix

【壮药名】　Gorengxmox

【别名】　猪脚笠，山莲藕，金钟根，倒吊金钟，大力薯。

【来源】　豆科植物美丽崖豆藤 *Millettia specisoa* Champ. 的根。

【植物形态】　攀援藤本或藤状灌木。小枝叶轴和花序均密被灰褐色长柔毛。根粗大，横走，粉质，外皮灰黄色。奇数羽状复叶瓦生，有小叶 7～17 片；小叶片矩状披针形，长 4～8cm，宽 2～3cm，先端短，渐尖，基部宽楔形，全缘，上面光滑，疏被柔毛，下面密被白色短柔毛，小叶柄短，小托叶锥形，常呈黑绿色。秋季叶腋抽出总状花序，有花约 30 朵，单生，花梗较长，蝶形花冠白色，杂有黄色，旗瓣扁圆形，无毛，宽大于长，基部有两枚胼胝体状附属物。荚果线状长椭圆形，扁平，长 10～15cm，硬革质，先端有喙，表面被褐色柔毛，果瓣木质，成熟开裂，果瓣扭曲。种子 4～6 粒，椭圆形。花期 7～10 月，果期次年 2 月。

【生境分布】　生于山坡疏林下、路边、灌木丛中或山谷，溪边。分布于广西、广东、福建、海南等地。

【采收加工】　全年可采，以秋季挖根为佳，洗净，切片晒干或先蒸熟再晒。

【性状鉴别】　本品块根圆柱状或几个纺锤状体连成一串，表面浅黄色或土黄色，稍粗糙，有环纹。横切面皮部近白色，其内侧为一层不很明显的棕色环纹，中间部分近白色，粉质，略疏松。老根近木质，坚韧，嫩根质脆，易折断。气微，味微甜。

【性味】　甜，平。

【功效主治】　调龙路火路，通气道水道，除热毒，补虚。用于埃病（咳嗽），核尹（腰痛），慢性肝炎，遗精，隆白呆（带下），肺结核。

【用法用量】 内服煎汤，15～30g。

海桐皮
Erythrinae Orientalis Cortex

【壮药名】 Godongz

【别名】 钉铜皮，鼓铜皮，丁皮，刺桐皮，刺通，接骨药。

【来源】 豆科植物刺桐 *Erythrina varieate* L. 的干皮或根皮。

【植物形态】 高大乔木。树皮灰棕色，枝淡黄色至土黄色密被灰色绒毛，具黑色圆锥状刺，二三年后脱落。叶互生或簇生于枝顶，三出复叶；小叶阔卵形至斜方状卵形，长10～15cm，顶端小叶宽大于长，先端渐尖而钝，基部近截形或阔菱形，两面叶脉均有稀疏毛茸；托叶2，线形，早落。总状花序，被绒毛；花萼佛焰苞状，萼口斜裂，由背开裂至基部；花冠蝶形，大红色，旗瓣长5～6cm，翼瓣与龙骨瓣近相等，短于萼，雄蕊10，二体，花丝淡紫色，花药黄色；花柱1，淡绿色，柱头不分裂，密被紫色软毛。荚果串珠状，微弯曲。种子1～8颗，球形，暗红色。花期3月。

【生境分布】 野生或栽培为行道树。分布于浙江、福建、台湾、湖北、湖南、广东、广西、四川、贵州、云南等地。

【采收加工】 全年可收，剥取干皮，刮去棘刺及灰垢，晒干。

【性状鉴别】 本品呈半圆筒状或板片状，两边略卷曲，长约40cm，厚0.25～1.5cm，外表面黄棕色至棕黑色，常有宽窄不等的纵沟纹，老树皮栓皮较厚，栓皮有时被刮去，未除去栓皮的表面粗糙，有黄色皮孔，并散布钉刺，或除去钉刺后的圆形疤痕，钉刺长圆锥形，高5～8mm，顶锐尖，基部直径5～10mm；内表面黄棕色，较平坦，有细密纵网纹，根皮无刺，质坚韧，易纵裂，不易折断，断面浅棕色，裂片状。气微，味微苦。

【性味】 苦、辣，平。

【功效主治】 祛风毒，除湿毒，调火路。用于发旺（风湿骨痛），肢节拘挛，林得叮相（跌打损伤），痂（癣），能晗能累（湿疹）。

【用法用量】 内服煎汤，6～12g。外用适量，煎汤熏洗，或浸酒外涂，或研末调敷。

丢了棒
Claoxyli Polot Radix seu Folium

【壮药名】 Maexgyaeuqvaiz

【别名】 刁了棒，白桐树，追风棍，大叶大青，追风根，赶风柴。

【来源】 大戟科植物白桐树 *Claoxylon polot*（Burm.）Merr. 的根、叶。

【植物形态】 灌木或乔木。小枝密被白色短柔毛或绒毛，有明显皮孔。叶互生；叶柄顶端有2枚不明显的小腺体；叶片纸质，阔卵形至卵状长圆形，长9～20cm，宽5～13cm，先端钝或急尖，基部楔形或圆形或略偏斜，边缘通常有不规则的齿缺，绿色，幼叶两面沿脉被疏

NOTE

柔毛后来脱落，老时近无毛。总状花序腋生，花序枝及花柄密被茸毛；花小，单性异株，绿白色，无花瓣；雄花序极柔弱，雄花数朵聚生而疏离，花萼 3 ～ 4 裂，裂片长圆形，外被锈色短柔毛，雄蕊 18 ～ 25，花盘腺体片状，被毛，无退化雌蕊；雌花花萼 3 裂，裂片三角形，外面密被柔毛，子房密被灰白色短柔毛，花柱 3，离生。蒴果三角状扁球形，熟时 3 裂，红色，密被茸毛。花、果期 5 ～ 8 月。

【生境分布】　生地山坡疏林或密林中，或旷野灌丛中。分布于广东、海南、广西、云南等地。

【采收加工】　秋季采收，洗净晒干。叶可鲜用。

【性状鉴别】　本品叶片宽卵形至卵状长圆形，长 10 ～ 20cm，宽 5 ～ 12cm，先端钝或短尾尖，基部圆或宽楔形，边缘不规则的齿缺；两面沿脉被柔毛，干后渐脱落；叶柄长 5 ～ 14cm，柄的顶端有 2 腺体。气微，味辛，微苦。

【性味】　辣、微苦，平。

【功效主治】　祛风毒，除湿毒，散瘀肿，调龙路，通火路，通水道，调谷道。用于发旺（痹病），核尹（腰痛），扭像（扭挫伤），笨浮（水肿），白冻（泄泻）。

【用法用量】　内服煎汤，5 ～ 10g。外用适量，煎水洗，或研粉撒，或捣碎外敷。

地桃花
Urenae Lobatae Radix seu Herba

【壮药名】　Vadauznamh

【别名】　野桃花，肖梵天花，虱麻头，刀伤药，刺头婆，假桃花，羊带归，八卦拦路虎。

【来源】　锦葵科植物地桃花 *Urena lobata* L. 的根或全草。

【植物形态】　亚灌木状草本多分枝，全株被柔毛及星状毛。根粗壮，淡黄白色。单叶互生，卵状披针形、三角形、卵形至圆形，长 3 ～ 8cm，宽 2 ～ 6cm，先端钝，基部心形，有时宽楔形或钝圆，3 ～ 5 浅裂，有角或波浪状，边缘有不整齐的细锯齿，两面有毛，背面灰白色，掌状网脉，基出脉 3 ～ 7 条，中脉近基部有一腺体；叶柄密被星状毛；托叶钻状，早落。花单生叶腋或稍丛生，淡红色；总苞 5；萼片 5；花瓣 5，倒卵状椭圆形，先端钝圆；雄蕊多数，合成单体，雄蕊管约与花冠等长；子房上位，5 室，每室 1 胚珠，柱头头状。蒴果扁球形，有钩状刺和细毛，花期 5 ～ 12 月，果期 6 月至次年 1 月。

【生境分布】　常生于村旁、旷野、荒坡和路边。分布于广西、广东、湖南、湖北、云南、安徽、浙江、江西等地。

【采收加工】　全年均可采收，洗净，晒干。

【性状鉴别】　本品根呈圆柱形，略弯曲，支根少数，上生多数须根。表面淡黄色，具纵皱纹；质硬，断面呈破裂状。茎灰绿色至暗绿色，具粗浅的纵纹，密被星状毛和柔毛，上部嫩枝具数条纵棱；顶硬，木部断面不平，皮部富纤维，难以折断。叶多卷曲，上面深绿色，下面粉绿色，密被短柔毛和星状毛，掌状网脉，下面突出，叶腋有宿存的副萼。气微，味淡。

【性味】　淡、涩，平。

【功效主治】　清热毒，祛风毒，除湿毒，通火路，通气道谷道水道。用于贫痧（感冒），货烟妈（咽痛），埃病（咳嗽），白冻（泄泻），阿意咪（痢疾），隆白呆（带下），发旺（风湿骨痛），笨浮（水肿）。

【用法用量】 内服煎汤，15 ～ 30g；鲜品 30 ～ 60g。外用鲜叶适量，捣烂敷患处。

飞龙掌血
Toddaliae Asiaticae Radix

【壮药名】 Oenceu

【别名】 飞龙斩血，见血飞，见血散，散血丹，入山虎，画眉跳，猫爪簕。

【来源】 芸香科植物飞龙掌血 *Toddalia asiatica*（L.）Lam. 的根。

【植物形态】 木质藤本。小枝常被短柔毛，具细小皮孔和下弯的皮刺。三出复叶互生，小叶无柄，近革质，长圆形，长 4 ～ 8cm，宽 1 ～ 2.5cm，先端尖，基部楔形略偏斜，上面深绿色，具光泽，下面浅绿色，边缘有细锯齿，齿缝及叶片有透明腺点。伞房状圆锥花序；花单性，淡黄白色；萼片 4 ～ 5，基部合生，裂片卵形，幼时外被短柔毛；雄花雄蕊 4 ～ 5；雌花瓣略长，心皮 4 ～ 8，合生，每心皮 1 室，无花柱，柱头头状。肉质小核果，球形，红色，果面平滑，有肋纹 3 ～ 5 条，4 ～ 8 室，每室有 1 种子。种子肾形，黑色，种皮硬骨质，胚乳富含油质。花果期几乎全年。

【生境分布】 生于山坡、路边或灌丛疏林中。分布于产秦岭南坡以南各地。

【采收加工】 全年均可采收，挖根，洗净，鲜用或切段晒干。

【性状鉴别】 本品干燥根呈圆柱形，略弯曲，长约 30cm，直径 2 ～ 4cm，有的根头部更大。表面深黄棕色至灰棕色，粗糙，有细纵纹及类圆形稍凸的白色皮孔，有的可见横向裂纹。栓皮易脱落，露出暗棕色或红棕色的皮部；剥去皮部可见木质柱，纹理平直细密。质坚硬，不易折断，断面黄棕色，木部与皮部易分离。根皮不规则的长块状，厚约 5 ～ 10mm，质坚硬，不易折断，横断面颗粒状，黄棕色至棕褐色，内表面淡褐色，有纵向纹理。气微，味辛苦，具辛凉感。

【性味】 辣、微苦，热。

【功效主治】 祛风毒，通龙路，散瘀止血。用于发旺（痹病），核尹（腰痛），胴尹（胃痛），扭像（扭挫伤），各种血证，京瑟（闭经），京尹（痛经）。

【用法用量】 内服煎汤，6 ～ 5g。外用适量，捣敷或研末敷患处。

三加皮
Acanthopanacis Trifoliati Radix

【壮药名】 Baeklaeg

【别名】 白簕根，白刺根，三叶五加，刺三加，刺三甲，苦刺根。

【来源】 五加科植物白簕 *Acanthopanax trifoliatus*（L.）Merr. 的根。

【植物形态】 攀援状灌木。枝细弱铺散，老枝灰白色，新枝棕黄色，疏生向下的针刺，刺先端钩曲，基部扁平。叶互生，有 3 小叶，稀 4 ～ 5；叶柄有刺或无刺；叶片椭圆状卵形至椭

NOTE

圆状长圆形，稀倒卵形，中央一片最大，长 4 ~ 10cm，宽 3 ~ 6.5cm，先端尖或短渐尖，基部楔形，上面脉上疏生刚毛，下面无毛，边缘有细锯齿或疏钝齿。顶生的伞形花序或圆锥花序，无毛；萼筒边缘有 5 小齿；花黄绿色，花瓣 5，三角状卵形，开花时反曲；雄蕊；子房 2 室，花柱 2，基部或中部以下合生。核果浆果状，扁球形，成熟时黑色。花期 8 ~ 11 月，果期 9 ~ 12 月。

【生境分布】　生于山坡、溪边、石山上灌木丛中。分布于华南、西南、华中各地。

【采收加工】　9 ~ 10 月间挖取，除去泥沙、杂质，鲜用或晒干。

【性状鉴别】　本品根呈圆柱形，稍扭曲，长 5 ~ 20cm，直径 0.3 ~ 3cm。表面灰褐色有细纵皱纹及支根痕，皮孔横长。根头略膨大。质硬而脆，易折断，断面皮部暗褐色，木部浅黄色，木射线明显。气微。

【性味】　苦、辣，寒。

【功效主治】　通龙路，调气道，祛风毒，清热毒，消肿止痛。用于麻抹（手足麻木），核尹（腰痛），墨病（哮喘），隆白呆（带下），月经失调，林得叮（相跌打损伤），呗叮（疔疮）。

【用法用量】　内服煎汤，15 ~ 60g。外用适量。

伸筋藤（铺地蜈蚣）
Palhinhaeae Cernuae Herba

【壮药名】　Gosoengngaenz

【别名】　小伸筋，龙须草，垂穗石松，松筋草，筋骨草，灯笼伸筋草。

【来源】　石松科植物铺地蜈蚣 *Palhinhaea cernua* (L.) Franco et Vasc. 的全草。

【植物形态】　草本。主茎直立，上部多分枝，绿色，侧枝平伸，多回不等二叉状分枝。叶密生，螺旋状排列，条状钻形，长约 2.5 ~ 3.5mm，宽 0.2 ~ 1.5mm，基部下延贴生于小枝上，先端略向上向内弯，顶端刺芒状，全缘，质薄而软。孢子囊穗小，圆柱形，单生于小枝顶端，成熟时下垂；孢子叶卵状菱形，先端尾状，边缘有流苏状不规则钝齿。孢子囊生于孢子叶腋，圆肾形，淡黄色。

【生境分布】　生长于山溪边或林下荫湿石上。分布于浙江、福建、台湾及西南地区。

【采收加工】　夏、秋季采收，去净泥土杂质，切段晒干。

【性状鉴别】　本品上部多分枝，长 30 ~ 50cm，或折成短段，直径 1 ~ 2mm，表面黄色或黄绿色。茎上生有淡棕色圆形之根，细而坚。质脆，易折断，断面淡黄色，有明显的白色髓部。叶密生，线状钻形，长 2 ~ 3nn，黄绿色或浅绿色，全缘，常向上弯曲，质薄易碎。枝顶常有孢子囊穗，矩圆形或圆柱形，长 5 ~ 15mm，无柄，常下垂。气微，味淡。

【性味】　甜，热。

【功效主治】　祛风毒，通龙路火路，活血，止血。用于发旺（风湿骨痛），林得叮相（跌打损伤），能蚌（黄疸），渗裆相（烧烫伤），埃病（咳嗽），麻抹（肢体麻木、感觉异常）。

【用法用量】　内服煎汤，6 ~ 15g。

苏木
Sappan Lignum

【壮药名】 Gosoqmoeg

【别名】 红苏木，苏枋，红柴，苏方木，棕木，赤木。

【来源】 豆科植物苏木 *Caesalpinia sappan* L. 的心材。

【植物形态】 灌木或小乔木。树干有刺，小枝灰绿色，具圆形突出的皮孔，新枝被柔毛。二回羽状复叶，羽片 7～13 对，对生，叶轴被柔毛；小叶 9～17 对，圆形至长圆状菱形，长约 14mm，宽约 6mm，先端钝形微凹，基部歪斜，全缘，下面具腺点，中脉偏斜。圆锥花序顶生或腋生，被短柔毛；苞片大，披针形，早落；萼片 5，下面 1 片较大，兜状；花瓣黄色，阔倒卵形，最上面 1 片基部带粉红色；雄蕊 10；花柱被毛，柱头截平。荚果长圆形，偏斜，扁平，厚革质，无刺，顶端一侧有尖喙，成熟后暗红色，具短茸毛，不开裂，含种子 3～4。花期 5～6 月，果期 9～10 月。

【生境分布】 生于山谷丛林中，或栽培。分布于云南、福建、广东、海南、广西、四川、贵州、云南等地。

【采收加工】 多于秋季采伐，除去白色边材，干燥。

【性状鉴别】 本品呈长圆柱形或对剖半圆柱形，长 10～100cm，直径 3～12cm。表面黄红色至红棕色，具刀削痕和枝痕，常见纵向裂缝。横断面略具光泽，年轮明显，有的可见暗棕色、质松、带亮点的髓部。质坚硬。无臭，味微涩。

【性味】 甜、咸、微辣，平。

【功效主治】 通龙路、火路，消肿止痛。用于腊胴尹（腹痛），核尹（腰痛），京瑟（闭经），京尹（痛经），发旺（痹病），林得叮相（跌打损伤），兵吟（筋病），白在、白癜风，阿意咪（痢疾），破伤风，呗农（痈肿），痂（癣）。

【用法用量】 内服煎汤，3～9g。

扶芳藤
Euonymi Fortunis Herba

【壮药名】 Gaeundaux

【别名】 爬行卫矛，岩青杠，山百足，爬墙虎，铁草鞋，换骨筋，过墙风。

【来源】 卫矛科植物扶芳藤 *Euonmus fortune*（Turez）Hand-Mazz 的茎叶。

【植物形态】 藤状灌木。枝上通常生细根，并具有小瘤状突起；幼藤绿色，扁或近四棱形。单叶对生，椭圆形，长 3～8cm，宽 1.5～4cm，先端尖或短锐尖，基部阔楔形，边缘具细锯齿，质厚或稍带革质，叶柄短。聚伞花序腋生，花黄绿色，花梗细长。蒴果球形，果熟后开裂，假种皮鲜红色。花期 6 月，果期 10 月。

【生境分布】 生于林缘或攀援于墙壁、树上，也有栽培。分布于华东、华中、广西、陕西、山西、河南、贵州、云南、四川等地。

NOTE

【采收加工】 茎叶全年均可采，清除杂质，切碎，晒干。

【性状鉴别】 本品茎枝呈圆柱形。表面灰绿色，多生细根，并具小瘤状突起。质脆易折，断面黄白色，中空。叶质较厚或稍带革质，皱缩，完整者椭圆形，长 2 ～ 8cm，宽 1 ～ 4cm，先端尖或短锐尖，基部宽楔形，边缘有细锯齿，上面叶脉稍突起。气微，味淡。

【性味】 微苦，热。

【功效主治】 益气血，补肝肾，舒筋活络，通龙路火路。用于勒内（血虚），嘘内（气虚），核尹（腰痛），发旺（风湿痹痛），林得叮相（跌打骨折），创伤出血，陆裂（咳血），约经乱（月经不调），兵淋勒（崩漏），落枕。

【用法用量】 内服煎汤，6 ～ 12g，煎汤或浸酒。外用适量，鲜品捣烂敷患处。

第三章　解毒药

凡是祛除体内各种毒邪为主要作用，治疗毒病的药物，称为解毒药。本类药物分为解痧毒药、解瘴毒药、解风毒药、解热毒药、解寒毒药、解药物中毒和食物中毒药。

第一节　解痧毒药

大金花草
Stenolomatis Chusani Herba

【壮药名】　Gutnit

【别名】　野黄连，牙齿芒，乌韭蕨，金花草，大叶金花草，雉鸡尾，花叶凤尾草，万能解毒草。

【来源】　鳞始蕨科植物乌蕨 *Stenoloma chusanum*（L.）Ching 的全草。

【植物形态】　草本，高可达 65cm。根茎坚硬而短，横走，密被赤褐色钻状鳞片。叶近生，叶柄长达 25cm，禾秆色，光亮，直立；叶近革质，无毛；3～4 回羽状分裂，披针形，长 20～40cm，宽 5～12cm；小羽片矩圆形或披针形；末回裂片楔形，先端截形，有锯齿，基部楔形，下延，叶脉下面明显，2 叉状分枝。孢子囊群顶生，每裂片 1～2 枚，囊群盖灰棕色，半杯形，宽与叶缘等长，向外开裂。

【生境分布】　生于林下或灌木丛中湿地。分布于长江以南各地。

【采收加工】　秋季采收，洗净泥沙，晒干。

【性状鉴别】　本品根茎粗壮，表面密被赤褐色钻状鳞片，上方近生多数叶，下方有众多紫褐色须根。叶柄呈不规则的细圆柱形，表面光滑，禾秆色或基部红棕色，有数条角棱及 1 凹沟；叶片披针形，3～4 回羽状分裂。略有褶皱。棕褐色至深褐色，小裂片楔形，先端平或 1～2 浅裂；孢子囊群 1～2 个，着生于每个小裂片无端边缘。气微，味苦。

【性味】　苦，寒。

【功效主治】　通龙路，调气道、谷道，水道，解痧毒，清湿热毒，止血。用于贫痧（感冒），埃病（咳嗽），货咽妈（咽痛），阿意咪（痢疾），隆白呆（带下），呗农（痈疮、痈肿），贝傍寒（鹅口疮），额哈（毒蛇咬伤），航靠谋（腮腺炎），能啥能累（湿疹），鹿勒（吐血），肉裂（尿血），阿意勒（便血），肠炎，肝炎，外伤出血。

【用法用量】　内服煎汤，50～100g。外用适量。

草鞋根
Elephantopi Scaberis Herba

【壮　　名】　Nyanetdeih

【别名】　草鞋底，土柴胡，地胆草，地胆头，土蒲公英，铺地娘，地苦胆。

【来源】　菊科植物地胆草 *Elephantopus scaber* L. 的全草。

【植物形态】　直立草本，有时全体被白色紧贴的粗毛。茎二歧分枝，枝少而硬，粗糙。单叶基生，匙形或长圆状倒披针形，长 5 ～ 15cm，宽 2 ～ 4.5cm，基部渐狭，先端钝或短尖，边缘略具钝锯齿；茎生叶少而细，基部扩大抱茎，或近无柄。头状花序约有小花 4 朵，生于枝顶；通常有 3 片叶状总苞，苞叶卵形或长圆状卵形；头状花序在每一花束内有多个，密集；花托无毛；小花全为管状，两性，淡紫色，先端 4 裂，一边开裂，裂片稍阔展；雄蕊 4 ～ 5，略伸出管外；子房下位，1 室。瘦果有棱，顶端具长硬刺毛 4 ～ 6。花期 8 ～ 12 月，果期 11 月至次年 2 月。

【生境分布】　生于山谷、村边及路旁、荒地、耕地等地草丛中。分布于广西、浙江、福建、台湾、江西、湖南、广东、云南、贵州等地。

【采收加工】　夏末采收，洗净，鲜用或晒干。

【性状鉴别】　本品根茎具环节，密被紧贴的灰白色茸毛，质坚，不易折断，断面黄白色，根茎下簇生多数皱缩须根，棕褐色，具不规则的纵皱纹。茎圆柱形，常二歧分枝，密被紧贴的灰白色粗毛。叶多基生，展平后完整叶呈匙形或倒披针形，长 6 ～ 15cm，宽 1 ～ 5cm，黄绿色至绿褐色，具较多腺点；先端钝或急尖，基部渐狭，边缘稍具钝齿；两面均被紧贴的灰白色粗毛，幼叶尤甚，叶柄短，稍呈鞘状，抱茎；茎生叶少而小。气微，味微苦。

【性味】　苦，寒。

【功效主治】　清热毒，除湿毒，解瘴毒，利水道。用于贫痧（感冒），货咽妈（咽痛），埃病（咳嗽），鼻衄，能蚌（黄疸），阿意咪（痢疾），肉扭（淋证），脚气，笨浮（水肿），呗农（痈疮），呗叮（疔疮），额哈（毒蛇咬伤）。

【用法用量】　内服煎汤，10 ～ 20g。外用适量。

狗肝菜
Diclipterae Chinensis Herba

【壮药名】　Gobahcim

【别名】　假红蓝，野青仔，猪肝菜，路边青，青蛇仔，野辣椒，羊肝菜。

【来源】　爵床科植物狗肝菜 *Dicliptera chinensis*（L.）Nees 的全草。

【植物形态】　草本。直立或近基部外倾，节常膨大呈膝状，被疏毛。叶对生；叶片纸质，卵状椭圆形，长 2.5 ～ 6cm，宽 1.5 ～ 3.5cm，先端短渐尖，基部阔楔形或稍下延；聚伞花序腋生或顶生；总苞片阔倒卵形或近圆形，大小不等，具脉纹，被柔毛；小苞片线状披针形；花萼 5 裂，钻形；花冠淡紫红色，被柔毛，二唇形，上唇阔卵状，近圆形，全缘，有紫红色斑点，下唇长圆形，3 浅裂；雄蕊 2，着生于花冠喉部；子房 2 室。蒴果，被柔毛。种子坚硬，扁圆，褐色。

【生境分布】　生于村边园中、草丛中，半阴生。分布于广西、广东、福建、安徽等地。

【采收加工】　夏、秋季采收，洗净，鲜用或晒干。

【性状鉴别】　本品茎多分枝，折曲状，具棱。节膨大呈膝状。叶对生，暗绿色或灰绿色，多皱缩，完整叶片卵形或卵状披针形，纸质，长约 2～7cm，宽 1～4cm，先端急尖或渐尖，基部楔形，下延，全缘；叶柄长，上面有短柔毛。有的带花，由数个头状花序组成的聚伞花序生于叶腋，叶状苞片一大一小，倒卵状椭圆形；花二唇形。蒴果卵形。气微、味淡微甘。

【性味】　微甜，寒。

【功效主治】　解痧毒，解热毒，调气道谷道，利水道。用于贫痧（感冒），埃病（咳嗽），火眼，呗叮（疔疮），阿意勒（便血），肉裂（尿血），兰嘿（眩晕），肉扭（淋证）。

【用法用量】　内服煎汤，15～30。外用适量。

山芝麻
Helicteris Angustifoliae Radix seu Herba

【壮药名】　Lwgrazbya

【别名】　野芝麻，假芝麻，山油麻，白头公，苦麻。

【来源】　梧桐科植物山芝麻 *Helicteres angustifolia* L. 的根或全株。

【植物形态】　小灌木。小枝被灰绿色短柔毛。叶互生；叶柄被星状短柔毛；叶片狭长圆形或条状披针形，长 3.5～5cm，宽 1.5～2.5cm，先端钝或急尖，基部圆形，下面被灰白色或淡黄色星状茸毛，间或混生刚毛，全缘。聚伞花序腋生，有花 2 至数朵；花梗通常有锥尖状的小苞片 4 枚；花萼管状，被星状短柔毛，5 裂，裂片三角形；花瓣 5，不等大，淡红色或紫红色，比萼略长，基部有 2 个耳状附属体；雄蕊 10，退化雄蕊 5；子房 5 室，被毛。蒴果卵状长圆形，密被星状毛及混生长绒毛。种子小，褐色，有椭圆形小斑点。花期 5～8 月，果期秋季。

【生境分布】　生于荒山、丘陵、荒坡、路边。分布于江西、福建、广东、广西等地。

【采收加工】　全年均可采收，洗净，切段，晒干。

【性状鉴别】　本品根呈圆柱形，略扭曲，头部常带有结节状的茎枝残基；表面灰黄色至灰褐色，间有坚韧的侧根或侧根痕，栓皮粗糙，有纵斜裂纹，老根栓皮易片状剥落。质坚硬，断面皮部较厚，暗棕色或灰黄色，强纤维性，易与木部剥离并撕裂；木部黄白色，具微密放射状纹理。气微香，味苦、微涩。

【性味】　微苦、辣，寒。

【功效主治】　调气道谷道，解痧毒，清热毒，除湿毒，祛风毒。用于贫痧（感冒），笃麻（麻疹），航靠谋（腮腺炎），呗农（疔疮），发旺（风湿骨痛），白冻（泄泻），阿意咪（痢疾），额哈（毒蛇咬伤）。

【用法用量】　内服煎汤，9～15g。外用适量，煎汤洗患处，或研末敷患处。

NOTE

狗仔花

Vernoniae Patulae Herba

【壮药名】 Vagoujcaij

【别名】 咸虾花，万重花，展叶斑鸠菊，狗籽菜，鲫鱼草，大叶咸虾花。

【来源】 菊科植物咸虾花 *Vernonia patula*（Dryand.）Merr. 的全草。

【植物形态】 草本，被灰色柔毛。叶互生，无柄或具短柄，卵形或椭圆状披针形，长 2～7cm，宽1～3cm，先端短尖，基部楔形，边缘有浅齿，下面被灰色短柔毛。头状花序卵形，散生或成对，或排列成具叶的圆锥花序；总苞绿色，苞片数列，短尖，外列较短；花小，多数，全部为两性花，管状，5裂，淡紫色。瘦果短，4～5棱，冠毛白色，脱落。花期7月至翌年5月。

【生境分布】 生于荒坡、旷野、田边、路旁。分布于福建、台湾、广东、广西、贵州、云南等地。

【采收加工】 秋季采收，洗净，切段晒干。

【性状鉴别】 主茎粗4～8mm，茎枝均呈灰棕色或黄绿色，有明显的纵条纹及灰色短柔毛，质坚而脆，断面中心有髓。叶互生，多破碎，灰绿色至黄棕色，被灰色短柔毛。小枝通常带果序，瘦果圆柱形，有4～5棱，无毛，有腺点，冠毛白色，易脱落。气微，味微苦。

【性味】 苦、辣，平。

【功效主治】 清热毒，祛风毒，除湿毒，解瘴毒，散瘀消肿。用于贫痧（感冒），发得（发热），白冻（泄泻），阿意咪（痢疾），发旺（风湿骨痛），能晗能累（湿疹），呗叮（疔疮），狠尹（疖肿），北嘻（乳痈），呗奴（瘰疬），林得叮相（跌打损伤）。

【用法用量】 内服煎汤，30～50g。

第二节　解瘴毒药

黄花蒿

Artemisiae Annuae Herba

【壮药名】 Ngaihseiq

【别名】 青蒿，臭青蒿，香丝草，酒饼草，苦蒿，细叶蒿。

【来源】 菊科植物黄花蒿 *Artemisiae annua* L. 的地上部分。

【植物形态】 草本，全株具较强挥发油气味。茎直立，具纵条纹，多分枝，光滑无毛。基生叶平铺地面，开花时凋谢；茎生叶互生，幼时绿色，老时变为黄褐色；叶片通常为三回羽状全裂，裂片短细，有极小粉末状短柔毛或粉末状腺状斑点；叶轴两侧具窄翅；茎上部的叶向上逐渐细小呈条形。头状花序细小，球形，多数组成圆锥状；总苞小，球状，花全为管状花，黄色，外围为雄花，中央为两性花。瘦果椭圆形。花果期 8～11 月。

【生境分布】 生于溪边、河畔、村边坡地或山腰以下疏木、灌木丛中。分布于广西、广东、云南、贵州等地。

【采收加工】 秋季花盛开时采割，除去老茎，阴干。

【性状鉴别】 本品茎圆柱形，上部多分枝；表面黄绿色或棕黄色，具纵棱线；质略硬，易折断，断面中部有髓。叶互生，暗绿色或棕绿色，卷缩，易碎，完整者展平后为三回羽状深裂，裂片及小裂片矩圆形或长椭圆形，两面被短毛。气味特异，味微苦。

【性味】 苦、辣，寒。

【功效主治】 清虚热，除骨蒸，解暑热，截疟退黄，解瘴毒。用于暑邪伤阴，夜热早凉，阴虚发热，暑邪发热，骨蒸劳热，瘴气（疟疾），能蚌（黄疸）。

【用法用量】 内服煎汤，10～20g。外用适量。

土柴胡
Artemisiae Japonicae Herba

【壮药名】 Ceakcea

【别名】 齐头蒿，水辣菜，布菜，猴掌草，流尿蒿，臭艾，碗头青。

【来源】 菊科植物牡蒿 *Artemisia japonica* Thunb. 的全草。

【植物形态】 草本。根状茎粗壮，常有若干条营养枝。茎直立，常丛生，上部有开展和直立的分枝，被微柔毛或近无毛。下部叶倒卵形或宽匙形，花期萎谢，长 3～8cm，宽1～2.5cm，下部渐狭，有条形假托叶，上部有齿或浅裂；中部叶匙形，长 2.5～4.5cm，宽0.5～2cm，上端有 3～5 枚浅裂片或深裂片，每裂片上端有 2～3 枚小锯齿或无，近无毛或被微柔毛；上部叶近条形，3 裂或不裂；苞片叶长椭圆形、披针形，先端不裂或偶有浅裂。头状花序多数，卵球形或近球形，于分枝端排成复总状，有短梗及条形苞叶；总苞球形或长圆形；总苞片 3～4 层，背面多少叶质，边缘宽膜质；雌花 3～8 朵，能孕；内层为两性花5～10 朵，不孕育。瘦果小，倒卵形。花果期 7～10 月。

【生境分布】 生于林缘、林中空地、疏林下、灌丛、丘陵、山坡、路旁。分布于全国大部分地区。

【采收加工】 夏、秋间采收全草，晒干或鲜用。

【性状鉴别】 本品茎圆柱形，直径 0.1～0.3cm，表面黑棕色或棕色；质坚硬，折断面纤维状，黄白色，中央有白色疏松的髓。残留的叶片黄绿色至棕黑色，多破碎不全，皱缩卷曲，质脆易脱。花序黄绿色，片内可见长椭圆形褐色种子数枚。气香，味微苦。

【性味】 苦、微甜，寒。

【功效主治】 解痧毒，清热毒，调龙路，利水道。用于贫痧（感冒），发得（发热），陆裂（咳血），喯疳（疳积），阿意勒（便血），渗裂（衄血），兵淋勒（崩漏），隆白呆（带下），呗农（痈疮、痈肿），能蚌（黄疸），额哈（毒蛇咬伤）。

【用法用量】 内服煎汤，10～100g。外用适量。

马鞭草
Verbenae Herba

【壮药名】 Gobienmax

【别名】 铁马鞭，狗牙草，鹤膝风，苦练草，顺捋草，退血草，铁马莲。

【来源】 马鞭草科植物马鞭草 *Verbena officinalis* L. 的地上部分。

【植物形态】 草本。茎四方形，节及枝上有硬毛。叶对生；叶片卵圆形，倒卵形至长圆状披针形，长 2～8cm，宽 1～5cm，基生叶的边缘通常有粗锯齿及缺刻；茎生叶多为 3 深裂，裂片边缘有不整齐锯齿，两面均被硬毛。穗状花序顶生及腋生，细弱；花小，初密集，结果时疏离；每花具 1 苞片，有粗毛；花萼管状，膜质，有 5 棱，具 5 齿；花冠淡紫色至蓝色，花冠管直或弯，先端 5 裂，裂片长圆形；雄蕊 4，着生于花冠管的中部，花丝短。果长圆形，包于宿萼内，成熟后分裂为 4 个小坚果。花期 6～8 月，果期 7～10 月。

【生境分布】 生于河岸草地、荒地、路边、田边及草坡等处。分布于全国各地，主产湖北、江苏、广西、贵州。

【采收加工】 6～8 月花开时采割，除去杂质，晒干。

【性状鉴别】 本品茎呈方柱形，多分枝，四面有纵沟；表面绿褐色，粗糙；质硬而脆，断面有髓或中空。叶对生，皱缩，多破碎，绿褐色，完整者展平后叶片 3 深裂，边缘有锯齿。穗状花序细长，有小花多数。无臭，味苦。

【性味】 苦，微寒。

【功效主治】 通龙路，调水道，解瘴毒，清热毒，除湿毒。用于瘴病，肝胆肿大，京瑟（经闭），京尹（痛经），货烟妈（咽痛），呗农（痈疮），笨浮（水肿），肉扭（淋证）。

【用法用量】 内服煎汤，5～10g；外用适量，捣烂外敷或煎水洗。

假鹰爪
Desmi Chinensis Folium

【壮药名】 Golaeujndo

【别名】 山橘叶，串珠酒饼叶，酒饼叶，鸡爪枝，鸡爪风，都蝶，鸡爪藤。

【来源】 番荔枝科植物假鹰爪 *Desmos chinensis* Lour. 的叶。

【植物形态】 直立或攀援灌木。枝粗糙，有纵条纹或灰白色凸起的皮孔。单叶互生；叶片长圆形或椭圆形，长 4～13cm，宽 2～5cm，上面绿色，有光泽，下面粉绿色。花单朵与叶互生或对生，黄绿色，下垂；萼片 3，卵圆形；花瓣 6，2 轮，外轮比内轮大，长圆形或长圆状披针形；雄蕊多数，药隔先端截形；心皮多数，柱头 2 裂。果实伸长，在种子间缢缩成含珠状，聚生于果梗上，子房柄明显。种子球形。花期夏至冬季，果期 6 月至翌年春季。

【生境分布】 生于低海拔的山地、丘陵的疏林、路边或林边灌木丛中。分布于广西、广东。

【采收加工】 夏、秋采收，晒干或鲜用。

【性状鉴别】　本品叶稍卷曲或破碎，灰绿色至灰黄色。完整叶片长圆形至椭圆形，长4～13cm，宽2～5cm，先端短渐尖，基部阔楔形，全缘；叶柄长约5mm；叶薄革质而脆。气微，味苦。

【性味】　辣，热；有小毒。

【功效主治】　祛风毒，除湿毒，消肿痛，杀虫止痒，解瘴毒。用于发旺（痹病），笨浮（水肿），产后腹痛，林得叮相（跌打损伤），麦蛮（风疹），痂（癣），瘴病。

【用法用量】　内服煎汤，3～15g，鲜品15～50g。外用适量，煎水洗或捣碎外敷。

杜茎山
Maesae Japanicae Caulis et Folium

【壮药名】　Godaekbya

【别名】　土恒山，水麻叶，山茄子，胡椒树，金砂根，白茅茶，山桂花。

【来源】　紫金牛科植物杜茎山 *Maesa japonica*（Thunb.）Moritzi. 的茎叶。

【植物形态】　灌木。直立，有时外倾或攀援；小枝具细条纹，疏生皮孔。叶互生；叶片薄革质，椭圆形至披针状椭圆形，或倒卵形至长圆状倒卵形，长5～15cm，宽2～5cm，顶端渐尖、急尖或钝，有时尾状渐尖，基部楔形、钝或圆形，几全缘或中部以上具疏锯齿，或除基部外均具疏细齿；背面中脉明显，隆起。总状花序或圆锥花序，单1或2～3个腋生，仅近基部具少数分枝。果球形，具脉状腺条纹，宿存萼包果先端，常冠宿存花柱。花期1～3月，果期10月或翌年5月。

【生境分布】　生于海拔300～2000m的山坡或石灰山灌丛或疏林下。分布于西南及福建、台湾、广东、海南等地。

【采收加工】　全年均可采，洗净，切段晒干或鲜用。

【性状鉴别】　本品茎类圆柱形，长短不一，表面黄褐色，具细条纹及疏生的皮孔。叶片多破碎，完整者展平后呈椭圆形、椭圆状披针形、倒卵形或长圆状卵形，长5～15cm，宽2～5cm，先端尖或急尖，基部楔形或圆形，边缘中部以上有疏齿。气微，味苦。

【性味】　苦，寒。

【功效主治】　调火路，祛风毒，利水道，解瘴毒。用于贫痧（感冒），头痛，兰喯（眩晕），寒热躁渴，笨浮（水肿），核尹（腰痛）。

【用法用量】　内服煎汤，15～30g。外用适量，煎水洗或捣敷。

土常山
Symplocotis Chinensis Folium seu Radix

【壮药名】　Mbawxhoek

【别名】　华灰木，牛特木，大米仔花，狗屎木，羊子屎，白柴头，小药木。

【来源】　山矾科植物华山矾 *Symplocos chinensis*（Lour.）Druce 的根、叶。

【植物形态】　灌木。枝、叶柄、叶背均被灰黄色皱曲柔毛。叶互生；叶片纸质，椭圆形或倒卵形，长 4 ～ 10cm，宽 2 ～ 5cm，先端急尖或短尖，有时圆，基部楔形或圆形，边缘有细尖锯齿，叶面有短柔毛；中脉在叶面凹下。圆锥花序顶生或腋生，花序轴、苞片、萼外面均密被灰黄色皱曲柔毛；苞片早落；花萼裂片长圆形，长于萼筒；花冠白色，芳香，5 深裂几达基部；雄蕊 50 ～ 60，花丝基部合生成 5 体雄蕊；花盘具 5 凸起的腺点，无毛；子房 2 室。核果卵状圆球形，歪斜，被紧贴的柔毛，熟时蓝色，先端宿萼裂片向内伏。花期 6 ～ 7 月，果期 10 ～ 11 月。

【生境分布】 生于丘陵、荒坡、旷野、灌木丛中。分布于江苏、安徽、湖南、湖北、四川、江西、福建、广东、广西、云南等地。

【采收加工】 根全年可采；叶于夏秋采集，晒干。

【性状鉴别】 本品叶片纸质，多皱缩破碎，绿色或黄绿色，完整者展平后呈椭圆形或倒卵形，先端急尖或短尖，基部楔形或圆形，边缘有细小锯齿，上面有短柔毛。中脉在上面凹下，侧脉每边 4 ～ 7 条。嫩枝、叶柄、叶背均被有黄色皱曲柔毛。气微，味苦，有小毒。

【性味】 苦，寒；有毒。

【功效主治】 调龙路火路，清热毒，解瘴毒。用于贫痧（感冒），发得（发热），瘴气（疟疾），兵吟（筋病），狠尹（疖肿）。

【用法用量】 内服煎汤，5 ～ 10g。外用适量。

第三节　解风毒药

走马胎

Ardisiae Gigantifoliae Radix

【壮药名】 Gofunghlwed

【别名】 大发药，走马风，山鼠，血枫，九丝马，马胎，山猪药。

【来源】 紫金牛科植物走马胎 *Ardisia gigantifolia* Stapf. 的根。

【植物形态】 大灌木或亚灌木。具粗厚的匍匐根茎；茎粗壮，通常无分枝，幼嫩部分被微柔毛。叶通常簇生于茎顶端；叶柄具波状狭翅；叶片膜质，椭圆形至倒卵状披针形，长 25 ～ 48cm，宽 9 ～ 17cm，先端钝急尖或近渐尖，基部楔形，下延至叶柄，边缘其密啮蚀状细齿，齿具小尖头，背面叶脉上被细微柔毛，具疏腺点，以近边缘较多，不成边缘脉。由多个亚伞形花序组成的大型金字塔状或总状圆锥花序；每亚伞形花序有花 9 ～ 15 朵；萼片狭三角状卵形或披针形，被疏微柔毛，具腺点；花瓣白色或粉红色，卵形，具疏腺点；雄蕊为花瓣长的 2/3，花药卵形；雌蕊与花瓣几等长，子房被微柔毛。果球形，红色，具纵肋，多少具腺点。花期 4 ～ 6 月，有时 2 ～ 3 月；果期 11 ～ 12 月，有时 2 ～ 6 月。

【生境分布】 生于林下、溪旁等潮湿处。分布于广西、广东、江西、福建等地。

【采收加工】 秋季采挖，洗净，鲜用，或切片晒干。

【性状鉴别】 本品根呈不规则圆柱形，略呈串珠状膨大，长短不一，直径 2.5 ～ 4cm。表面灰褐色或带暗紫色，具纵沟纹，习称"蛤蟆皮皱纹"，皮部易剥落，厚约2mm。质坚硬，不易折断。断面皮部淡红色，有紫红色小点木部黄白色，可见细密放射状"菊花纹"。商品常切成斜片，厚约2mm。气微，味淡，略辛。

【性味】 辣，热。

【功效主治】 祛风毒，除湿毒，祛瘀止痛，调龙路火路。用于发旺（风湿骨痛），麻邦（半身不遂），林得叮相（跌打损伤），呗农（痈疮），勒爷顽瓦（小儿麻痹后遗症），约经乱（月经不调），下肢溃疡，兵淋勒（崩漏）。

【用法用量】 内服煎汤，9～15g。外用适量。

假木豆

Desmodii Triangularae Radix seu Folium

【壮药名】 Godaebsaeq

【别名】 甲由草，千斤拔，野蚂蝗，假绿豆，白毛千斤拔。

【来源】 豆科植物假木豆 *Desmodium triangulare*（Retz.）Merr. 的根或叶。

【植物形态】 灌木。茎有棱角；分枝密被短柔毛。三出复叶，顶生小叶较大，倒卵状长圆形或椭圆形，长4～9cm，宽1.3～3.5cm，先端急尖基部钝，上面无毛，下面被短柔毛，在中脉和侧脉上毛更密，侧脉12～14对，平行，侧生小叶较小。花序腋生，稀顶生，有花约20朵，密生于短总花梗上成头状；苞片披针形；花萼下面的裂齿狭披针形；花白色或淡黄色，有香气；雄蕊10，单体；子房线形。荚果密被绢状柔毛，有3～4节，腹背缝线缢缩。花期8～10月，果期10～12月。

【生境分布】 生于荒地、山坡、灌木林边。分布于福建、广东、海南、广西、贵州、云南等地。

【采收加工】 全年均可采收，鲜用或晒干。

【性状鉴别】 本品根圆柱形，稍弯曲，有分枝，较少须根，节部膨大，长5～16cm，直径1.5～3cm，表面棕色，有纵沟及纵裂纹，栓皮粗糙或呈片状剥落，露出浅棕色内皮；质硬，不易折断，断面皮部棕色，木部浅黄色，多层同心环状紧密排列，髓部明显。气微，味清香。

【性味】 辣、甜，寒。

【功效主治】 调气道，清热除湿止痛，祛风毒。用于货咽妈（咽痛），渗裂（血症），林得叮相（跌打损伤），骨折，发旺（风湿骨痛），白冻（泄泻），喯疳（疳积）。

【用法用量】 内服煎汤，10～15g。外用适量，捣烂，加酒糟炒热外敷。

防风草

Epimexedi Indicae Herba

【壮药名】 Lwglazbyaj

【别名】 广防风，落马衣，秽草，抹草，土藿香，排风草，野苏，假豨莶草。

【来源】 唇形科植物广防风 *Epimexedi indica*（L.）Rothm. 的全草。

NOTE

【植物形态】 草本。茎四方形，有分枝，被白色短柔毛。叶对生，叶片阔卵形，长4～10cm，宽3～5cm，顶端渐尖，基部宽楔形或近圆形，边缘具不规则的钝齿；叶柄长至4.5cm，向上渐短。秋季开淡紫色花，轮伞花序多花，密集，花粉红色；萼5裂，花冠二唇形；雄蕊4，二强，突出；花柱单一，细长，柱头小。小坚果近圆形，平滑光亮。花期8～9月，果期9～11月。

【生境分布】 生于村边、路旁、山坡湿地。分布于广西、浙江、福建、台湾、江西、湖南、四川等地。

【采收加工】 夏秋采收，洗净，鲜用或晒干。

【性状鉴别】 本品茎呈四方柱形，有分枝，表面棕色或棕红色，被黄色向下卷曲的细柔毛，尤以棱角处较多；质硬，断面纤维性，中央有白色髓。叶多皱缩，展平后呈阔卵形，长4～10cm，宽3～5cm，边缘有锯齿，表面灰棕色，背面灰绿色，两面均密被淡黄色细柔毛；质脆，易破碎。有时可见密被毛茸的顶生假穗状花序，花多脱落，残留灰绿色花萼，内有1～4枚小坚果。气微，味微苦。

【性味】 辣、苦，平。

【功效主治】 通气道，清湿热毒，止痛，祛风毒。用于贫痧（感冒），发旺（风湿骨痛）。

【用法用量】 内服煎汤，9～15g。外用适量。

牛白藤

Hedyotidis Hedyotideae Herba

【壮药名】 Gaeumoxgauj

【别名】 脓见消，癍痧藤，凉茶藤，白藤草，山甘草，脚白藤，有毛鸡屎藤。

【来源】 茜草科植物牛白藤 *Hedyotis hedyotidea* DC. 的茎叶。

【植物形态】 粗壮藤状灌木，触之粗糙。幼枝四棱形，密被粉末状柔毛。叶对生；托叶有4～6条刺毛；叶片卵形或卵状披针形，长4～10cm，宽2.5～4cm，先端渐尖，基部阔楔形，上面粗糙，下面被柔毛，全缘，膜质。花序球形，腋生或顶生；花细小，白色，具短梗；萼筒陀螺状，裂片4，线状披针形；花冠裂片披针形，外反；雄蕊二型。蒴果近球形，先端极隆起，有宿存萼裂片，开裂。花、果期4～11月。

【生境分布】 生于山谷、坡地、林下、灌木丛中。分布于我国南部和西南部。

【采收加工】 全年均可采收，鲜用或切段晒干。

【性状鉴别】 本品藤茎多切成斜片或段片，外皮淡黄色或灰褐色，粗糙，有稍扭曲的浅沟槽及细纵纹；皮孔点状突起，常纵向排列呈棱线；质坚硬，不易折断，断面皮部暗灰色，较窄，木部宽广，黄白色，有不规则菊花纹，中心有髓。叶多皱缩，完整叶片展平后呈卵形或卵状矩圆形，全缘，上面粗糙，下面叶脉有粉末状柔毛；托叶截头状，先端有刺毛4～6条。气微，味微甘。

【性味】 甜、淡，寒。

【功效主治】 通气道谷道，调火路，清热毒，祛风毒，止咳化痰。用于中暑，贫痧（感冒），埃病（咳嗽），白冻（泄泻），仲嘿哝尹（痔疮出血），发旺（风湿骨痛），林得叮相（跌打损伤），能啥能累（湿疹），北嘻（乳痈），嗪呗喃（带状疱疹）。

【用法用量】 内服煎汤，15～30g。外用适量，煎水洗患处。

自消容
Crotalariae Assamicae Herba

【壮药名】 Longzlingznae

【别名】 大猪屎豆，十字珍珠草，自消融，通心草，大金不换，响铃豆。

【来源】 豆科植物大猪屎豆 *Crotalaria assamica* Benth. 的茎叶。

【植物形态】 直立灌木状草本。茎和枝均有丝光质短柔毛。单叶互生，膜质；托叶小，钻状，宿存；叶片长圆形或倒披针状长圆形，长 5～12cm，宽 2～2.5cm，先端钝，有小尖头，基部楔形，上面无毛，下面有绢质短柔毛。总状花序顶生及腋生，花疏生，有花 20～30 朵；小苞片 2，线状披针形；花萼 5 深裂，裂片披针形；蝶形花冠，金黄色，伸出萼外；雄蕊 10，单体，花药异型；雌蕊 1，花柱长，弯曲。荚果长圆形，上部宽大，下部较狭。种子多数。花期 7～10 月，果期 8～11 月。

【生境分布】 生山坡路边及山谷草丛中。分布于台湾、广东、广西、海南、贵州、云南等地。

【采收加工】 夏、秋季采收，去净杂质，洗净鲜用或晒干。

【性状鉴别】 本品茎枝直径 4～8mm，有稍凸起之纵棱。叶多破碎，上面灰褐色或灰绿色，背面灰色。枝上尚可见到宿存的小托叶，色黄，贴伏于叶柄下两旁。气微，味淡。

【性味】 淡，寒；有毒。

【功效主治】 调气道、水道，清热利湿，祛风毒。用于小儿头疮、贝傍寒（鹅口疮），牙痛，埃病（咳嗽），陆裂（咳血），林得叮相（跌打损伤），渗裂（血症），笨浮（水肿），发旺（风湿骨痛）。

【用法用量】 内服煎汤，15～30g，鲜品 30～60g。外用适量。

百两金
Ardisiae Crispae Radix et Rhizoma

【壮药名】 Gomaknaengh

【别名】 八爪龙，叶下藏珠，状元红，铁雨伞，野猴枣，竹叶胎，高脚凉伞。

【来源】 紫金牛科植物百两金 *Ardisia crispa* (Thunb.) A.DC. 的根及根茎。

【植物形态】 灌木。茎通常单一，或于近茎梢有细分枝。叶互生，披针形或广披针形，长 9～20cm，宽 1.5～5cm，顶端渐尖，边缘近于全缘，或具微波状锯齿，基部阔楔形，上面深绿色，下面淡绿色，叶脉向下面突起，近边缘于网脉的顶端有黑褐色腺点。夏季开淡红色花，花由茎梢腋间抽出，多数，排列成伞房花序；花冠带紫红色钟状；5 深裂；裂片卵形至卵状披针形；雄蕊 5。核果球形，熟时红色。花期 5～6 月，果期 10～12 月，有时植株上部开花，下部果熟。

NOTE

【生境分布】 生于山坡丛林间或石旁。分布于广西、四川、贵州、湖南、湖北、江西、浙江、广东等地。

【采收加工】 全年可采，以秋冬季较好，采后洗净鲜用或晒干。

【性状鉴别】 本品根茎略膨大。根圆柱形，略弯曲，长 5 ～ 20cm，直径 2 ～ 10mm，表面灰棕色或暗褐色，具纵皱纹及横向环状断裂痕，木部与皮部易分离。质坚脆，断面皮部厚，类白色或浅棕色，木部灰黄色。气微，味微苦、辛。

【性味】 苦、辣，微寒。

【功效主治】 清热毒，除湿毒，通龙路，祛风毒。用于货咽妈（咽痛），埃病（咳嗽），能蚌（黄疸），肉扭（淋证），发旺（风湿骨痛），呗叮（疔疮），呗（无名肿毒），额哈（毒蛇咬伤）。

【用法用量】 内服煎汤，25 ～ 50g。外用适量。

第四节　解热毒药

一、解热毒消肿药

冰糖草
Scopariae Dulcis Herba

【壮药名】 Gamcaujdoz

【别名】 土甘草，野甘草，假甘草，节节珠，米碎草，热痱草，四时茶。

【来源】 玄参科植物冰糖草 *Scoparia dulcis* L. 的全草。

【植物形态】 亚灌木，全株无毛；根粗壮；茎直立，有分枝，下部木质化。叶小，对生及轮生，披针形至椭圆形或倒卵形，长 5 ～ 20mm；先端短尖，基部渐狭而成一短柄，边缘有锯齿。花小，多数，白色，单生或对生；萼片 4，卵状矩圆形；花冠辐状，4 裂，裂片椭圆形，喉部有毛；雄蕊 4。花药箭头形，黄绿色；雌蕊 1，花柱细长，柱头盘状。蒴果卵状至球形，花柱宿存，熟后开裂。花期夏、秋间。

【生境分布】 生于村边、路旁、坡地、沟边等阴湿草地。分布于广西、江西、福建、广东、云南等地。

【采收加工】 夏、秋季采收，洗净，鲜用或晒干。

【性状鉴别】 本品根圆柱形，表面淡黄色，有纵皱。质坚脆，断面破裂状，淡黄绿色，皮部甚薄，木部髓线较清晰。茎黄绿色，小枝有细条纹，光滑无毛。叶片多皱缩，展开成菱状卵形或菱状披针形，长 8 ～ 35mm，宽 8 ～ 12mm，蒴果小球形，多开裂。气微，味甜。

【性味】 甜，微寒。

【功效主治】 清热毒，除湿毒，通气道、水道。用于痧病，埃病（咳嗽），货烟妈（咽喉肿痛），白冻（泄泻），笨浮（水肿），能啥能累（湿疹），呗农（痈疮），丹毒，热痱。

【用法用量】 内服煎汤，15～30g，鲜品 60～90g。外用适量，捣敷。

火炭母
Polygoni Chinensis Herba

【壮药名】 Gaeumei

【别名】 火炭毛，乌炭子，运药，地肤蝶，火炭星，火炭藤，野辣蓼。

【来源】 蓼科植物火炭母 *Polygonum chinense* L. 的地上部分。

【植物形态】 直立或攀援草本。茎圆柱形，略具棱沟，无毛或被疏毛或腺毛，直立或斜上，下部质坚实，多分枝，匍匐者，节处生根，嫩枝紫红色。单叶互生；叶柄短而有翅，叶片矩圆状卵形或卵状三角形，长 5～12cm，宽 3～6cm，顶端尖或渐尖，基部截形，有短柄或无柄而抱茎，上面绿色，常有紫黑色"V"形斑块，下面主脉有毛，托叶鞘膜质。秋季枝顶开白色或淡红色小花，头状花序再组成圆锥状或伞房状，花序轴密，生有腺毛。苞片膜质，卵形，花被 5 深裂，雄蕊 8；雌蕊 1，花柱 3。瘦果卵形，具三棱，黑色，光亮。花期 9～10 月，果期 11～12 月。

【生境分布】 生于丘陵地带向阳草坡、林边、路旁湿润土壤。分布于广西、福建、江西、广东、四川、贵州等地。

【采收加工】 四季可采，洗净晒干或鲜用。

【性状鉴别】 本品茎扁圆柱形，有分枝，长 30～100cm，节稍膨大，下部节上有须根；表面淡绿色或紫褐色，无毛，有细棱；质脆，易折断，断面灰黄色，多中空。叶互生，多卷缩、破碎，叶片展平后呈卵状长圆形，长 5～10m，宽 2～4.5cm，先端短尖，基部截形或稍圆，全缘，上表面暗绿色，下表面色较浅，两面近无毛；托叶鞘筒状，膜质，先端偏斜。气微，味酸、微涩。

【性味】 酸、涩，寒。

【功效主治】 清热毒，除湿毒，凉血止痛。用于阿意咪（痢疾），白冻（泄泻），能蚌（黄疸），货烟妈（咽痛），歇含（霉菌性阴道炎），北嘻（乳痈），呗农（痈疮），能啥能累（湿疹），额哈（毒蛇咬伤）。

【用法用量】 内服煎汤，15～30g。外用适量，捣烂外敷或煎水洗。

木鳖
Momordicae Semen seu Radix

【壮药名】 Cehmoegbiet

【别名】 土木鳖，壳木鳖，漏苓子，地桐子，藤桐子，鸭屎瓜子，木鳖子。

【来源】 葫芦科植物木鳖子 *Momordica cochinchinensis*（Lour.）Spr 的种子或块根。

【植物形态】 粗壮草质藤本。块根膨大，近圆柱形，浅黄棕色。茎几无毛，有纵棱；卷须粗壮，不分叉，与叶对生。叶互生，叶片圆形至心形，长 7～14cm，通常 3 浅裂或深裂，裂片略呈卵形或长卵形，全缘或具微齿，先端急尖，基部近心形，上面光滑，下面密生小乳突；

叶柄具纵棱，在中部或近叶片处具 2～5 腺体。花单性，雌雄异株，单生叶腋，花梗细长，具 1 片大型苞片，黄绿色；雄花萼片 5，浅黄色，顶端分裂，具暗紫色条纹，花瓣 5，愈合成 3 体，雄蕊 3，花丝极短，有 2 个蜜囊；雌花萼片线状披针形，花瓣 5，愈合成 3 体，子房下位。瓠果椭圆形，成熟后红色，肉质，外被软质刺突。种子略呈扁圆形，边缘具不规则突起，呈龟甲状，灰棕色。花期 6～8 月，果期 9～11 月。

【生境分布】 生长于山沟、木缘和路旁。分布于广西、四川、湖北、河南、安徽、浙江、福建、广东、贵州、云南等地。

【采收加工】 夏、秋季采挖块根，洗净泥土，切段，鲜用或晒干。冬季采收成熟果实，剖开，晒至半干，除去果肉，取出种子，干燥。

【性状鉴别】 本品根极粗壮，直径 8～18cm；表面浅棕黄色，微粗糙，椭圆皮孔较密，去外皮者色浅。质松，纤维极多，横断面皮部有多层横向层纹，木部有较密的棕黄色小孔。味苦。

种子呈扁平圆板状，中间稍隆起或微凹陷，直径 2～4cm，厚约 0.5cm。表面灰棕色至黑褐色，有网状花纹，在边缘较大的一个齿状突起上有浅黄色种脐。外种皮质硬而脆，内种皮灰绿色，绒毛样。子叶 2，黄白色，富油性。有特殊的油腻气，味苦。

【性味】 苦、微甜，凉；有毒。

【功效主治】 清热毒，祛风毒，止痛，消肿散结。用于牙痛，呗农（痈疮、痈肿），呗（无名肿毒），呗叮（疔疮），仲嘿嗦尹（痔疮），发旺（痹病），痂（癣）。

【用法用量】 内服煎汤，0.9～1.2g。外用适量，研末，用油或醋调涂患处。

穿心莲
Andrographis Herba

【壮药名】 Nyafaenzlenz

【别名】 一见喜，万病仙草，榄核莲，苦胆草，斩龙剑，日行千里，四方莲。

【来源】 爵床科植物穿心莲 *Andrographis paniculata*（Burm. F.）Nees 的全草。

【植物形态】 草本。茎四棱形，下部多分枝，节呈膝状膨大。茎叶具有苦味。叶对生，纸质，叶片长圆状卵形至披针形，长 4～8cm，宽 1～3cm，先端渐尖，基部楔形，全缘或有浅齿，叶柄短或近于无柄。总状花序顶生或腋生，花冠白色，近唇形，常有淡紫色条纹。蒴果长椭圆形，成熟时 2 瓣开裂。种子 12 颗，四方形，红色，有皱纹。花期 9～10 月，果期 10～11 月。

【生境分布】 生长于温暖湿润环境排水较好、肥沃的沙质土壤中。多为栽培，部分地区亦有野生。分布于广西、江苏、浙江、福建、广东、云南和山东等地。

【采收加工】 秋初茎叶茂盛时采割，晒干。

【性状鉴别】 本品茎呈方柱形，多分枝，节稍膨大；质脆，易折断。单叶对生，叶柄短或近无柄；叶片皱缩、易碎，完整者展开后呈披针形或卵状披针形，长 3～12cm，宽 2～5cm，先端渐尖，基部楔形下延，全缘或波状；上表面绿色，下表面灰绿色，两面光滑。气微，味极苦。

【性味】　苦，寒。

【功效主治】　通火路，清热毒，除湿毒，消肿止痛。用于贫痧（感冒），鼻衄，货烟妈（咽痛），埃病（咳嗽），能蚌（黄疸），肺痨，白冻（泄泻），阿意咪（痢疾），肉扭（淋证），呗农（痈疮），钩端螺旋体病，隆白呆（带下），渗裆相（烧烫伤），额哈（毒蛇咬伤）。

【用法用量】　内服煎汤，6～9g。外用适量。

三叉苦

Evodiae Radix seu Folium

【壮药名】　Gosamnga

【别名】　三叉虎，三丫苦，跌打王，三岔叶，小黄散，鸡骨树，三枝枪。

【来源】　芸香科植物三桠苦 *Evodia lepta*（Spreng.）Merr. 的根、叶。

【植物形态】　落叶灌木或小乔木，树皮灰白色，全株味苦。三出复叶对生；叶长圆形或长椭圆形，长5～15cm，宽2～6cm，先端长尖，基部楔形，全缘或不规则浅波状，纸质，有腺点。聚伞花序排成伞房花序式，腋生，花轴及花柄初时被短柔毛，花后毛渐脱落；小苞片三角形；花单性，黄白色；花萼4深裂，广卵形至长圆形，有腺点；雄花的雄蕊4；雌花的退化雄蕊4，较花瓣短，子房上位，密被毛。蓇葖果2～3。外果皮暗黄褐色至红褐色，具半透明的腺点。种子卵状球形蓝黑色有光泽。花期3～5月，果期6～8月。

【生境分布】　生于村边、溪边及低山、丘陵灌丛中，或山沟疏林中。分布于广西、福建、台湾、广东、海南和云南等地。

【采收加工】　全年可采，根洗净，切片，晒干；叶阴干。

【性状鉴别】　本品根多为圆形或不规则斜切片，粗细不等。根皮表面黄白色，有的可见点状或条状的皮孔，横切面皮部稍薄，木部占绝大部分，黄白色，质坚硬。三出复叶对生，小叶片多皱缩、破碎，完整者展平后呈椭圆形或长圆状披针形，长6～15cm，宽2～5cm，先端渐尖，全缘或不规则浅波状，基部狭尖延长成短的小叶柄，有透明小腺点。气微，味苦。

【性味】　苦，寒。

【功效主治】　清热毒，除湿毒，通龙路火路，消肿止痛。用于贫痧（感冒），林得叮相（跌打损伤），发旺（风湿痹痛），能啥能累（湿疹），皮炎，狠尹（疖肿），黄蜂螫伤。

【用法用量】　内服煎汤，10～15g。外用适量；或外用鲜叶适量，捣烂外敷。

路边菊

Kalimeridis Indicae Herba

【壮药名】　Govaihag

【别名】　马兰，鱼鳅串，鸡儿肠，田边菊，蓑衣草，紫菊，马兰菊。

【来源】　菊科植物路边菊 *Kalimeris indica*（L.）Sch.–Bip. 的全草。

【植物形态】　草本。茎直立，单生或数个丛生，中部以上有近直立的帚状分枝，被细硬毛。叶互生，中部叶多而密，无柄，叶片条状披针形、倒披针形或长圆形，长2.5～4cm，宽

0.4～0.6cm，先端钝或渐尖，常有小尖头，基部渐狭，边缘稍反卷，下面灰绿，两面密被粉状短绒毛，中脉在下面突起；上部叶较小，条形。头状花序单生枝端并排成疏伞房状；总苞半球形，总苞片3层，外层近条形，内层长圆状披针形，上部草质，具粗短毛及腺点；舌状花1层，管部具毛，舌片淡紫色；管状花花冠管有毛。瘦果倒卵形，浅褐色，扁平，有浅色边肋，或一面有肋而果呈三棱形，上部有短毛及腺点；冠毛带褐色，不等长，易脱落。花果期5～10月。

【生境分布】　生于林缘、草丛、溪边和路旁。全国各地均有分布。

【采收加工】　夏、秋采收，洗净，鲜用或晒干。

【性状鉴别】　本品根茎呈细长圆柱形，着生多数浅棕黄色细根和须根。茎圆柱形，直径2～3mm，表面黄绿色，有细纵纹，质脆，易折断，断面中央有白色髓。叶互生，叶片皱缩卷曲，多已脱落，完整者展平后呈倒卵形、椭圆形或披针形，被短毛，有的于枝顶可见头状花序，花淡紫色或已结果。瘦果倒卵状长圆形、扁平，有毛。气微，味淡、微涩。

【性味】　辣、苦，寒。

【功效主治】　清热毒，除湿毒，调龙路，消食积。用于货烟妈（咽炎），痧病（感冒发热），埃病（咳嗽），航靠谋（痄腮），能蚌（黄疸），胴尹（胃痛），腊胴尹（腹痛），渗裂（血证），约京乱（月经不调），呗叮（疔疮）。

【用法用量】　内服煎汤,10～30g；鲜品30～60g，捣汁用。外用适量，捣敷或水煎熏洗。

岗梅根
Ilicis Asprellae Radix

【壮药名】　Laekcaengh

【别名】　秤星树，土甘草，秤杆根，盆包银，点秤根，天星根，七星蘑。

【来源】　冬青科植物梅叶冬青 *Ilex asprella*（Hook.f.et Arn.）Champ.ex Benth. 的根。

【植物形态】　落叶灌木。枝条秃净，嫩叶被短毛，紫色。叶互生，卵形、倒卵形或椭圆形，长2.5～8cm，宽1.5～3cm；纸质，先端急尖至渐尖，边缘具小锯齿，基部广楔形至渐圆形，上面秃净或略被短毛，下面无毛，主脉隆起。花白色，雌雄异株，雄花2～3朵簇生或单生于叶腋或鳞片腋内，萼卵形，边缘有睫毛，花丝短；雌花单生于叶腋，4～6数，有长达2.5cm的纤细的花梗，雌蕊1，花柱短，柱头浅裂。果球形，成熟时黑色。花期4～5月，果期7～8月。

【生境分布】　生于荒山坡地疏林下或灌木丛中。分布于广西、广东、湖南、江西等省。

【采收加工】　秋、冬季采挖根部，洗去泥土，晒干。

【性状鉴别】　本品根略呈圆柱形，稍弯曲，有分枝。表面灰黄色至灰褐色，有纵皱纹及须根痕。质坚硬，不易折断，断面皮部较薄，木部较宽广，浅黄色，可见放射状纹理及多数不规则环纹。气微，味先苦后甜。

【性味】　苦、甜，寒。

【功效主治】　解热毒，通龙路。用于货烟妈（咽痛），贫痧（感冒），心头痛（胃痛），发旺（风湿骨痛），阿意咪（痢疾），埃病（咳嗽），肺痈，疥疮，林得叮相（跌打损伤），肉裂

（尿血）。

　　【用法用量】　内服煎汤，15～30g，鲜品50～100g。

广豆根

Sophorae Tonkinensis Radix

　　【壮药名】　Lagdujbyaj

　　【别名】　柔枝槐，山豆根，苦豆根，小黄连。

　　【来源】　豆科植物越南槐 *Sophora tonkinensis* Gagnep. 的根。

　　【植物形态】　小灌木，直立或平卧。根圆柱状，少分枝，根皮黄褐色。茎分枝少，密被短柔毛。奇数羽状复叶，互生；小叶片11～19，椭圆形或长圆状卵形，长1～2.5cm，宽0.5～1.5cm，顶端小叶较大，先端急尖或短尖，基部圆形，上面疏被短柔毛，背面密被灰棕色短柔毛。总状花序顶生，密被短毛；花萼阔钟状，先端5裂；花冠黄白色，旗瓣卵圆形，先端凹，基部具短爪，翼瓣长于旗瓣，基部具三角形耳；雄蕊10，离生；子房圆柱形，密被长柔毛。荚果密被长柔毛，种子间呈念珠状。种子椭圆形，黑色，有光泽。花期5～7月，果期8～12月。

　　【生境分布】　生于亚热带或温带的石山或石灰岩山地的灌木林中。分布于广西、贵州、云南。

　　【采收加工】　秋季挖根，除去地上茎叶，晒干。

　　【性状鉴别】　本品根茎呈不规则结节状，顶端残留茎基或茎痕，下面着生根数条。根长圆柱形，略弯曲，长10～35cm，直径0.3～1.5cm；表面棕色至棕黑色，有纵皱纹及横长皮孔。质坚硬，断面皮部淡棕色，木部黄白色。微有豆腥气，味极苦。

　　【性味】　苦，寒；有小毒。

　　【功效主治】　调龙路火路，通气道水道，清热毒，止痛。用于货咽妈（咽痛），牙龈肿痛，埃病（咳嗽），阿意咪（痢疾），仲嘿喯尹（痔疮），痂（癣），额哈（毒蛇咬伤），能蚌（黄疸）。

　　【用法用量】　内服煎汤，6～12g；或磨汁、研末；或入丸、散。外用适量，含漱或捣敷。

救必应

Ilicis Rotundae Cortex

　　【壮药名】　Maexndcihmeij

　　【别名】　白银树皮，九层皮，熊胆木，铁冬青，白兰香，白沉香，冬青仔。

　　【来源】　冬青科植物铁冬青 *Ilex rotunda* Thunb. 的树皮。

　　【植物形态】　乔木，树皮淡灰色。枝灰色，小枝多少有棱，红褐色，无毛。单叶互生，卵圆形至椭圆形，长4～10cm，宽2～4cm，两端短尖，全缘，上面有光泽，侧脉8对，两面明显。花单性，雌雄异株，排列为具梗的伞形花序；雄花花瓣4～5，绿白色，卵状矩圆形，雄蕊4～5；雌花较小，花柄较粗壮；子房上位。核果球形至椭圆形，熟时红色，顶端有宿存

NOTE

柱头。花期 5 ～ 6 月，果期 9 ～ 10 月。

【生境分布】 生于山下疏林中或溪边。分布于江苏、浙江、安徽、江西、湖南、广西、广东、福建、台湾、云南等地。

【采收加工】 全年均可采收，鲜用或晒干。

【性状鉴别】 本品茎皮呈卷筒状或略卷曲的板片状，长短不一，厚 0.3 ～ 0.5cm。外表面灰黄色或灰褐色，粗糙，常有横皱纹或略横向突起；内表面淡褐色或棕褐色，有浅纵向条纹。质硬而脆，断面略平坦，稍呈颗粒性，黄白色或淡黄褐色。气微，味苦、微涩。树皮较薄，边缘略向内卷，外表面有较多椭圆状突起的皮孔。

【性味】 苦，寒。

【功效主治】 调谷道，清热毒，除湿毒。用于货烟妈（咽痛），痧病，胴尹（胃痛），白冻（泄泻），阿意咪（痢疾），渗裆相（烧伤）。

【用法用量】 内服煎汤，9 ～ 30g。外用适量，煎浓汤涂敷患处。

路边青

Clerodendri Cyrtophylli Folium

【壮药名】 Godaihcing

【别名】 牛屎青，大青，大青木，猪屎青，鸭公青，牛耳青，臭大青。

【来源】 马鞭草科植物大青 *Clerodendrum cyrtophyllum* Turcz. 的茎、叶。

【植物形态】 灌木或小乔木。幼枝黄褐色，被短柔毛，髓坚实，白色。单叶对生，叶片纸质，长圆状披针形，长圆形，卵状椭圆形，长 6 ～ 20cm，宽 3 ～ 9cm，先端渐尖或急尖，基部近圆形或宽楔形全缘，两面无毛或沿叶脉疏生短柔毛，背面常有腺点，伞房状聚伞花序顶生或腋生，具线形苞片；花萼杯状，先端 5 裂，裂片三角形卵形，粉红色，外面被黄褐色短绒毛和不明显的腺点；花冠白色，花冠管细长，先端 5 裂，裂片卵形；雄蕊 4，与花柱同伸出花冠外。果实球形或倒卵形，绿色，成熟时蓝紫色，宿萼红色。花期 6 ～ 8 月，果期 7 ～ 9 月。

【生境分布】 生于荒地、低丘陵地的草丛中、疏林下或溪谷旁。分布于安徽、江苏、浙江、福建、台湾、广东、广西、江西、湖南、贵州、云南等地。

【采收加工】 全年可采，洗净阴干或鲜用。

【性状鉴别】 本品叶微有褶皱，有的将叶及幼枝切成小段。完整叶片展平后呈长椭圆形至细长卵圆形，长 5 ～ 20cm，宽 3 ～ 9cm，全缘，先端渐尖，基部钝圆，上面棕黄色，棕黄绿色至暗红棕色，下面色较浅；叶纸质而脆。气微臭，味稍苦而涩。

【性味】 苦，寒。

【功效主治】 调气道、谷道，清热毒，除湿毒。用于痧病，发得（高热），货烟妈（咽痛），巧尹（头痛），阿意咪（痢疾），能蚌（黄疸），航靠谋（疟腮），丹毒，火眼（急性结膜炎）。

【用法用量】 内服煎汤，9 ～ 15g。外用适量，捣烂外敷或水洗。

水牛角

Bubali Cornu

【壮药名】 Gaeuvaiz

【别名】 牛角，沙牛角，牛角尖，水牛角片，牛角片。

【来源】 牛科动物水牛 *Bubalus bubalis* L. 的角。

【动物形态】 水牛头体长 2.4～3m，尾长 0.6～1m，肩高 1.5～1.9m，重 1000～1200kg。雄性略大。体格强壮结实，头大额广，鼻阔口大，上唇上部有两个大鼻孔，基间皮肤硬而光滑，无毛，称为鼻镜。眼、耳都较大。头上有角 1 对，角粗大而扁，并向后方弯曲，上有很多横纹，颈短，腰腹隆凸。四肢较短，蹄较大。皮厚无汗腺，毛粗而短，体前部较密，后背及胸腹各部较疏。体色大多灰黑色，但亦有黄褐色或白色的。

【生境分布】 野水牛栖息于丛林、竹林或芦苇丛中。人工饲养，主产于华南、华东地区。

【采收加工】 取角后，水煮，除去角塞，干燥。

【性状鉴别】 本品呈稍扁平而弯曲的锥形，长短不一。表面棕黑色或灰黑色，一侧有数条横向的沟槽，另一侧有密集的横向凹陷条纹。上部渐尖，有纵纹，基部略呈三角形，中空。角质，坚硬。气微腥，味淡。

【性味】 苦，寒。

【功效主治】 清热毒，凉血，定惊。用于发得（发热），笃麻（麻疹），狠风（小儿惊风），渗裂（吐血、衄血）。

【用法用量】 内服煎汤，15～30g。外用适量。

苦丁茶

Ilicis Latifoliae Folium

【壮药名】 Cazdaeng

【别名】 苦灯茶，大叶茶。

【来源】 冬青科植物苦丁茶冬青 *Ilex kudingcha* C. J. Tseng 的嫩叶。

【植物形态】 乔木。树皮灰黑色，粗糙。小枝粗壮，有棱角。叶革质，长椭圆形或卵状长椭圆形，长 10～25cm，宽 4～6cm，边缘有锯齿，无毛。花序腋生，花朵多，常密集呈球状或张开呈聚伞状。果球形，成熟时红色，顶端有残存花柱。花期 4～5 月，果期 8～11 月。

【生境分布】 生于沟谷或山坡疏林中，有栽培。分布于湖北、湖南、广东、广西。

【采收加工】 清明前后摘取嫩叶，鲜用或晒干。

【性状鉴别】 本品叶多卷成螺旋形条状，完整片片展开长圆状椭圆形，长 10～16cm，宽 4～8cm，边缘有锯齿，主脉于上表面凹下，下表面凸起，侧脉每边 10～14 条，叶柄直径 2～3mm。表面微榄绿色或淡棕色。叶片厚硬、革质。气微，味苦、微甘。

【性味】 甜、苦，微寒。

【功效主治】 清热毒，调火路，除湿毒。用于巧尹（头痛），牙痛，火眼（急性结膜炎），

NOTE

耳鸣，中耳炎，阿意咪（痢疾）。

【用法用量】 内服煎汤，3～10g。外用适量，煎水洗。

二、解热毒除湿药

毛桐
Malloti Barbati Radix

【壮药名】 Maeqgunjgyaeuh

【别名】 红帽顶，红吊福，沉沙木，紫糠木，猪肚木，红毛桐子，毛叶子。

【来源】 大戟科植物毛桐 *Mallotus barbatus*（Wall.）Muell.-Arg. 的根。

【植物形态】 落叶灌木或小乔木。幼枝密被棕黄色星状绵毛。叶互生；叶柄密被灰棕色星状绵毛；幼叶红色，质厚，绒状；叶片纸质，卵形或卵圆形，长 13～30cm，宽 12～26cm，先端渐尖，基部圆形，盾状着生，边缘具疏细齿，不分裂或 3 浅裂，上面幼时密被星状绒毛，后渐变无毛，下面密被发棕色星状绒毛及棕黄色腺点，叶脉放射状。总状花序腋生或顶生，花序柄被毛；花单性异株，偶有同株；无花瓣；雄花序通常分枝，外面密被绒毛，内面有腺点；雌花单生于苞腋内，外面被绒毛，子房圆形，有乳头状突起，被毛，花柱 3～5，基部合生。蒴果扁球形，被有 1 层厚达 5mm 的软刺和星状绒毛，基部具苞片 3；种子卵形，黑色，光亮。花期 5 月，果期 7～9 月。

【生境分布】 生于山地、坡地的疏林或港口丛中。分布于湖北、湖南、广东、广西、四川、贵州、云南等地。

【采收加工】 夏、秋采收，洗净，晒干。

【性状鉴别】 本品根圆柱形，稍弯曲，上粗下细。长 15～30cm，直径 0.4～2cm。表面暗褐色至灰黑色。具细纵纹及稀疏细根痕。质坚硬，难折断，横切面皮部浅棕色至灰棕色。木部棕色。气微，味辛。

【性味】 苦，平。

【功效主治】 清热毒，除湿毒，调谷道，利水道。用于胴因鹿西（急性胃肠炎），白冻（泄泻），东郎（食滞），肉扭（淋证），隆白呆（带下）。

【用法用量】 内服煎汤，15～30g。外用适量。

红背山麻杆
Alchorneae Trewioidis Radix seu Folium

【壮药名】 Dagndengz

【别名】 红背娘，红背叶，红帽顶，红罗裙。

【来源】 大戟科植物红背山麻杆 *Alchornea trewioides*（Benth.）Muell.-Arg. 的根、叶。

【植物形态】 灌木；小枝被灰色微柔毛，后无毛。叶薄纸质，阔卵形，长 8～15cm，宽 7～13cm，顶端急尖或渐尖，基部浅心形或近截平，边缘疏生具腺小齿，上面无毛，下面浅红色，仅沿脉被微柔毛，基部具斑状腺体 4 个；基出脉 3 条；小托叶披针形；托叶钻状，具毛，凋落。雌雄异株，雄花序穗状，腋生或生于一年生小枝已落叶腋部，具微柔毛，苞片三角形，雄花 11 ～ 15 朵簇生于苞腋；花梗无毛，中部具关节；雌花序总状，顶生，具花 5 ～ 12 朵，各部均被微柔毛，苞片狭三角形，基部具腺体 2 个；雄花，花萼花蕾时球形，无毛，萼片 4 枚，长圆形；雄蕊（7 ～）8 枚；雌花，萼片 5（～ 6）枚，披针形被短柔毛，其中 1 枚的基部具 1 个腺体；子房球形，被短绒毛，花柱 3 枚，线状。蒴果球形，具 3 圆棱，果皮平坦，被微柔毛。花期 3 ～ 5 月，果期 6 ～ 8 月。

【生境分布】 生于山谷或灌丛中。分布于广西、山西、陕西、甘肃、河南、安徽、江苏、福建和云南等地。

【采收加工】 夏季采叶；全年均可采根，洗净，晒干。

【性状鉴别】 本品干燥叶多卷缩，黄绿色，完整叶展开多圆心形，叶背叶脉突起，网脉清晰。叶尖长渐尖，基部平截或浅心形，在叶柄相连处有红色腺体和两枚线状附属体。上面叶无毛，下面沿叶脉被疏柔毛，边缘有不规则的细锯齿。叶柄多为红色，气微，味微苦涩。

【性味】 甜，寒。

【功效主治】 清热毒，除湿毒，调龙路，杀虫止痒。用于阿意咪（痢疾），肉扭（淋证），幽卡（石淋），幽勒（尿血），兵淋勒（崩漏），隆白呆（白带），麦蛮（风疹），能啥能累（湿疹），呗农（疮疡），仲嘿喽尹（痔疮），外伤出血。

【用法用量】 内服煎汤，10 ～ 30g。外用适量。

葫芦茶

Tadehagi Triquetri Herba

【壮药名】 Cazbou

【别名】 牛虫草，迫颈草，百劳舌，金剑草，田万柄，钊板茶，咸鱼草。

【来源】 豆科植物葫芦茶 Desmodium triquetrum（L.）DC. 的枝叶。

【植物形态】 落叶小灌木。幼枝三棱形，棱上被粗毛，后变秃净。单叶互生，叶片卵状披针形至狭披针形，长 6 ～ 15cm，宽 1 ～ 4cm，先端急尖，基部浅心形或圆形，上面无毛，背面中脉和侧脉被长毛；叶柄具宽翅，形似葫芦；托叶 2 枚，披针形，花萼钟状，下面裂齿线状，有疏长毛；花冠紫红色，蝶形，旗瓣圆形，先端微凹，翼瓣倒卵形，基部有耳，龙骨瓣镰刀状弯曲，爪与瓣片近等长；雄蕊二体，下部合生；子房密生短柔毛，花柱内弯。荚果条状长圆形，有荚节 5 ～ 8，秃净或被毛，背缝线直，腹缝线呈波状。花果期 6 ～ 10 月。

【生境分布】 生于海拔 1400m 以下，荒坡、山地、林缘或路边。分布于广西、福建、江西、广东、海南、贵州、云南等地。

【采收加工】 夏、秋季割取地上部分，除去粗枝，切段晒干。

【性状鉴别】 本品茎枝多折断，基部木质，圆柱形，表面红棕色至红褐色；上部草质，具三棱，棱上疏被粗毛。叶多皱缩卷曲，展平后呈卵状矩圆形至披针形，长 6 ～ 15cm，宽 1 ～ 3.5cm，具阔翅；托叶有时可见，披针形，淡棕色。有时可见总状花序或扁平荚果，长 2 ～ 5cm，有 4 ～ 8 个近方形荚节，被毛。气香，味微甘。

NOTE

【性味】　微苦，寒。

【功效主治】　清热毒，除湿毒，通谷道水道。用于贫痧（感冒），货咽妈（咽痛），阿意咪（痢疾），笨浮（水肿），能蚌（黄疸），发旺（风湿骨痛），嗪痱（痱积），尿毒症，咪裆鹿（妊娠呕吐），歇啥（滴虫性阴道炎），月经不调，皮肤溃烂，痛风。

【用法用量】　内服煎汤，15～30g；鲜品30～60g。外用适量。

土茯苓
Smilacis Glabrae Rhizoma

【壮药名】　Gaeulanghauh

【别名】　禹余粮，刺猪答，冷饭头，土萆，尖光头，山奇良。

【来源】　百合科植物光叶菝葜 *Smilax glabra* Roxb. 的根茎。

【植物形态】　攀援藤本。茎光滑，无刺。根状茎粗厚、块状，常由匍匐茎间相连接。叶互生；叶柄具狭鞘，常有纤细的卷须2条；叶片薄，革质，狭椭圆状披针形至狭卵状披针形，长6～12cm，宽1～4cm，先端渐尖，基部圆形或钝，下面淡绿色。伞形花序单生于叶腋，具10余朵花；雄花序总花梗通常明显短于叶柄；花序托膨大，连同多数宿存的小苞片多少呈莲座状，花绿白色，六棱状球形；雄花外花被片近扁圆形，兜状，背面中央具纵槽，内花被片近圆形，边缘有不规则的齿；雄花靠合，与内花被片近等长，花丝极短；雌花外形与雄花相似，但内花被片边缘无齿，具3枚退化雄蕊。浆果熟时黑色，具粉霜。花期7～11月，果期11月至次年4月。

【生境分布】　生长于山坡、荒山及林边的半阴地。分布于安徽、江苏、浙江、福建、广东、广西、江西、湖南、湖北、四川、贵州等地。

【采收加工】　夏、秋二季采挖，除去须根，洗净，干燥；或趁鲜切成薄片，干燥。

【药材性状】　本品根茎略呈圆柱形，稍扁或呈不规则条块，有结节状隆起，具短分枝，长5～22cm，直径2～5cm。表面黄棕色或灰褐色，凹凸不平，有坚硬的须根残基，分枝顶端有圆形芽痕，有的外皮现不规则裂纹，并有残留的鳞叶。质坚硬。切片呈长圆形或不规则，边缘不整齐；切面类白色至淡红棕色，粉性，可见点状维管束及多数小亮点；质略韧，折断时有粉尘飞扬，以水湿润后有黏滑感。无臭，味微甘、涩。

【性味】　甜、淡，平。

【功效主治】　通龙路火路，祛风毒，除湿毒。用于发旺（风湿骨痛），兵吟（筋病），笨浮（水肿），肉裂（血淋），肉扭（淋证），呗奴（瘰疬），梅毒。

【用法用量】　内服煎汤，15～50g。外用适量，水煎洗。

田基黄
Hyperici Japonici Herba

【壮药名】　Nyavetrwz

【别名】　斑鸠窝，雀舌草，寸金草，小元宝草，跌水草，七寸金，一条香。

【来源】　金丝桃科植物地耳草 *Hypericum japonicum* Thunb. ex Murray 的全草。

【植物形态】　小草本，全株无毛。根多须状。茎丛生，直立或斜上，有4棱，基部近节处生细根。单叶对生；无叶柄；叶片卵形或广卵形，长3～15mm，宽1.5～8mm，先端钝，基部抱茎，斜上，全缘，上面有微细透明油点。聚伞花序顶生而成叉状分歧；花小；花梗线状；萼片5，披针形或椭圆形，先端急尖，上部有腺点；花瓣5，黄色，卵状长椭圆形，约与萼片等长；雄蕊5～30枚，基部连合成3束，花柱3，丝状。蒴果椭圆形，成熟时开裂为3果瓣，外围近等长的宿萼。花果期3～8月。

【生境分布】　生于田野、草地、沟边较湿润处。广布于长江流域及其以南各地。

【采收加工】　春、夏季开花时采收全草，晒干或鲜用。

【性状鉴别】　本品全草长10～40cm。根须状，黄褐色。茎单一或基部分枝，光滑，具4棱，表面黄绿色或黄棕色；质脆，易折断，断面中空。叶对生，无柄；完整叶片卵形或卵圆形，全缘，具细小透明腺点，基出脉3～5条。聚伞花序顶生，花小，橙黄色。气无，味微苦。

【性味】　辣、苦，平。

【功效主治】　清热毒，除湿毒。用于能蚌（黄疸），肝炎，呗叮（疔疮）。

【用法用量】　内服煎汤，10～60g。外用适量。

八角枫
Alangii Chinensis Radix

【壮药名】　Gogingz

【别名】　猴疳药，五代同堂，八角将军，老龙须，白筋条，白龙顺，八筋条。

【来源】　八角枫科植物华瓜木 *Alangium chinense*（Lour.）Harms 的根。

【植物形态】　落叶小乔木或灌木。树皮平滑，灰褐色。单叶互生，形状不一，常卵形至圆形，长8～20cm，宽5～12cm，先端长尖，全缘或有2～3裂，裂片大小不一，基部偏斜，幼时两面均有毛。老叶仅叶背脉腋处有丛毛，以及沿叶脉有短柔毛。聚伞形花序，腋生，具小花8～30朵，苞片1，线形；萼钟状，有纤毛，萼齿6～8；雄蕊1，子房下位，2室，花柱细圆筒形，有稀细毛，柱头3裂。核果黑色卵形。花期6～7月，果期9～10月。

【生境分布】　生于山野或林中，喜温暖向阳，宜深厚、肥沃、排水良好的夹沙土。分布于长江流域及南方各地。

【采收加工】　全年均可采，挖取根或须根，洗净，晒干。

【性状鉴别】　本品细根呈圆柱形，略成波状弯曲，长短不一，长者可至1m以上，直径2～8mm，有分枝及众多纤细须状根或其残基。表面灰黄色至棕黄色，栓皮纵裂，有时剥离。质坚脆，折断面不平坦，黄白色，粉性。气微，味淡。

【性味】　苦、辣，微热；有毒。

【功效主治】　通龙路火路，除湿毒，祛风毒，散瘀止痛。用于发旺（风湿骨痛），麻抹（肢体麻木），邦巴尹（肩周炎），活邀尹（颈椎病），林得叮相（跌打损伤），核尹（腰痛）。

【用法用量】　内服煎汤，3～9g。

NOTE

九龙藤

Bauhiniae Championii Caulis

【壮药名】 Gaeu'enq

【别名】 过岗龙，过江龙，五花血藤，燕子尾，羊蹄风，子燕藤，双木蟹。

【来源】 豆科植物龙须藤 *Bauhinia championi*（Benth.）Benth. 的茎。

【植物形态】 攀援木质藤本。幼枝浅黄色，密布锈黄色皮孔，嫩枝、花序、叶背均被短茸毛，卷须 2 个对生或 1 个。单叶互生，卵圆形，矩圆形或心脏形，长 5～9cm，宽 2.5～5cm，半革质，前端分裂，或凹头，全缘，基部圆形或微凹或耳廓形；叶柄两端膨大；托叶针状，早脱。总状花序，顶生或腋生；萼筒 5 裂，长三角状，表面具短茸毛；花瓣 5 片，白色，离生；雄蕊 10，3 枚较粗壮，花药 2 室，纵裂，丁字药；雌蕊被很短茸毛，花柱成喙状。荚果表面有细网状纹，熟时开裂。种子黑色，扁圆形。花期 9～10 月，果期翌年 1～2 月。

【生境分布】 生于沟边、山谷、河边、疏林下及灌木林中。分布于广西、广东、福建、台湾、浙江、湖南、湖北、江西、贵州等地。

【采收加工】 全年均可采，砍取茎干，切片，鲜用或晒干。

【性状鉴别】 本品圆柱形，稍扭曲。表面粗糙，灰棕色或灰褐色，具不规则皱沟纹。质坚实，难折断，切断面皮部棕红色，木部浅棕色，有 2～4 圈深棕红色环纹，习称"鸡眼圈纹"，针孔状导管细而密。气无，味微涩。

【性味】 苦、涩，平。

【功效主治】 通调龙路火路，祛风毒，除湿毒。用于发旺（风湿骨痛），夺扼（骨折），心头痛（胃痛）。

【用法用量】 内服煎汤，15～30g。外用适量。

肿节风

Sarcandrae Herba

【壮药名】 Galoemq

【别名】 草珊瑚，接骨金粟兰，九节茶，九节花，九节风，竹节茶，接骨莲。

【来源】 金粟兰科植物草珊瑚 *Sarcandra glabra*（Thunb.）Nakai 的全株。

【植物形态】 半灌木。茎数枝丛生绿色，节部明显膨大。叶柄基部合生成鞘状；托叶钻形，叶革质，椭圆形，卵形至卵状披针形，长 6～17cm，宽 2～6cm，先端渐尖，基部楔形，边缘具粗锐锯齿，齿尖有一腺体。两面无毛，穗状花序顶生，分枝，苞片三角形；花黄绿色；雄蕊 1，肉质，棒状至圆柱状，花药 2 室，生于药隔上部之两侧，侧向或有时内向；雌蕊 1，由 1 心皮组成；子房球形或卵形，无花柱，柱头近头状。核果球形，熟时亮红色。花期 6 月，果期 8～10 月。

【生境分布】 生于山坡、沟谷林下荫湿处。分布于安徽、浙江、江西、福建、台湾、广东、广西、湖南、四川、贵州和云南。

【采收加工】　夏、秋二季采收，除去杂质，晒干。

【性状鉴别】　本品长 50～120cm。根茎较粗大，密生细根。茎圆柱形，多分枝，直径 0.3～1.3cm；表面暗绿色至暗褐色，有明显细纵纹，散有纵向皮孔，节膨大；质脆，易折断，断面有髓或中空。叶对生，叶片卵状披针形至卵状椭圆形，长 5～15cm，宽 3～6cm；表面绿色、绿褐色至棕褐色或棕红色，光滑；边缘有粗锯齿，齿尖腺体黑褐色，叶柄长约 1cm；近革质。穗状花序顶生，常分枝。气微香，味微辛。

【性味】　苦、辣，平。

【功效主治】　通龙路火路，祛风毒，除湿毒，清热毒，止痛。用于发旺（风湿骨痛），林得叮相（跌打损伤），夺扼（骨折），核尹（腰痛），埃病（咳嗽），急性阑尾炎，东郎（食滞），胰腺炎，能蚌（黄疸），渗裆相（烧烫伤），心头痛（胃痛）。

【用法用量】　内服煎汤，9～30g。外用适量，碾末调茶油涂抹患处，或鲜品捣烂敷患处。

金线草
Antenoronis Filiformis Herba

【壮药名】　Goseqmanh

【别名】　金线蓼，毛蓼，白马鞭，人字草，九龙盘，毛血草，野蓼，山蓼。

【来源】　蓼科植物金线草 *Antenoron filiforme*（Thunb.）Roberty et Vautier 的全草。

【植物形态】　草本。根茎横走，粗壮，扭曲。茎节膨大。叶互生；托叶鞘筒状，抱茎，膜质；叶片椭圆形或长圆形，长 6～15cm，宽 3～6cm，先端短渐尖或急尖，基部楔形，全缘，两面有长糙伏毛，散布棕色斑点。穗状花序顶生或腋生；花小，红色；苞片有睫毛；花被 4 裂；雄蕊 5；柱头 2，先端钩状。瘦果卵圆形，棕色，表面光滑。花期 7～8月，果期 9～10月。

【生境分布】　生于山地林缘、路旁阴湿处。分布于山东、河南、山西、陕西、湖北、四川、贵州、云南、广西、广东、江西、浙江、江苏等地。

【采收加工】　夏、秋季采收，晒干或鲜用。

【性状鉴别】　本品根茎呈不规则结节状条块，长 2～15cm，节部略膨大，表面红褐色，有细纵皱纹，并具众多根痕及须根，顶端有茎痕或茎残基。质坚硬，不易折断，断面不平坦，粉红色，髓部色稍深。茎圆柱形，不分枝或上部分枝，有长糙伏毛。叶多卷曲，具柄；叶片展开后呈宽卵形或椭圆形，先端短渐尖或急尖，基部楔形或近圆形；托叶鞘膜质，筒状，先端截形，有条纹，叶的两面及托叶鞘均被长糙伏毛。气微，味涩、微苦。

【性味】　苦、辣，微寒。

【功效主治】　通气道、谷道，调龙路，清热毒，散瘀止痛，除湿毒。用于埃病（咳嗽），阿意咪（痢疾），白冻（泄泻），陆裂（咳血），兵淋勤（崩漏），约经乱（月经不调），京尹（痛经），呗农（痈疮），额哈（毒蛇咬伤），发旺（痹病），林得叮相（跌打损伤）。

【用法用量】　内服煎汤，9～30g。外用适量。

过江龙
Entadae Phaseoloidis Caulis seu Semen

【壮药名】 Gaeulumx

【别名】 榼藤子，过岗龙，左右扭，过山枫，扭骨风，眼镜豆，牛眼睛。

【来源】 豆科植物榼藤 *Entada phaseoloides*（L.）Merr. 的藤茎或种子。

【植物形态】 木质大藤本。茎扭旋，枝无毛。二回羽状复叶，通常有羽片 2 对，顶生一对羽片变为卷须；小叶 2～4 对，革质，长椭圆形，长 3～3.5cm，先端钝，微凹，基部略偏斜。穗状花序单生或排列成圆锥状，花序轴密生黄色绒色；花淡黄色；花萼 5；花瓣 5，基部稍连合；雄蕊 10，分离，略突出花冠；子房有短柄，花柱丝状，柱头凹下。荚果木质，弯曲，扁平，成熟时逐节脱落，每节内有 1 颗种子。种子近圆形，扁平，暗褐色，成熟后种皮木质，有光泽，具网纹。花期 3～6 月，果期 8～11 月。

【生境分布】 生于混交林中，常攀于大乔木上。分布于广西、广东、云南、台湾等地。

【采收加工】 全年均可采，切片，晒干；或鲜用。

【性状鉴别】 本品茎切片为不规则，斜而扭曲。外皮黄褐色或灰棕色，粗糙，有地衣斑，具明显纵纹或沟纹，可见皮孔，常有 1 条棱脊状突起。切面皮部深棕色，有红棕色或棕黑色树脂状物；木部棕色或浅棕色，有多数小孔，可见成偏心环纹的红棕色树脂状物环绕髓部；髓部常呈小空洞状，偏于有棱脊一侧。质坚硬，不易折断。气微，味微涩。

种子呈扁圆形或扁椭圆形，直径 4～6cm，厚约 1cm。表面暗红色至黑褐色，具光泽，有细密的网纹，有的被棕黄色细粉。种脐近圆形，微凹。种皮厚约 1～2mm；种仁乳色，子叶 2 枚，每片厚 3～5mm。质坚硬，难破碎。气微，味淡，嚼之有豆腥味。

【性味】 微苦、涩，平；有小毒。

【功效主治】 调龙路火路，祛湿毒，祛风毒，散瘀止痛。用于发旺（风湿骨痛），林得叮相（跌打损伤），核尹（腰痛），麻抹（四肢麻木）。

【用法用量】 内服煎汤，15～30g。

虎杖
Polygoni Cuspidati Rhizoma

【壮药名】 Godiengangh

【别名】 阴阳莲，花斑竹，大叶蛇总管，大虫杖，酸杖，苦杖，酸杖。

【来源】 蓼科植物虎杖 Polygonum *cuspidatum* Sieb. et Zucc. 的根茎和根。

【植物形态】 灌木状草本。根茎横卧地下，木质，黄褐色，节明显。茎直立，圆柱形，表面无毛，散生着多数红色或带紫色斑点，中空。单叶互生，阔卵形至近圆形，长 7～12cm，宽 5～9cm，先端短尖，基部圆形或楔形；托鞘膜质，褐色，早落。花单性，雌雄异株，圆锥花序腋生；花梗较长，上部有翅；花小而密，白色，花被 5 片，外轮 3 片，背面有翅，结果时增大；雄花有雄蕊 8 枚；雌花子房上部有花柱 3 枚。瘦果卵形，具 3 棱，红褐色，光亮，包在翅状的花被中。花期 8～9 月，果期 9～10 月。

【生境分布】　生于山谷溪边。分布于华东、中南、西南及河北、陕西、甘肃等地。

【采收加工】　春、秋二季采挖，除去须根，洗净，趁鲜切短段或厚片，晒干。

【性状鉴别】　本品多为圆柱形短段或不规则厚片，长 1～7cm，直径 0.5～2.5cm。外皮棕褐色，有纵皱纹及须根痕，切面皮部较薄，木部宽广，棕黄色，射线放射状，皮部与木部较易分离。根茎髓中有隔或呈空洞状。质坚硬。气微，味微苦、涩。

【性味】　苦，寒。

【功效主治】　通气道谷道水道，解热毒，除湿毒。用于能蚌（黄疸），肝硬化，白冻（泄泻），隆白呆（带下），胰腺炎，肺结核，痛风，埃病（咳嗽），渗裆相（烧烫伤），肉扭（淋证）。

【用法用量】　内服煎汤，9～15g。外用适量，制成煎液或油膏涂敷。

大叶千斤拔
Flemingiae Macrophyllae Radix

【壮药名】　Saebndengx

【别名】　天根不倒，千斤红，假乌豆草，皱面树。

【来源】　豆科植物大叶千斤拔 *Flemingia macrophylla*（Willd.）O.Kize 的根。

【植物形态】　直立半灌木。嫩枝密生黄色短柔毛。小叶 3，顶生小叶宽披针形，长 6～20cm，宽 2.5～9cm，先端尖，具短尖，基部圆楔形，上面几无毛，下面沿叶脉有黄色柔毛，基出脉 3 条，侧生小叶较小，偏斜，基出脉 2 条；叶柄有狭翅，有短柔毛。总状花序腋生，花多而密，花序轴及花梗均密生淡黄色短柔毛；萼钟状，萼齿 5，披针形，最下面一齿较长，外面有毛；花冠紫红色，长约 1cm；子房有丝毛。荚果椭圆形，长约 1.5cm，褐色，有短柔毛。种子 1～2 粒，球形，黑色。花期 7～9 月。

【生境分布】　生于空旷草地或草丛中。分布于广西、云南、四川、广东、江西、福建等区。

【采收加工】　秋季采收，晒干。

【性状鉴别】　本品根较粗壮，多有分枝，表面深红棕色，香气较浓厚，有稍突起的横长皮孔及细皱纹，近顶部常成圆肩膀状，下半部间见须根痕；质坚韧，不易折断。横切面皮部棕红色，木部宽广，有细微的放射状纹理。香气较浓厚，味微甘、涩。

【性味】　甜，平。

【功效主治】　通调龙路，祛风毒，除湿毒，补虚强筋骨。用于核尹（腰痛），麻邦（偏瘫），委约（阳痿），发旺（风湿骨痛），优平（自汗）。

【用法用量】　内服煎汤，30～60g。

NOTE

半枝莲
Scutellariae Barbatae Herba

【壮药名】 Nomjsoemzsaeh

【别名】 并头草，狭叶韩信草，牙刷草，四方马兰。

【来源】 唇形科植物半枝莲 *Scutellaria barbata* Don. 的全草。

【植物形态】 直立草本。茎四棱，无毛。匍匐簇生须状根。叶对生，卵形至披针形，长 1.3 ～ 3.2cm，宽 0.5 ～ 1.4cm，全缘或有少数微钝齿。叶面橄榄绿色，背面淡绿有时带紫色。轮伞花序集成偏侧总状花序；花萼二唇形，上唇背部有盾状附属体；花冠唇形，浅蓝紫色，花冠管斜倾；雄蕊4，内藏；花柱顶端2裂。小坚果，卵形，有细瘤点，包围宿萼中。花期 5 ～ 10 月，果期 6 ～ 11 月。

【生境分布】 生于海拔 2000m 以下的水田边、溪边或阴湿的草地上。分布于广西、河南、河北、陕西、山东、江苏、浙江、江西、湖北、福建、广东等地。

【采收加工】 夏、秋季茎叶茂盛时采挖，洗净，晒干。

【性状鉴别】 本品全草长 15 ～ 30cm。根纤细。茎四棱形，直径 2 ～ 5mm，表面黄绿色至暗紫色。叶对生，皱缩或卷曲，展平后呈卵状披针形，长 1.5 ～ 3cm，宽 0.5 ～ 1cm，被疏柔毛，上面深绿色，下面灰绿色；叶柄短或近无机柄。枝顶有偏于一侧的总状花序，具残存的宿萼，有时内藏四个小坚果。茎质软，易折断。气微，味苦涩。

【性味】 辣、苦，寒。

【功效主治】 清热毒，除湿毒，通水道。用于呗农（痈疮肿毒），货烟妈（咽痛），林得叮相（跌打损伤），笨浮（水肿），能蚌（黄疸），额哈（毒蛇咬伤）。

【用法用量】 内服煎汤，15 ～ 30g。外用适量。

古羊藤
Streptoculi Griffithii Radix

【壮药名】 Gaeumbe

【别名】 马连鞍，苦羊藤，南苦参，老鸦咀，马达，毛青才，奶藤。

【来源】 萝藦科植物马连鞍 *Streptoculon griffithii* Hook. f. 的根。

【植物形态】 木质藤本，具乳汁；茎紫褐色，有皮孔，老时被毛渐脱落；枝条、叶、花梗、果均密被棕黄色茸毛。根圆柱状，弯曲，根皮暗棕色，有瘤状突起和纵皱纹。单叶对生，矩圆形至倒卵形，长 7 ～ 15cm，宽 3 ～ 7cm，基部近心状耳形；厚纸质，背面叶脉凸出。聚伞花序腋生；花小；花萼5深裂；花冠筒极短，5深裂，外面黄绿色，内面黄红色；副花冠线状，与花丝背部合生，着生在花冠基部；雄蕊5，花丝离生；花粉器匙形，其上载有许多四合花粉；子房上位，由2个离生心皮组成，被柔毛。蓇葖果叉生，圆柱状，外果皮密被黄棕色茸毛；种子扁平长圆形，顶端具白色绢质种毛。花期 8 ～ 10 月，果期 10 ～ 12 月。

【生境分布】 生于山野坡地、路边草丛中。分布于广西、贵州、云南、四川等地。

【采收加工】 全年可采，鲜用或晒干。

【性状鉴别】 本品根长圆柱形，略弯，上部稍粗，下部渐细，外皮棕色至暗棕色，有小瘤状凸起和不规则的纵皱纹。质硬，不易折断，断面不平整，皮部类白色，稍带粉性，可与木部剥离，木部微黄色，具放射状纹理，导管显著，小孔状。气微，味苦。

【性味】 苦，寒。

【功效主治】 清热毒，除湿热，通水道谷道。用于贫痧（感冒），白冻（泄泻），阿意咪（痢疾），心头痛（胃痛），笨浮（水肿），能啥能累（湿疹）。

【用法用量】 内服煎汤，3～6g。

栀子
Gardeniae Fructus

【壮药名】 Faenzgaehhenj

【别名】 木丹，卮子，支子，山栀子，黄栀子，黄果树，红枝子。

【来源】 茜草科植物栀子 *Gardenia jasminoides* Ellis 的果实。

【植物形态】 灌木。小枝幼时被毛，后近无毛。单叶对生，稀三叶轮生，叶柄短；托叶两片，生于叶柄内侧；叶片革质，椭圆形，阔倒披针形或倒卵形，长6～14cm，宽2～7cm，先端急尖，基部楔形，全缘，上面光泽，仅下面脉腋内簇生短毛。花大，极芳香；萼筒稍长；花冠高脚碟状，白色，后变乳黄色，基部合生成筒，上部6～7裂，旋转排列，先端圆；雄蕊与花冠裂片同数，着生于花冠喉部，花丝极短，花药线形；雌蕊1，子房下位，1室。果实深黄色，倒卵形或长椭圆形，有5～9条翅状纵棱，先端有条状宿存萼。种子多数，鲜黄色，扁椭圆形。花期3～7月，果期5月至翌年2月。

【生境分布】 生于丘陵山地或山坡灌林中。分布于东南、中南、西南等地。

【采收加工】 9～11月果实成熟呈红黄色时采收，除去果梗及杂质，蒸至上汽或置沸水中略烫，取出，干燥。

【性状鉴别】 本品呈长卵圆形或椭圆形，长1.5～3.5cm，直径1～1.5cm。表面红黄色或棕红色，具6条翅状纵棱，棱间常有1条明显的纵脉纹，并有分枝。顶端残存萼片，基部稍尖，有残留果梗。果皮薄而脆，略有光泽；内表面色较浅，有光泽，具2～3条隆起的假隔膜。种子多数，扁卵圆形，集结成团，深红色或红黄色，表面密具细小疣状突起。气微，味微酸而苦。

【性味】 苦，寒。

【功效主治】 清热毒，利湿毒，通龙路、火路。用于发得（发热），火眼（急性结膜炎），巧尹（头痛），能蚌（黄疸），白冻（泄泻），笨浮（水肿），血压嗓（高血压），肉扭（尿路感染），渗裂（血症），口疮（口腔溃疡），呗农（痈疮），邦印（痛症）。

【用法用量】 内服煎汤，6～10g。外用生品适量，研末调敷。

羊耳菊
Inulae Cappae Herba

【壮药名】　Nyafaedmox

【别名】　大力王，猪耳风，白羊耳，白牛胆，叶下白，山白芷，白背风。

【来源】　菊科植物羊耳菊 *Inula cappa*（Buch.-Ham.）DC. 的全草。

【植物形态】　亚灌木。根茎粗壮，多分枝。茎直立，粗壮，全株被浅白色或浅褐色绢状或棉状密茸毛。下部叶在花期脱落后留有被白色或浅白色绵毛的腋芽。叶互生；叶片长圆形或长圆形披针形，叶长 10～16cm，先端钝或急尖，基部圆形或近楔形，边缘有小尖头细齿或浅齿，上面被基部疣状的密糙毛，下面被白色或浅白色绢状厚茸毛。头状花序倒卵形，多数密集于茎和枝端成聚伞圆锥状；总苞片 5 层，外层较内层短，被白色或带褐色茸毛；小花黄色，外围花舌片短小或无舌片；中央筒状花狭漏斗状。瘦果长圆柱形，被白色长绢毛，冠毛褐黄色。花期 6～10 月，果期 8～12 月。

【生境分布】　生于向阳山坡草地或灌木丛中，分布于广西、江西、福建、湖南、广东、四川、云南等地。

【采收加工】　夏、秋采割全草，鲜用或晒干。

【性状鉴别】　本品茎圆柱形，少分枝，表面灰褐色至暗褐色，有细纵纹及凸起的椭圆形皮孔，叶痕明显，半月形，皮层易剥离。质硬，易折断，断面不平坦。叶片易脱落，常卷曲，展开后呈狭矩圆形或近倒卵形，长 7～9cm，宽 1.5～2cm，边缘有小锯齿，先端渐尖或钝形，基部浑圆或广楔形，上表面黄绿色，且黄色粗毛，下表面黄白色，被白色绢毛。偶带有顶生或腋生的头状花序组成的伞房花丛，花小。瘦果具棱，有冠毛。气香，味辛微苦。

【性味】　苦，微热。

【功效主治】　祛风毒，除湿毒，通气道谷道。用于发旺（风湿骨痛），林得叮相（跌打损伤），贫痧（感冒），瘴气（疟疾），埃病（咳嗽），慢性肝炎，心头痛（胃痛），约经乱（月经不调），京尹（痛经），下肢溃疡，额哈（毒蛇咬伤）。

【用法用量】　内服煎汤，15～30g。外用适量，浸酒敷或煎水洗。

第五节　解寒毒药

豆豉姜
Litseae Fructus

【壮药名】　Gauginghsaej

【别名】　木姜子，毕澄茄，山苍子，澄茄子，山姜子，臭樟子，木香子。

【来源】　樟科植物山鸡椒 *Litsea cubeba*（Lour.）Pers. 的成熟果实。

【植物形态】 落叶灌木或小乔木；幼树树皮黄绿色，光滑，老树树皮灰褐色。小枝细长，绿色，枝、叶具芳香味。顶芽圆锥形，外面具柔毛。叶互生，披针形或长圆形，长 5～11cm，宽 1.5～3cm，先端渐尖，基部楔形，纸质，上面深绿色，下面粉绿色，两面均无毛，中脉、侧脉在两面均突起；叶柄纤细。伞形花序单生或簇生，总梗细长；苞片边缘有睫毛；每一花序有花 4～6 朵，先叶开放或与叶同时开放，花被裂片 6，宽卵形；能育雄蕊 9，花丝中下部有毛，第 3 轮基部的腺体具短柄；退化雌蕊无毛；雌花中退化雄蕊中下部具柔毛；子房卵形，花柱短，柱头头状。果近球形，直径约 5mm，幼时绿色，成熟时黑色，果梗先端稍增粗。花期 11 月至第二年 4 月，果期 5～9 月。

【生境分布】 生于灌丛、疏林或林中路旁、水边。分布于长江流域以南各地。

【采收加工】 秋季果实成熟时采收，除去杂质，晒干。

【性状鉴别】 本品呈类球形，直径 4～6mm。表面棕褐色至黑褐色，有网状皱纹。基部偶有宿萼及细果梗。除去外皮可见硬脆的果核，种子 1，子叶 2，黄棕色，富油性。气芳香，味稍辣而微苦。

【性味】 辣，热。

【功效主治】 散寒毒，祛风毒，理气止痛。用于心头痛（胃痛），腊胴尹（脘腹冷痛），东郎（食积不化），感冒头痛。

【用法用量】 内服煎汤，3～10g；研末，1～2g。外用适量，研末撒或调敷。

八角
Anisi Stellati Fructus

【壮药名】 Makgak

【别名】 大茴香，八角茴香，大料，八月珠，怀香，舶上茴香。

【来源】 木兰科植物八角茴香 *Illicium verum* Hook. f. 的果实。

【植物形态】 乔木。叶在下部为不整齐互生，在顶端 3～6 片近轮生或松散地簇生，倒卵状椭圆形，倒披针形或椭圆形，长 5～15cm，宽 2～5cm，在阳光下可见透明小油点。花粉红至深红色；花被片 7～12；雄蕊 11～20，常为 12～14；心皮通常 8，有时 7 或 9，少 11。聚合果多为八角形，先端钝或钝尖。花期春秋季，果期秋季至翌年春季。

【生境分布】 栽培。广西主要分布于桂南、桂西南，云南、广东、福建等省亦有分布。

【采收加工】 秋、冬季果实由绿变黄时采摘，置沸水中略烫后干燥或直接干燥。

【性状鉴别】 本品为聚合果，多由 8 蓇葖果组成，放射状排列于中轴上。蓇葖果长 1～2cm，宽 0.3～0.5cm，高 0.6～1cm；外表面红棕色，有不规则皱纹，顶端呈鸟喙状，上侧多开裂；内表面淡棕色，平滑，有光泽；质硬而脆。果梗长 3～4cm，连于果实基部中央，弯曲，常脱落。每个蓇葖果含种子 1 粒，扁卵圆形，长约 6mm，红棕色或黄棕色，光亮，尖端有种脐；胚乳白色，富油性。气芳香，味辛、甜。

【性味】 辣，热。

【功效主治】 祛寒毒，调火路，通谷道，止痛。用于鹿（呕吐），疝气，心头痛（胃痛），核尹（腰痛），额哈（毒蛇咬伤）。

NOTE

【用法用量】 内服煎汤，3～6g。外用适量。

肉桂
Cinnamomi Cortex

【壮药名】 Naengigveq

【别名】 玉桂，辣桂，牡桂，紫桂，大桂，桂皮，木桂，桂树。

【来源】 樟科植物肉桂 *Cinnamomum cassia* Presl. 的干皮及枝皮。

【植物形态】 乔木。树皮灰褐色。枝条有纵向细条纹，幼枝略呈四棱形，黄褐色，密被灰黄色短绒毛。叶柄粗壮，被毛，腹面平坦或下部略具槽。叶革质，互生或近对生，长椭圆形至近披针形，长8～30cm，宽4～10cm，先端稍急尖，基部急尖，边缘稍内卷；上面绿色，有光泽，无毛，下面淡绿色，疏被黄色短绒毛；离基三出脉，下面凸起，细横脉近平行。圆锥花序腋生或近顶生，被短绒毛；花小，白色；花被片6，内外两面密被黄褐色短绒毛，花被筒倒锥形；雄蕊4轮，每轮3枚，几与花被等长，外2轮花药内向，内1轮花药外向，花丝上方1/3处有一对腺体，内轮雄蕊退化，短小；子房球形，花柱纤细，与子房等长。果椭圆形，成熟时黑紫色，无毛，果托浅杯状。花期6～8月，果期10～12月。

【生境分布】 生于常绿阔叶林中，多为栽培品。分布于广西、广东、云南等地。

【采收加工】 多于秋季剥取，阴干。晒干后称桂皮，加工产品有桂通、板桂、企边桂和油桂等。

【性状鉴别】 本品呈槽状或卷筒状，长30～40cm，宽或直径3～10cm，厚0.2～0.8cm。外表面灰棕色，稍粗糙，有不规则的细皱纹及横向突起的皮孔，有的可见灰白色的斑纹；内表面红棕色，略平坦，有细纵纹，划之显油痕。质硬而脆，易折断，断面不平坦，外层棕色而较粗糙，内层红棕色而油润，两层间有1条黄棕色的线纹。气香浓烈，味甜、辣。

【性味】 辣、甜，热。

【功效主治】 通调龙路火路，祛寒毒，行气止痛，补火助阳。用于头痛，核尹（腰痛），心头痛（胃痛），胸痛，胁痛，墨病（哮喘），阳虚头晕，阳痿遗精，约经乱（月经不调），阴疮。

【用法用量】 内服煎汤，3～6g。外用适量。

茶辣
Evodiae Fructus

【壮药名】 Cazlat

【别名】 吴萸，吴茱萸，辣子，臭辣子，吴椒，臭泡子。

【来源】 芸香科植物吴茱萸 *Evodia rutaecarpa*（Juss.）Benth. 的近成熟果实。

【植物形态】 灌木或小乔木，小枝紫褐色；幼枝被锈色长柔毛，裸芽密被褐紫色长茸毛。叶有小叶5～11片，小叶卵形、椭圆形或披针形，长6～15cm，宽3～7cm，两侧对称或一侧的基部稍偏斜，边全缘或浅波浪状，小叶及叶轴被密长柔毛，油点大且多。花序顶生；雄花序的花彼此疏离，雌花序的花密集或疏离；萼片及花瓣均 5 片，偶有 4 片；雄花花瓣腹面被疏长毛，退化雌蕊 4 ～ 5 深裂，下部及花丝均被白色长柔毛；雌花花瓣腹面被毛，退化雄蕊鳞片状或短线状或兼有细小的不育花药，子房及花柱下部被疏长毛。蓇葖果密集或疏离，暗紫红色，有大油点，每分果瓣有 1 种子；种子近圆球形，一端钝尖，腹面略平坦，褐黑色，有光泽。花期 6 ～ 8 月，果期 9 ～ 10 月。

【生境分布】　生于山地、路旁或疏林下。分布于长江流域及华南一带和陕西等地。主产于贵州、广西、湖南、云南、陕西、浙江、四川等地。

【采收加工】　8 ～ 11 月果实尚未开裂时，剪下果枝，晒干或低温干燥，除去枝、叶、果梗等杂质。

【性状鉴别】　本品呈球形或略呈五角状扁球形，直径 2 ～ 5mm。表面暗黄绿色至褐色，粗糙，有多数点状突起或凹下的油点。顶端有五角星状的裂隙，基部残留被有黄色茸毛的果梗。质硬而脆，横切面可见子房 5 室，每室有淡黄色种子 1 粒。气芳香浓郁，味辛辣而苦。

【性味】　辣、苦，热；有毒。

【功效主治】　通谷道，祛湿毒，祛寒毒，止痛。用于鹿（呕吐），邦印（痛症），白冻（泄泻），心头痛（胃痛），高血压，痂（癣），兵嘿细勒（疝气），口疮溃疡，能唅能累（湿疹），呗农显（黄水疮）。

【用法用量】　内服煎汤，2 ～ 10g。外用适量。

阴香
Cinnamomi Burmannii Cortex

【壮名】　Maexcungdwnh

【别名】　广东桂皮，小桂皮，山肉桂，山玉桂，桂树，山桂枝，连粘树。

【来源】　樟科植物阴香 *Cinnamomum burmannii*（Nees）Bl. 的树皮。

【植物形态】　乔木。树皮光滑，灰褐色或黑褐色，内皮红色，味似肉桂，枝条无毛。叶互生或近对生；叶柄近无毛；叶片革质，卵圆形，长圆形或披针形，长 5.5 ～ 10.5cm，宽 2 ～ 5cm，先端短渐尖，基部宽楔形，全缘，上面绿色，光亮，下面粉绿色，两面无毛，离基三出脉，中脉和侧脉在叶上面明显，下面凸起，网脉两面微凸起。圆锥花序腋生或近顶生，密被灰白色微柔毛，最末花序轴有 3 朵花作聚伞状排列；花两性，绿白色，花梗被灰白色微柔毛；花被筒倒锥形；花被裂片 6，长圆状卵形，先端锐尖；能育雄蕊 9，花药背面及花丝被微柔毛，第 1、2 轮雄蕊 4 室，内向瓣裂，第 3 轮雄蕊 4 室，外向瓣裂，中部有 1 对圆形腺体；退化雄蕊 3，箭头形，位于最内一轮；子房近球形。果实卵形。花期主要在秋、冬季，果期主要在冬末及春季。

【生境分布】　生长于疏林、密林或灌丛中，或溪边路旁等处；或为栽培。分布于广西、广东、江西、浙江、福建等地。

【采收加工】　夏、秋季剥取茎皮，阴干。

【性状鉴别】　本品茎皮呈槽状或片状，厚约 3mm。外表面棕灰色，粗糙，有圆形突起的皮孔和灰白色地衣斑块，有时外皮部分刮去而现凹下的皮孔痕；内表面棕色，平滑。质坚，断

NOTE

面内层呈裂片状。气香，味微甘，涩。

【性味】　辣、微甜，热。

【功效主治】　散寒毒，调谷道，止痛。用于胴尹（胃痛），白冻（腹泻），发旺（痹病），扭像（扭挫伤），呗叮（疔疮）。

【用法用量】　内服煎汤，5～15g。外用适量，研末用酒调敷。

竹叶椒

Zanthoxyli Armati Fructus

【壮药名】　Ceucax

【别名】　花胡椒，搜山虎，野花椒，三叶花椒，玉椒，山花椒，鸡椒，岩椒。

【来源】　芸香科植物竹叶椒 *Zanthoxylum arrnatum* DC. 的果实。

【植物形态】　灌木或小乔木。枝直出而扩展，有弯曲而基部扁平的皮刺，老枝上的皮刺基部木栓化，茎干上的刺其基部为扁圆形垫状。奇数羽状复叶互生；叶轴无毛，具宽翼和皮刺。小叶无柄；小叶片3～5，披针形或椭圆状披针形，长5～9cm，先端尖，基部楔形，边缘有细小圆齿，两面无毛而疏生透明腺点，主脉上具针刺，侧脉不明显，纸质。聚伞状圆锥花序，腋生；花被片6～8，药隔顶部有腺点一颗；雌花心皮2～4，通常1～2个发育。蓇葖果1～2瓣，稀3瓣，红色，表面有突起的腺点。种子卵形，黑色，有光泽。花期5～6月，果熟期8～9月。

【生境分布】　生于山坡疏林、灌丛中及路旁。分布于华东、中南、西南及陕西、甘肃、台湾等地。

【采收加工】　秋季果实成熟时采收，鲜用或晒干。

【药材性状】　本品球形小分果1～2，直径4～5mm，顶端具细小喙尖，基部无未发育离生心皮，距基部约0.7mm处小果柄顶部具节，稍膨大。外表面红棕色至褐红色，稀疏散布明显凸出成瘤状的油腺点。内果皮光滑，淡黄色，薄革质。果柄被疏短毛。种子圆珠形，直径约3mm，表面深黑色，光亮，密布小疣点，种脐圆形，种脊明显。果实成熟时珠柄与内果皮基部相连，果皮质较脆。气香，味麻而凉。

【性味】　辣，热。

【功效主治】　散寒毒，祛湿毒，调谷道，调龙路火路。用于心头痛（胃痛），白冻（泄泻），阿意咪（痢疾），邦印（痛证），胴西咪暖（蛔虫），能晗能累（湿疹）。

【用法用量】　内服煎汤，6～9g；研末服，每次1～3g。外用煎水洗或含漱；或酒精浸泡外搽；或研粉塞入龋齿洞中，或鲜品捣敷。

艳山姜

Alpiniae Zerumberis Fructus

【壮药名】　Faexdaeng

【别名】　玉桃，草扣，大良姜，大草蔻，假砂仁，四川土砂仁，草豆蔻。

NOTE

【来源】　姜科植物艳山姜 *Alpinia zerumbet*（Pers.）Burtt. et Smith. 的果实。

【植物形态】　草本。叶片披针形，长 30～60cm，宽 5～10cm，顶端渐尖而有一旋卷的小尖头，基部渐狭，边缘具短柔毛，两面均无毛。圆锥花序呈总状花序式，下垂，花序轴紫红色，被绒毛，分枝极短，每一分枝上有花 1～2 朵；小苞片椭圆形，白色，先端粉红色，蕾时包裹住花，无毛；小花梗极短；花萼近钟形，白色，先端粉红色，一侧开裂，先端 2 齿裂；花冠管较花萼为短，裂片长圆形，后方的 1 枚较大，乳白色，先端粉红色；侧生退化雄蕊钻状；唇瓣匙状宽卵形，先端皱波状，黄色而有紫红色纹彩；子房被金黄色粗毛。蒴果卵圆形，被稀疏的粗毛，具显露的纵向条纹，先端常冠以宿萼，熟时朱红色；种子有棱角。花期 4～6 月，果期 7～10 月。

【生境分布】　生于田头、地边、路旁及沟边草丛中，常栽培于房前屋后及庭园供观赏。分布于我国东南部至西南部各地。

【采收加工】　果实将熟时采收，烘干。

【性状鉴别】　本品果实呈球形，两端略尖，长约 2cm，直径 1.5cm，黄棕色，略有光泽，有 10 数条隆起的纵棱，顶端具一突起，为花被残基，基部有的有果柄断痕。种子团瓣排列疏松，易散落，假种皮膜质，白色。种子为多面体，长 4～5mm，直径 3～4mm。味淡，略辛。

【性味】　辣、涩，热。

【功效主治】　调谷道，除湿毒，散寒毒。用于心腹冷痛，胸腹胀满；东郎（食滞），鹿（呕吐），白冻（泄泻），瘴气（疟疾）。

【用法用量】　内服煎汤，种子或根茎 3～9g；研末，种子每次 1.5g。外用适量，鲜根茎捣敷。

山柰

Kaempferiae Rhizoma

【壮药名】　Hinggaeq

【别名】　沙姜，三柰子，三赖，山辣。

【来源】　姜科植物山柰 *Kaempferia galanga* L. 的根茎。

【植物形态】　草本，根状茎块状，单生或丛生，淡绿色，芳香；根从根状茎上生出，粗壮，多数。叶通常 2 枚，相对而生，几乎无柄，平卧地上，水平展开，质薄，圆形或宽卵形。穗状花从两叶间生出，有花 4～12 朵，白色，晨开午调，芳香，花管筒细长。果实为蒴果。花期 8～9 月。

【生境分布】　生长山坡、林下、草丛中，现多为栽培。分布于广西、福建、台湾、广东、海南、云南等。

【采收加工】　冬季采挖，洗净，除去须根，切片，晒干。

【性状鉴别】　本品为近圆形横切片，直径 1～2cm，厚 2～6mm，也有 2～3 个相连，少数为纵切片或斜切片。外皮浅褐色或黄褐色，皱缩，可见根痕及残存须根；切面类白色，富粉性，有时可见内皮层环纹，中部常鼓凸，习称"皱皮凸肉"。质脆，易折断。气香特异，味辛辣。

NOTE

【性味】 辣，热。

【功效主治】 散寒毒，祛湿毒，通谷道，止痛。用于心头痛（胃痛），鹿（呕吐），白冻（泄泻），霍乱，东郎（食滞），牙痛，发旺（风湿骨痛）。

【用法用量】 内服煎汤，3～6g。外用适量。

紫苏
Perillae Folium et Caulis seu Fructus

【壮药名】 Mbawswjsuh

【别名】 野生紫苏，尖紫苏，青叶紫苏，苏麻，白丝草，红香师草。

【来源】 唇形科植物紫苏 *Perilla frutescens*（L.）Britt. 的叶（或带嫩枝）、茎、果实。

【植物形态】 草本。具有特殊芳香。茎直立，多分枝，紫色、绿紫色或绿色，钝四棱形，被短柔毛。叶对生，紫红色或绿色，卵形，长 4.5～7.5cm，宽 2.8～5cm，先端渐尖或突尖，有时呈短尾状，基部圆形或阔楔形，边缘具粗锯齿，有时锯齿较深或浅裂，两面紫色或仅下面紫色，两面被疏柔毛，沿叶脉处较密，叶下面有细油腺点。轮伞花序，由2花组成偏向一侧成假总状花序，顶生或腋生。花序密被长柔毛；苞片具缘毛，外面有腺点；花梗密被柔毛；花萼钟状，外面下部密被长柔毛和有黄色腺点，顶端5齿，上唇3齿，下唇2齿，结果时增大，基部呈囊状；花冠唇形，白色或紫红色，花冠筒内有毛环，外面被柔毛，上唇微凹，下唇3裂，裂片近圆形，中裂片较大；雄蕊4，二强，着生于花冠筒内中部，几不伸出花冠外；子房4裂，花柱基底着生，柱头2裂。小坚果较小，土黄色，有网纹。花期8～11月，果期8～12月。

【生境分布】 生于山地、路旁、村边或荒地。全国各地广泛栽培。

【采收加工】 叶于夏季枝叶茂盛时采收；果实于秋季果实成熟时采收；茎于秋季果实成熟后采割，除去杂质，晒干。

【性状鉴别】 紫苏叶：多皱缩卷曲、碎破，完整者展平后呈卵圆形，长 4～11cm，宽 2.5～9cm。先端长尖或急尖，基部圆形或宽楔形，边缘具圆锯齿。两面紫色或上表面绿色，下表面紫色，疏生灰白色毛，下表面有多数凹点状的腺鳞。叶柄长 2～7cm，紫色或紫绿色。质脆。带嫩枝者，枝的直径 2～5mm，紫绿色，断面中部有髓。气清香，味微辛。

紫苏梗：呈方柱形，四棱钝圆，长短不一，直径 0.5～1.5cm。表面紫棕色或暗紫色，四面有纵沟及细纵纹，节部稍膨大，有对生的枝痕和叶痕。体轻，质硬，断面裂片状。切片厚 2～5mm，常呈斜长方形，木部黄白色，射线细密，呈放射状，髓部白色，疏松或脱落。气微香，味淡。

紫苏子：呈卵圆形或类球形，直径约 1.5mm。表面灰棕色或灰褐色，有微隆起的暗紫色网纹，基部稍尖，有灰白色点状果梗痕。果皮薄而脆，易压碎。种子黄白色，种皮膜质，子叶 2，类白色，有油性。压碎有香气，味微辛。

【性味】 辣，温。

【功效主治】 驱寒毒，通气道，调谷道，化痰，安胎。用于痧病（感冒），埃病（咳嗽），东郎（食滞），鹿（呕吐），腊胴尹（腹痛），白冻（泄泻），阿意咪（痢疾），胎动不安，产呱忍勒卟叮（产后恶露不尽），呗嘻（乳痈）。

【用法用量】　内服煎汤，5～10g。外用适量。

第六节　解药食中毒或虫毒药

酸藤子
Embeliae Laetae Radix et Folium seu Fructus

【壮药名】　Meizsoemj

【别名】　酸藤果，酸醋藤，信筒子，甜酸叶，鸡母酸，挖不尽，咸酸果。

【来源】　紫金牛科植物酸藤子 *Embelia laeta*（L.）Mez 的根、叶、果实。

【植物形态】　藤状灌木，常伏地蔓生。茎灰色或红褐色，有纵棱和皮孔。单叶互生，纸质，味酸，嫩时稍肉质；叶片椭圆形或倒卵形，长 3～6cm，宽 1～2cm，先端钝或浑圆，基部楔尖，全缘，叶面绿色，叶背灰绿色，有黑色腺点，中脉凸起。花单性异株；腋生或侧生总状花序；花序具花 3～8 朵；萼片 4 裂，卵形，秃净；花瓣 4，白色，卵形或矩圆形；雄蕊 4，花药卵形或肾形，背无腺点；子房在雄花中退化，在雌花中球形或卵形，花柱圆柱形，柱头头状。浆果球形，夏季成熟时紫红色，味酸甜。花期 12 月至翌年 3 月，果期 4～6 月。

【生境分布】　生于草丛、灌丛或林下。分布于江西、福建、台湾、广东、海南、广西、云南等地。

【采收加工】　根、叶全年可采，根洗净切片晒干，叶晒干或鲜用；夏季采果，蒸熟晒干。

【性状鉴别】　本品叶片多卷曲，展平后呈倒卵形至椭圆形，长 3～5.5cm，宽 1～2.5cm，先端钝圆或微凹，基部楔形，全缘，侧脉不明显。叶柄短，长 5～8mm。有时可见小枝细圆柱形，长短不一，紫褐色。气微，味酸。

【性味】　酸、涩，寒。

【功效主治】　调龙路火路，清热毒，祛湿毒风毒。用于货咽妈（咽痛），齿龈出血，阿意咪（痢疾），白冻（泄泻），疮疖溃疡，皮肤瘙痒，仲嘿喯尹（痔疮），林得叮相（跌打损伤）。

【用法用量】　内服煎汤，15～30g。外用适量，捣汁、煎水洗或含漱。

肾蕨
Nephrolepis Auriculatae Herba

【壮药名】　Gutrongh

【别名】　天鹅抱蛋，蕨薯，凤凰草，圆蕨，凤凰蕨，圆羊齿，蜈蚣蕨。

【来源】　肾蕨科植物肾蕨 *Nephrolepis auriculata*（L.）Trimen 的全草。

【植物形态】　根状攀短而直立，有细长匍匐茎，其上着生肉质的半透明球形块茎。根茎、匍匐茎和块茎上均被淡棕色鳞片。叶簇生，草质、光滑、无毛；叶片披针形，长 30～70cm，宽 3～5cm，一回羽状分裂，中部裂片长 2～2.5cm，披针形，边缘有疏钝齿，两面无毛。孢子囊群沿中脉两侧各生一行；囊群盖肾形，棕褐色，无毛。

【生境分布】　生山岩、溪边等阴湿处。分布于西南、华南、海南、台湾等地。

【采收加工】　全年均可采收，洗净，鲜用或晒干。

【性状鉴别】　本品块茎球形或扁圆形；表面密生黄棕色绒毛状鳞片，可见自根茎脱落后的圆形疤痕，除去鳞片后表面显亮黄色，有明显的不规则皱纹；质坚硬。叶簇生，叶柄略扭曲，下部有亮棕色鳞片；叶轴棕黄色，叶片常皱缩，展平后呈线状披针形，长 30～60cm，宽 3～5cm，一回羽状分裂；羽片无柄，披针形，长约 2cm，宽约 6mm，边缘有疏浅钝齿；两边的侧脉先端各有 1 行孢子囊群。气微，味苦。

【性味】　甜、淡，微寒。

【功效主治】　清热毒，除湿毒，通气道、水道。用于能蚌（黄疸），肉扭（淋证），阿意咪（痢疾），埃病（咳嗽），兵嘿细勒（疝气），呗嘻（乳痈），呗奴（瘰疬），渗裆相（烫伤），额哈（毒蛇咬伤）。

【用法用量】　内服煎汤，6～15g，鲜品 30～60g。外用适量，捣碎外敷。

余甘子
Phyllanthi Fructus

【壮药名】　Makyid

【别名】　牛甘子，牛甘果，油甘子，喉甘子，鱼木果，土橄榄，滇橄榄。

【来源】　大戟科植物余甘子 *Phyllanthus emblica* L. 的果实。

【植物形态】　落叶乔木或灌木。叶互生于细弱的小枝上，2 列，密生，极似羽状复叶；近无柄；落叶时整个小枝脱落；托叶线状披针形；叶片长方线状或线状长圆形，长 1～2cm，宽 3～5mm。花簇生于叶液，花小，黄色；单性，雌雄同株；每花簇有 1 朵雌花，花萼 5～6，无花瓣；雄花花盘有 6 个极小的腺体，雄蕊 3，合生成柱；雌花花盘杯状，边缘撕裂状，子房半藏其中。果实肉质，圆而略带 6 棱，初为黄绿色，成熟后呈赤红色，味先酸涩而后回甜。花期 4～6 月，果期 7～9 月。

【生境分布】　生于疏林下或山坡向阳处。分布于广西、福建、广东、海南、四川、贵州、云南等地。

【采收加工】　冬季至次春果实成熟时采收，除去杂质，干燥或鲜用。

【性状鉴别】　本品呈球形或扁球形，直径 1.2～2cm。表面棕褐色至墨绿色，有浅黄色颗粒状突起，具皱纹及不明显的 6 棱，果梗约 1mm。外果皮厚 1～4mm，质硬而脆。内果皮黄白色，硬核样，表面略具 6 棱，背缝线的偏上部有数条筋脉纹，干后可裂成 6 瓣。种子 6，近三棱形，棕色。气微，味酸涩，回甜。

【性味】　苦、甜、涩，微寒。

【功效主治】　通火路，调气道谷道，解毒生津，止咳化痰。用于贫痧（感冒），口感烦渴，风火牙痛，兵霜火豪（白喉），埃病（咳嗽），心头痛（胃痛），能蚌（黄疸），火眼。

【用法用量】　内服煎汤，3～9g，鲜品或蒸制品 20～50g。

绿豆
Vignae Radiatae Semen

【壮药名】　Duhheu

【别名】　青小豆，植豆。

【来源】　豆科植物绿豆 *Phaseolus radiate* L. 的种子。

【植物形态】　直立或顶端微缠绕草本，被短褐色硬毛。三出复叶，互生；小叶阔卵形至菱状卵形，侧生小叶偏斜，长 6～10cm，宽 2.5～7.5cm，先端渐尖，基部圆形、楔形或截形，两面疏被长硬毛；托叶阔卵形，小托叶线形。总状花序腋生，总花梗短于叶柄或近等长；苞片卵形或卵状长椭圆形，有长硬毛；花绿黄色；萼斜钟状，萼齿 4，最下面 1 齿最长，近无毛；旗瓣肾形，翼瓣有渐窄的爪，龙骨瓣的爪截形，其中一片龙骨瓣有角；雄蕊 10，二体；子房密被长硬毛。荚果圆柱形，成熟时黑色，被疏褐色长硬毛。种子淡绿色或黄褐色，短圆柱形。花期初夏，果期 6～8 月。

【生境分布】　全国各省区多有栽培。

【采收加工】　立秋后种子成熟时采收，拔取全株，晒干，打下种子，簸净杂质。

【性状鉴别】　本品种子短矩圆形，长 4～6mm。表面绿黄色、暗绿色、绿棕色，光滑而有光泽。种脐位于种子的一侧，白色，条形，约为种子长的 1/2。种皮薄而坚韧，剥离后露出淡黄绿色或黄白色 2 片肥厚的子叶。气微，嚼之具豆腥气。

【性味】　甜，寒。

【功效主治】　清热毒，解暑热，利水道，解毒。用于暑热烦渴，贫痧（感冒），霍乱吐泻，墨病（哮喘），头痛，笨浮（水肿），呗农（痈疮、痈肿），麦蛮（风疹），丹毒，药物及食物中毒。

【用法用量】　内服煎汤，15～30g，大剂量可用 120g；研末，或生研绞汁。外用适量，研末调敷。

甘蔗
Sacchari Sinensis Culmus

【壮药名】　Oij

【别名】　薯蔗，干蔗，接肠草，竿蔗，糖梗。

【来源】　禾木科植物甘蔗 *Saccharum sinensis* Roxb. 的茎秆。

【植物形态】　草本。二秆直立，粗壮，坚实，高 2～4m，绿色、淡黄或淡紫色，表面常被白粉。叶片阔而长，长 0.5～1m，宽 2.5～5cm，两面粗糙无毛，边缘粗糙或具小锐齿，中脉白色，鞘口有毛。圆锥花序大，长 40～80cm，主轴具白色丝状毛，生于秆顶，花序下具白色丝状毛；分枝纤细，节间无毛；小穗柄无毛，披针形；基盘微小，被白色丝状长毛，毛长为小穗的 2～3 倍；颖一上部膜质，边缘有小纤毛；第一颖先端稍钝，具 2 脊，有 4 脉；第二颖舟形，具 3 脉，先端锐尖；不孕小花中性；结实小花的外稃甚狭或缺；内稃小，披针形。春季抽穗。

【生境分布】 广植于温带及热带地区，为田间栽培。分布于广西、广东、福建、四川等地。

【采收加工】 冬季采收，除去叶片，切片晒干或鲜用。

【性状鉴别】 本品茎秆多呈圆柱形，直径约 2～4cm，表面黄褐色或红黑色，有白色蜡被，纵向皱缩成棱，节明显，秆环黑色，节上可见干枯的芽。质硬，不易折断，气微，味甜。

【性味】 甜，寒。

【功效主治】 通气道、谷道，清热解毒，解酒，润燥除烦，生津止渴。用于饮酒过度，反胃，心胸烦躁，口干烦渴，埃病（咳嗽），呕吐，阿意咪（痢疾）。

【用法用量】 内服煎汤，50～100g。外用适量。

大蛇药
Heteropanacis Fragrandis Radix seu Cortex

【壮药名】 Ywdanghlaux

【别名】 幌伞枫，五加通，凉伞木，火蕾石，石突，阿婆伞，广伞枫。

【来源】 五加科植物幌伞枫 *Hieteropanax fragrans*（Roxb）Seem 的根、树皮。

【植物形态】 乔木。根皮肥厚多汁，浅褐色。树干单一，直立，分枝少，树皮粗糙，灰褐色，有纵裂和横纹。多回奇数羽状复叶，叶大，聚生于干顶，呈伞形；小叶纸质，椭圆形，全缘。秋季开黄花，花数朵排成小伞形花序，复组成大圆锥花序而下垂，全部密被褐色星状柔毛；萼有黏毛，几全缘或有不明显的 5 齿；花瓣 5；雄蕊 5；子房 2 室，花柱 2，离生。浆果状核果，扁圆形。花期 10～12 月，果期次年 2～3 月。

【生境分布】 生于向阳的山谷、山坡疏林中。分布于广西、广东等地。

【采收加工】 秋、冬季采挖根部，或剥取树皮，洗净，切片，鲜用或晒干。

【性状鉴别】 本品根圆柱形或扁圆形，常有分支，表面土黄色或黄棕色，多有弯曲的细根，并可见纵皱纹及突起的支根痕及皮孔，皮孔较大，中央常有一条裂缝，外皮易剥落，质硬易折断，断面较整齐，木部淡黄色，呈放射状排列。气微，味微苦、辛。

【性味】 苦，寒。

【功效主治】 清热毒，化瘀肿，止疼痛。用于贫痧（感冒），发得（发热），呗农（痈疮），呗叮（疔疮），发旺（痹病），扭像（扭挫伤），额哈（毒蛇咬伤）。

【用法用量】 内服煎汤，15～30g。外用适量，捣敷或水煎洗。

鸭血
Andis Sanguis

【壮药名】 Lwedbit

【别名】 鸭子，绿头鸭，斑嘴鸭，减脚鸭，青头鸡，老母鸭。

【来源】 鸭科动物家鸭 *Anas domestica* L. 的血液。

【动物形态】　家鸭嘴长而扁平，颈长，体扁。翅小，覆翼羽大。用面如舟底。尾短，公鸭尾有卷羽4枚。羽毛甚密，色有全白、栗壳、黑褐等不同。公鸭颈部多黑色而有金绿色光泽，且叫声嘶哑。脚矮，前3趾有蹼，后1趾略小。

【生境分布】　鸭喜群居，胆怯，无飞翔力，善游泳，栖息于池塘附近。我国大部分地区有饲养。

【采收加工】　宰鸭时收集血液，鲜用。

【性状鉴别】　本品鲜血为红色液体，易凝固。有的置盐水中加热成赭色块状，细腻或内部有许多小孔，易破碎，手挤压易变形而水被挤出。气微味淡。

【性味】　咸，微寒。

【功效主治】　补血，解毒。用于鹿勒（吐血），贫血虚弱，药物中毒。

【用法用量】　内服20～50mL。

空心菜

Ipomoeae Aquaticae Herba

【壮药名】　Go'byaekmbungj

【别名】　蕹，瓮菜，空筒菜，藤藤菜，无心菜，水蕹菜。

【来源】　旋花科植物蕹菜 *Ipomoea aquatica* Forsk. 的茎叶。

【植物形态】　草本，蔓生。茎圆柱形，节明显，节上生根，节间中空。单叶互生；叶片形状大小不一，卵形、长卵形、长卵状披针形或披针形，长3.5～17cm，宽0.9～8.5cm，先端锐尖或渐尖，具小尖头，基部心形、戟形或箭形，全缘或波状，偶有少数粗齿，两面近无毛。聚伞花序腋生，有1～5朵花；苞片小鳞片状；花萼5裂，近于等长，卵形；花冠白色、淡红色或紫红色，漏斗状；雄蕊5，不等长，花丝基部被毛；子房圆锥形，无毛，柱头头状，浅裂。蒴果卵圆形至球形，无毛。种子2～4颗，多密被短柔毛。花期7～9月。

【生境分布】　生于气候温暖湿润、土壤肥沃潮湿的地方，不耐寒，遇霜冻茎、叶即枯死。分布于广西、广东、福建、云南、湖南等地。

【采收加工】　夏、秋季均可采收，割取地上部分，鲜用或晒干。

【性状鉴别】　本品茎叶常缠绕成把。茎扁柱形，皱缩，有纵沟，具节，表面浅青黄色至淡棕色，节上或有分枝，节处色较深，近下端节处多带有少许淡棕色小须根；质韧，不易折断，断面中空。叶片皱缩，灰青色，展平后呈卵形、三角形或披针形；具长柄。气微，味淡。

【性味】　甜、淡，寒。

【功效主治】　调龙路，清热毒，利水道。用于食物中毒，肉卡（癃闭），肉裂（尿血），渗裂（吐血、衄血），呗农（痈疮、痈肿）。

【用法用量】　内服煎汤，50～100g。

NOTE

七叶一枝花
Paridis Rhizoma

【壮药名】 Gocungzlouz

【别名】 蚤休，重楼，七叶一盏灯，灯台七，草河车，铁灯台，七叶莲。

【来源】 百合科植物七叶一枝花 *Paris chinensis* Franch. 的根茎。

【植物形态】 草本。根茎肥厚，黄褐色，结节明显。茎直立，圆柱形，常带紫红色或青紫色，基部有 1～3 片膜质叶鞘包茎。叶轮生茎顶，通常 7 片；叶片长圆状披针形、倒卵状披针形或倒披针形，长 8～27cm，宽 2.2～10cm，先端急尖或渐尖，基部楔形，全缘，膜质或薄纸质。花柄出自轮生叶中央，通常比叶长，顶生一花；花两性，外轮花被片 4～6，叶状，绿色，狭卵状披针形，内轮花被片狭条形，长超过外轮或近等长；雄蕊 8～12，排成 2 轮，花药短，与花丝近等长或稍长，药隔在花药上方突出；子房近球形，具棱，花柱粗短，具 4～5 分枝。蒴果球形，紫色，成熟时 3～6 瓣裂；种子多数，具鲜红色多浆汁的外种皮。花期 4～7 月，果期 8～11 月。

【生境分布】 生于山坡林下及山谷溪边，灌丛阴湿处，亦有栽培。分布于江西、广西、四川、贵州、云南、西藏等地。

【采收加工】 秋季采挖，除去须根，洗净，晒干。

【性状鉴别】 本品呈结节状扁圆柱形，略弯曲，长 5～12cm，直径 1.0～4.5cm。表面黄棕色或灰棕色，外皮脱落处呈白色；密具层状凸起的粗环纹，一面结节明显，结节上具椭圆形凹陷茎痕，另一面有疏生的须根或疣状须根痕。顶端具鳞叶及茎的残基。质坚实，断面平坦，白色至浅棕色，粉性或角质。无臭，味微苦、麻。

【性味】 苦，微寒；有小毒。

【功效主治】 清热毒，除湿毒，通龙路，止痛，凉肝定惊。用于货咽妈（咽痛），呗农（痈疮），额哈（毒蛇咬伤），林得叮相（跌打损伤），狠风（高热抽搐）。

【用法用量】 内服煎汤，10～30g。外用适量。

溪黄草
Isodonis Lophanthoidis Herba

【壮药名】 Goloedcaemj

【别名】 熊胆草，血风草，溪沟草，土黄连，山熊胆，黄汁草。

【来源】 唇形科植物线纹香茶菜 *Isodon lophanthoides*（Ham.ex D.Don）Hara 的全草。

【植物形态】 草本。茎直立，四方形，分枝，稍被毛。叶对生，纸质，揉之有黄色液汁；卵形至卵状椭圆形。长 3～9cm，宽 2～5cm，先端短尖，基部阔楔形，边缘具粗锯齿，上面被稀疏的短细毛，下面近无毛，有红褐色的腺点；具柄。花细小，淡紫色，集成聚伞花序再排成腋生圆锥花序；萼钟状，有 5 齿，2 唇形，结果时增大，外面有红褐色腺点和疏短毛；花冠 2 唇形，上唇短，有裂片 4，裂片宽而反折，下唇作船形，全缘，比上唇长；雄蕊 4，2 长 2 短，伸出于花冠筒外。果实由 4 个小坚果组成，藏于萼的基部。花果期 8 ～ 12 月。

【生境分布】　生于溪边、沟旁或山谷湿润处。分布于我国中部、南部和西南部等地。

【采收加工】　夏秋采收，晒干；鲜品随时可采。

【性状鉴别】　本品茎枝方柱形，具槽，被短柔毛。叶对生，多皱缩，完整叶展开后卵形或长圆状卵形，长 1.5 ～ 8.8cm，上面被具节微硬毛，下面被具节微硬毛并布满褐色腺点；圆锥花序由聚伞花序组成，苞片卵形，被短柔毛；花萼长约 2mm，外具串珠状具节长柔毛，布满红褐色点；花冠白色，具紫色斑点；雄蕊及花柱伸出花冠。气微，味淡。

【性味】　苦，寒。

【功效主治】　通水道谷道，清热毒，除湿毒，散瘀消肿。用于能蚌（黄疸），胁痛，白冻（泄泻），狠尹（疮疖），林得叮相（跌打损伤），能啥能累（湿疹）。

【用法用量】　内服煎汤，15 ～ 30g。外用鲜品适量，水煎洗患处。

第四章　调气药

调气，即调节、激发或通畅人体之气，使之正常运行，与天地之气保持三同步。凡以调理人体气机，治疗气病为主要作用的药物，称调气药。

陈皮
Citri Reticulatae Pericarpium

【壮药名】 Naenggam

【别名】 橘皮，贵老，红皮，黄橘皮，广橘皮，新会皮，柑皮，广陈皮。

【来源】 芸香科植物橘 *Citrus reticulata* Blanco 及其栽培变种的成熟果皮。

【植物形态】 小乔木或灌木。枝柔弱，有刺或无刺。叶互生，单生复叶，叶翼不明显，顶端有关节；叶片披针形或椭圆形，长 4～11cm，宽 1.5～4cm，先端渐尖、微凹，基部楔形，全缘或为波状具不明显的钝锯齿，有半透明油点。花单生或数朵生于枝端和叶腋，白色或带淡红色，有柄；花萼杯状，5 裂，裂片三角形；花瓣 5，长椭圆形，向外反卷；雄蕊 15～25，长短不一，花丝常 3～5 个连合，与柱头等长或略长；子房圆形，柱头头状。柑果近圆形或扁圆形，红色、朱红色、黄色或橙黄色，果皮薄而松宽易剥，瓣瓣 7～12，容易分离；种子卵圆形、一端尖，白色，数粒至数十粒，或无。胚深绿色，子叶淡绿色。花期 3～4 月，果实成熟期 10～12 月。

【生境分布】 栽培于丘陵、低山地带、江湖、湖泊沿岸或平原。分布于广西、江苏、安徽、浙江、江西、福建、台湾、湖北、湖南、广东、四川、贵州、云南等地。

【采收加工】 采摘成熟果实，剥取果皮，晒干或低温干燥。

【性状鉴别】 本品常剥成数瓣，基部相连，有的呈不规则的片状，厚 1～4mm。外表面橙红色或红棕色，有细皱纹及凹下的点状油室；内表面浅黄白色，粗糙，附黄白色或黄棕色筋络状维管束。质稍硬而脆。气香，味辛、苦。

【性味】 辣、苦，微热。

【功效主治】 调气道谷道，除湿痰，健脾胃。用于东郎（食滞），鹿（呕吐），白冻（泄泻），心头痛（胃胀痛），腊胴尹（腹胀痛），埃病（咳嗽），比耐来（咳痰）。

【用法用量】 内服煎汤，3～10g。

九里香
Murrayae Folium et Cacumen

【壮药名】　Go'ndukmax

【别名】　九秋香，九树香，五里香，七里香，千里香，万里香，山黄皮。

【来源】　芸香科植物九里香 *Murraya exotica* L. 或千里香 *Murraya paniculata*（L.）Jack 的叶和带叶嫩枝。

【植物形态】　九里香：灌木或小乔木。单数羽状复叶互生，小叶 3～9 片，互生，大小和形状变异均极大，由卵形、匙状倒卵形、椭圆形至近菱形，长 2～8cm，宽 1～3cm，先端渐尖或稍凹入，基部宽楔形，常偏斜，全缘，叶面深绿色有光泽。聚伞花序顶生或腋生。花大而少，极芳香；萼片 5，三角形，宿存；花瓣 5，白色，倒披针形或长圆形；雄蕊 10，长短相间，花丝细条形，扁平；花柱棒状，柱头膨大，子房圆筒形，2 室。浆果卵形或球形，大小变化很大，熟时朱红色。种子 1～2 粒，有棉质毛。花期 4～6 月，果期 9～10 月。

千里香：小乔木，高达 12m。树干及小枝白灰或淡黄灰色，略有光泽，当年生枝绿色。小叶 3～5、稀 7 片，卵形或卵状披针形，长 3～9cm，宽 1.5～4cm，顶部狭长渐尖，基部短尖，两侧对称或一侧偏斜，全缘。花序腋生及顶生；萼片卵形，边缘有疏毛，宿存；花瓣倒披针形或狭长椭圆形，雄蕊 10 枚，长短相间，花丝白色，线状；花柱绿色，细长，柱头甚大，比子房宽或等宽，子房 2 室。果橙黄至朱红色，狭长椭圆形，稀卵形，种子 1～2 粒；花期 4～9 月，果期 9～12 月。

【生境分布】　生于山坡较旱的疏林中或栽培为绿化树。分布于福建、台湾、湖南、广东、广西、贵州、云南等地。

【采收加工】　全年均可采收，除去老枝，阴干。

【性状鉴别】　九里香：嫩枝呈圆柱形，直径 1～5mm，表面灰褐色，具纵皱纹。质坚韧，不易折断，断面不平坦。羽状复叶有小叶 3～9 片，多已脱落；小叶片呈倒卵形或近菱形，最宽处在中部以上，长约 3cm，宽约 1.5cm；先端钝，急尖或凹入，基部略偏斜，全缘；黄绿色，薄革质，上表面有透明腺点，小叶柄短或近无柄，下部有时被柔毛。气香，味苦、辛，有麻舌感。

千里香：小叶片呈卵形或椭圆形，最宽处在中部或中部以下，长 2～8cm，宽 1～3cm，先端渐尖或短尖。

【功效主治】　通龙路火路，行气止痛，祛风毒，除湿毒，软坚散结。用于心头痛（胃痛），发旺（风湿骨痛），林得叮相（跌打损伤），能啥能累（湿疹），癌痛。

【用法用量】　内服煎汤，6～12g。外用鲜品适量，捣烂敷患处。

金盏菊
Calendulae Officinoalis Herba

【壮药名】　Vajsamcimj

【别名】 大金盏花，水涨菊，山金菊。

【来源】 菊科植物金盏菊 *Calendula officinoalis* L. 的全草。

【植物形态】 草本，全株有短毛。茎直立，有纵棱，上部有分枝。单叶互生；下部叶匙形，全缘；上部叶长椭圆形至长椭圆状倒卵形，长 5～9cm，宽 1～2cm，先端钝或尖，基部略带心脏形，稍抱茎，边缘全缘或具稀疏的细齿。头状花序单生于枝端；总苞具苞片 1～2 层，苞片线形，先端渐尖，边缘膜质；舌状花黄色或橘黄色，可育，舌片全缘或先端 3 齿裂；管状花两性，不育，裂片 5，花柱不裂。瘦果较苞片长，向内钩曲，背部具鳞片状横褶皱，两侧具窄翼；无冠毛。花期 4～7 月。

【生境分布】 生于温暖向阳，土地肥沃疏松之处，多为栽培。分布于广西、广东、四川、贵州等地。

【采收加工】 春、夏季采收，鲜用或切段晒干。

【性状鉴别】 本品全株散生柔毛。叶互生，长椭圆披针形，先端渐尖，边缘具粗锯齿，基部楔形。花序顶生干缩，有梗；总苞片绿色，卵形，边缘干膜质；花托平坦，无托片。花体轻，质柔润，气清香，味苦微酸。

【性味】 苦，寒。

【功效主治】 调龙路火路，清热毒，活血止痛。用于中耳炎，约经乱（月经不调）。

【用法用量】 内服煎汤，15～30g，鲜品量加倍。

乌药

Linderae Radix

【壮药名】 Fwnzcenzdongz

【别名】 旁其，矮樟，铜钱柴，白叶柴，天台乌药，香桂樟，班皮柴。

【来源】 樟科植物乌药 *Lindera aggrigata*（Sims.）Kosterm. 的块根。

【植物形态】 灌木。根木质，膨大粗壮，略成连珠状。树皮灰绿色，幼枝密生锈色毛，老时几无毛。叶互生，革质；叶柄有毛；叶片椭圆形或卵形，长 3～7.5cm，宽 1.5～4cm，先端长渐尖或短尾状，基部圆形或广楔形，全缘，上面有光泽，仅中脉有毛，下面生灰白色柔毛，三出脉。中脉直达叶尖。花单性，异株；伞形花序腋生，总花梗极短；花被片 6，黄绿色；雄花有雄蕊 9，3 轮，花药 2 室，内向瓣裂。雌花有退化雄蕊，子房上位，球形 1 室，胚珠 1 枚，柱头头状。核果椭圆形或圆形，熟时紫黑色。花期 3～4 月，果期 5～11 月。

【生境分布】 生于海拔 100～1000m 的向阳山坡、山谷疏林中或林缘。分布于广西、安徽、浙江、江西、福建、台湾、湖南、广东、海南、贵州等地。

【采收加工】 全年均可采挖，除去细根，洗净，趁鲜切片，晒干，或直接晒干。质老、不呈纺锤状的直根，不可供药用。

【性状鉴别】 本品多呈纺锤状，略弯曲，有的中部收缩呈连珠状，长 6～15cm，直径 1～3cm；表面黄棕色或黄褐色，有纵皱纹及稀疏的细根痕。质坚硬。切片厚 0.2～2mm，切面黄白色或淡黄棕色，射线放射状，可见年轮环纹，中心颜色较深。气香，味微苦、辛，有清凉感。

【**性味**】 辣，热。

【**功效主治**】 通气道谷道，驱寒毒。用于东郎（食滞），墨病（气喘），遗尿，兵嘿细勒（疝气），京尹（月经痛）。

【**用法用量**】 内服煎汤，3～20g。

假蒌

Piperis Sarmentosi Herba

【**壮药名**】 Byaekbat

【**别名**】 假蒟，蛤蒟，假荖，巴岩香，猪拨菜，钻骨风，山蒌，大柄蒌。

【**来源**】 胡椒科植物假蒟 *Piper sarmentosum* Roxb 的茎叶。

【**植物形态**】 匍匐草本，揉之有香气。茎节膨大常生不定根。叶互生，近膜质，有细腺点，下部的叶阔卵形或近圆形，长约 7～14cm，宽约 6～13cm，先端短尖，基部浅心形，叶脉 7 条；上部的叶小，卵形至卵状披针形。花单性，雌雄异株，无花被；穗状花序；雄花苞片扁圆形，雄蕊 2 枚；雌花苞片稍大，柱头 3～5。浆果近球形，具角棱，下部嵌生于花序轴中。花期秋季，果期秋、冬季。

【**生境分布**】 生于村旁、山谷，常攀援在树上或石上。分布于广西、广东、云南、贵州、江苏、湖南、浙江等地。

【**采收加工**】 全年都可采收，鲜用或晒干。

【**性状鉴别**】 本品茎枝圆柱形，稍弯曲，表面有细纵棱，节上有不定根。叶多皱缩，展平后阔卵形或近圆形，长约 6～14cm，宽约 5～13cm，先端短尖，基部浅心形，上面棕绿色，下面灰绿色，有细腺点，叶脉于叶背明显突出，7 条，脉上有极细的粉状短柔毛，最上 1 对叶脉离基后从中脉发出；叶柄长 2～5cm，叶鞘长度约为叶柄之半。有时可见于叶对生的穗状花序。气香，味辛辣。

【**性味**】 辣，微热。

【**功效主治**】 散寒毒，消肿痛，调谷道、气道。用于胴尹（胃痛），埃病（咳嗽），笨浮（水肿），阿意咪（痢疾），诺嚎哒（牙周炎），发旺（痹病），林得叮相（跌打损伤）。

【**用法用量**】 内服煎汤，10～15g。水煎服或浸酒内服外搽。外用适量，捣敷或水煎洗。

香附

Cyperi Rhizoma

【**壮药名**】 Gocidmou

【**别名**】 莎草根，雷公头，三棱草，香头草，雀头香，莎随。

【**来源**】 莎草科植物香附子 *Cyperus rotundus* Linn. 的根茎。

【**植物形态**】 草本。茎直立，三棱形。根状茎匍匐延长，部分膨大呈纺锤形，有时数个相连。叶丛生于茎基部，叶鞘闭合包于茎上；叶片线形，长 20～60cm，宽 2～5mm，先端尖，全缘，具平行脉，主脉于背面隆起。花序复穗状，3～6 个在茎顶排成伞状，每个花序具 3～10

个小穗，线形；颖 2 列，紧密排列，卵形至长圆形，膜质，两侧紫红色有数脉。基部有叶片状的总苞 2 ～ 4 片，与花序等长或过之；每颖着生 1 花，雄蕊 3；柱头 3，丝状。小坚果长圆状倒卵形，三棱状。花期 6 ～ 8 月，果期 7 ～ 11 月。

【生境分布】 生于山坡草地、耕地、路旁水边潮湿处。分布于陕西、甘肃、山西、河南、河北、山东、江苏、浙江、江西、安徽、云南、贵州、四川、福建、广东、广西、台湾等省区等地。

【采收加工】 秋季采挖，燎去毛须，置沸水中略煮或蒸透后晒干，或直接晒干。

【性状鉴别】 本品多呈纺锤形，有的略弯曲，长 2 ～ 3.5cm，直径 0.5 ～ 1cm。表面棕褐色或黑褐色，有纵皱纹，并有 6 ～ 10 个略隆起的环节，节上有未除净的棕色毛须及须根断痕；去净毛须者较光滑，环节不明显。质硬，经蒸煮者断面黄棕色或红棕色，角质样；生晒者断面色白而显粉性，内皮层环纹明显，中柱色较深，点状维管束散在。气香，味微苦。

【性味】 辣、微苦、甜，平。

【功效主治】 调气机，通龙路，消郁滞，调经止痛，安胎。用于巧尹（头痛），腊胴尹（腹痛），鹿（呕吐），兵嘿细勒（疝气），约经乱（月经不调），京尹（痛经），京瑟（闭经），咪裆胴尹（妊娠腹痛），兵淋勒（崩漏），隆白呆（带下），胎动不安。

【用法用量】 内服煎汤，6 ～ 10g。

黄皮

Clausenae Lansii Fructus seu Semen

【壮药名】 Makmaed

【别名】 油皮，油梅，黄弹。

【来源】 芸香科植物黄皮 *Clausena lansium*（Lour.）Skeels 的果实、种子。

【植物形态】 灌木或小乔木。幼枝、花轴、叶轴、叶柄及嫩叶下面脉上均有集生成簇的丛状短毛及长毛，有香味。奇数羽状复叶互生；小叶片 5 ～ 13，顶端 1 枚最大，向下逐渐变小，卵形或椭圆状披针形，长 6 ～ 13cm，宽 2.5 ～ 6cm，先端锐尖或短渐尖，基部宽楔形，不对称，边浅波状或具浅钝齿。聚伞状圆锥花序顶生或腋生，花枝扩展，多花；萼片 5，广卵形；花瓣 5，白色，匙形，开放时反展；雄蕊 10，长短互间；子房上位，5 室，密被毛。浆果球形、扁圆形，淡黄色至暗黄色，密被毛。种子绿色。花期春季，果期夏季。

【生境分布】 多为栽培。分布于西南及福建、台湾、广东、海南、广西等地。

【采收加工】 果熟时摘下，晒干；收集种子（核），晒干。

【性状鉴别】 本品果实呈类圆形，直径 0.8 ～ 2.3cm。外表面黄褐色或深绿色，具有皱纹。果肉较薄。种子扁卵圆形，长 1.1 ～ 1.4cm，宽 8 ～ 9mm，厚 3 ～ 4mm，棕色或棕黄色，具不规则皱纹。气微，味辛、略苦。

种子呈扁卵圆形，长 1.1 ～ 1.6cm，宽 8 ～ 9mm，厚 3 ～ 4mm，表面较光滑，基部 1/3 呈棕色，较平坦，上部 2/3 呈棕黄色，具不规则皱纹。种脐位于顶端略尖而稍弯向一侧，近椭圆形，合点位于圆端，与种脐同一侧面。种脊略突起，向种脐通向合点。种皮薄而脆，多破碎脱落。子叶 2，土黄色，肥厚。质脆，易折断。断面黄白色。气微，味辛、微苦。

【性味】　辣、苦，平。

【功效主治】　调气道，祛风毒，除湿毒，清热毒。用于心头痛（胃痛），能蚌（黄疸），肉扭（淋证），瘴毒（疟疾），贫痧（感冒），埃病（咳嗽），墨病（哮喘），疥疮。

【用法用量】　内服煎汤，15 ～ 30g。外用适量，煎水洗。

荔枝核
Litchi Semen

【壮药名】　Cehlaehcei

【别名】　荔支，荔枝子，离枝，丹荔，火山荔，丽枝，勒枝。

【来源】　无患子科植物荔枝 *Litchi chinensis* Sonn. 的种子。

【植物形态】　乔木，高通常不超过 10m。树冠广阔，枝多扭曲。羽状复叶，互生，小叶 2 ～ 4 对，革质而亮绿。矩圆形或矩圆状披针形，长 6 ～ 12cm，宽 2.5 ～ 4cm，先端渐尖。基部楔形而稍斜，全缘，新叶橙红色。春季开绿白色或淡黄色小花，圆锥花序，花杂性。核果球形或卵形，果皮暗红色，有小瘤状突起。种子外皮白色，肉质多汁。假种皮易与核分离。种子矩圆形，褐色至黑红色，有光泽。花期春季，果期夏季。

【生境分布】　分布于华南和西南等地，尤以广东、广西栽培最盛。

【采收加工】　夏季采摘成熟果实，除去果皮及肉质假种皮，洗净，晒干。

【性状鉴别】　本品呈长圆形或卵圆形，略扁，长 1.5 ～ 2.2cm，直径 1 ～ 1.5cm。表面棕红色或紫棕色，平滑，有光泽，略有凹陷及细波纹。一端有类圆形黄棕色的种脐，直径约 7mm。质硬，子叶 2，棕黄色。气微，味微甘、苦、涩。

【性味】　甜、微苦，微热。

【功效主治】　调龙路、火路，通谷道，调气，止痛，散寒毒。用于兵嘿细勒（疝气），睾丸炎，胴尹（胃痛）。

【用法用量】　内服煎汤，5 ～ 10g。

土沉香
Aquilariae Lignum Resinatum

【壮药名】　Cinzyangjdoq

【别名】　沉香，白木香，芫香，六麻树，女儿香，芽香树。

【来源】　瑞香科植物白木香 *Aquilaria sinensis*（Lour.）Gilg 含树脂的木材。

【植物形态】　乔木。根和茎有香气。树皮及枝灰褐色，外皮质薄而致密，易剥落，小枝被柔毛。单叶互生，具柄；叶片椭圆形或卵形，长 6 ～ 9cm，宽 2.5 ～ 4.5cm，先端短渐尖，基部窄楔形，下延，全缘，下面及叶柄被伏贴绒毛，长成渐无毛。春末夏初开黄绿色花，数朵排成顶生或腋生伞形花序，被灰白色毛；花被管状，有毛，先端 5 裂，喉部有鳞片 10 片，与雄蕊互生；雄蕊 10，成 2 轮着生花被管上；子房瓶状，被毛，无花柱，柱头扁圆。蒴果木质，扁倒卵形，密被灰色绒毛，基部有宿存略为木质的花被。花期 3 ～ 4 月，果期 5 ～ 6 月。

NOTE

【生境分布】 生于热带、亚热带山地常绿林中和季雨林中。分布于福建、广西、广东等地。

【采收加工】 全年均可采收，割取含树脂的木材，除去不含树脂的部分，阴干。

【性状鉴别】 本品呈不规则块、片状或盔帽状，有的为小碎块。表面凹凸不平，有刀痕，偶有孔洞，可见黑褐色树脂与黄白色木部相间的斑纹，孔洞及凹窝表面多呈朽木状。质较坚实，断面刺状。气芳香，味苦。

【性味】 微辣，微热。

【功效主治】 调谷道，止痛。用于鹿（呕吐），食滞。

【用法用量】 内服煎汤，2 ～ 5g。

水蜈蚣
Kyllingae Tricepis Herba

【壮药名】 Gosamremj

【别名】 护心草，金纽子。

【来源】 莎草科植物三头水蜈蚣 *Kyllinga* triceps Rottb. 的全草。

【植物形态】 草本。秆丛生，扁二棱形，细弱，基部呈鳞茎状膨大，外有棕色疏散的叶鞘。叶短于秆，柔弱，折合或平张，边缘疏生细刺。叶状苞片 2 ～ 3 枚，长于花序，开展，后期向下反折；穗状花序常 3 个，排列紧密，中间者较大，宽卵圆形，侧生者球形，具多数小穗；小穗排列紧密；鳞片卵状椭圆形，具红褐色斑点，脉 7 条；雄蕊 1 ～ 3 个；柱头 2，长于花柱。小坚果长圆形，扁平凸状，长约为鳞片的 2/3。花果期 5 ～ 9 月。

【生境分布】 生于旷野潮湿处。分布于广东、广西。

【采收加工】 春、夏采取，鲜用或晒干。

【性状鉴别】 本品多皱缩交织成团。根茎细圆柱形，表面红褐色，具膜质鳞片，断面粉白色。茎细，具棱，枯绿色。叶线形，基部鞘状，紫褐色。可见有 3 个球形穗状花序，黄绿色；中间 1 个较大，卵圆形；侧生者为多数小穗组成的近球形。气微。

【性味】 微苦、热，平。

【功效主治】 调气机，通龙路，祛湿毒，活血止痛。用于京尹（月经痛），刀伤出血，气滞肚痛，发旺（风湿骨痛）。

【用法用量】 内服煎汤，30 ～ 60g。外用适量。

第五章　打虫药

凡以驱虫、杀虫为主要作用，治疗人体内寄生虫感染的药物，称打虫药。

槟榔
Arecae Semen

【壮药名】 Makbinhlangz

【别名】 榔玉，宾门，尖槟，鸡心槟榔，槟榔玉，白槟榔，大腹子，槟榔子。

【来源】 棕榈科植物槟榔 *Areca catechu* L. 的种子。

【植物形态】 乔木，不分枝，叶脱落后形成明显的环纹。叶在顶端丛生，羽状复叶，长 1.3 ～ 2m，光滑，叶轴 3 棱形，小叶披针状线形或线形，长 30 ～ 70cm，宽 2.5 ～ 6cm，基部较狭，先端小叶愈合，有不规则分裂。花序着生于最下一叶的叶基部，有佛焰苞状大苞片，长倒卵形，光滑，花序多分枝；花单性，雌雄同株；雄花小，多数，无柄，紧贴分枝下部，通常单生，很少对生，花萼 3，厚而细小，花瓣 3，卵状长圆形；雄蕊 6，花丝短小，花药基着，退化雌蕊 3，丝状；雌花较大而少，无柄，着生于花序轴或分枝基部，花萼 3，长圆状卵形。坚果卵圆形或长圆形，花萼和花瓣宿存，熟时红色。每年开花 2 次，花期 3 ～ 8 月，冬花不结果；果期 12 月至翌年月。

【生境分布】 栽培于疏松、肥沃、湿润的土地。分布于广西、广东、云南、福建、台湾、海南等地。

【采收加工】 春末至秋初采收成熟果实，用水煮后，干燥，除去果皮，取出种子，干燥。

【性状鉴别】 本品呈扁球形或圆锥形，高 1.5 ～ 3.5cm，底部直径 1.5 ～ 3cm。表面淡黄棕色或淡红棕色，具稍凹下的网状沟纹，底部中心有圆形凹陷的珠孔，其旁有 1 明显的疤痕状种脐。质坚硬，不易破碎，断面可见棕色种皮与白色胚乳相间的大理石样花纹。气微，味涩、微苦。

【性味】 苦、辣，热。

【功效主治】 除瘴气，通谷道，驱虫。用于胴西咪暖（肠道寄生虫），阿意咪（痢疾），白冻（泄泻），笨浮（水肿），瘴气（疟疾）。

【用法用量】 内服煎汤，3 ～ 9g；驱绦虫、姜片虫 30 ～ 60g。外用适量。

NOTE

苦楝皮
Meliae Cortex

【壮药名】 Meizlenh

【别名】 楝树，苦楝，苦楝树，金斗木，楝枣子，紫花树。

【来源】 楝科植物楝 *Melia azedarach* L. 的树皮。

【植物形态】 落叶乔木。树皮暗褐色，幼枝有星状毛，老枝紫色，有细点状皮孔。2 回羽状复叶，互生，长 20 ～ 80cm；小叶卵形或椭圆形，长 3 ～ 7cm，宽 2 ～ 3cm，基部阔楔形或圆形，先端长尖，边缘有齿缺，上面深绿，下面浅绿，幼时有星状毛，后除叶脉上有白毛外，余均无毛。圆锥花序腋生；花淡紫色；花萼 5 裂，裂片披针形；雄蕊通常暗紫色。核果圆卵形或近球形，淡黄色，4 ～ 5 室，每室具种子 1 枚。花期 4 ～ 5 月，果期 10 ～ 11 月。

【生境分布】 多生于路旁、坡脚，或栽于屋旁、篱边。分布于广西、河北、云南、四川等地。

【采收加工】 春、秋二季剥取，晒干，或除去粗皮，晒干。

【性状鉴别】 本品干皮呈不规则块片状、槽状或半卷筒状，长宽不一，厚 3 ～ 7mm。外表面粗糙，灰棕色或灰褐色，有交织的纵皱纹及点状灰棕色皮孔。除去粗皮者淡黄色；内表面类白色或淡黄色。质韧，不易折断，断面纤维性，呈层片状，易剥离成薄片，层层黄白相间，每层薄片均可见极细的网纹。气微，味苦。

【性味】 苦，寒；有毒。

【功效主治】 杀虫，疗癣。用于胴西咪暖（肠道寄生虫），呗叮（疔疮）。

【用法用量】 内服煎汤，5 ～ 15g。外用适量。

风车子
Combreti Alfredii Radix seu Folium

【壮药名】 Dauhngam

【别名】 华风车子，水番桃，清凉树，四角风。

【来源】 使君子科植物风车子 *Combretum alfredii* Hance 的根、叶。

【植物形态】 藤状灌木。小枝近方形，灰褐色，密被锈色绒毛和橙黄色的鳞片，均等老时脱落。叶近对生，薄革质，长椭圆形，下面叶脉突起，密生短柔毛。穗状花序腋生；花小，白色，花心有金黄色的粗毛。果近圆形或梨形，有翅 4，纸质，具横条纹，光亮，熟时红色。花期 5 ～ 8 月，果期 9 月开始。

【生境分布】 生于山脚灌木丛中或树旁竹林中。分布于广西、广东、江西、湖南等地。

【采收加工】 秋冬采，洗净，鲜用或阴干。

【性状鉴别】 本品呈长椭圆形或宽披针形，黄绿色，完整者展开长 10 ～ 20cm，宽 4.8 ～ 7.3cm，顶端渐尖，基部楔形或钝圆，边全缘，两面无毛而粗糙，或在背面脉上有粗毛，在放大镜下可见密被白色圆形凸起的小斑点，背面有黄褐色或橙黄色鳞片，中脉凸起，侧脉脉腋内有丛生粗毛；叶柄有槽，被毛或具鳞片。质轻。气无，味淡。

【性味】 甜、苦、淡，平。

【功效主治】 调谷道，驱虫。用于治蛔虫，鞭虫。

【用法用量】 内服煎汤，9～15g。

使君子
Quisqualis Fructus

【壮药名】 Swjginhswj

【别名】 留球子，史君子，索子果，冬君子，君子仁，病柑子。

【来源】 使君子科植物使君子 *Quisqualis indica* L. 的果实。

【植物形态】 落叶攀援灌木，幼枝被棕黄色短柔毛。叶对生；叶片膜质，卵形或椭圆形，长5～11cm，宽2.5～5.5cm，先端短渐尖，基部钝圆，表面无毛，背面有时疏被棕色柔毛，顶生穗状花序组成伞房状序；花两性；苞片卵形至线状披针形，被毛；萼管被黄色柔毛，先端广展，外弯，小形的萼齿5枚；花瓣5，先端钝圆，初为白色，后转淡红色；雄蕊10，2轮，不突出冠外；子房下位。果卵形，短尖，无毛，具明显的锐棱角5条，成熟时外果皮脆薄，呈青黑色或栗色。种子1颗，白色，圆柱状纺锤形。花期初夏，果期秋末。

【生境分布】 生于平原灌木丛或路旁。分布于福建、台湾、广西、江西、湖南、四川、贵州、云南及广东、海南等地。

【采收加工】 秋季果皮变紫黑时采收，除去杂质，晒干。

【性状鉴别】 本品果实椭圆形或卵圆形，具5条纵棱，偶有4～9棱，长2.5～4cm，直径约2cm，表面黑褐色至紫褐色，平滑，微具光泽，先端狭尖，基部钝圆，有明显的圆形果梗痕；质坚硬，横切面多呈五角星形，棱角外壳较厚，中间呈类圆形空腔。种子长椭圆形或纺锤形，长约2cm，直径约1cm，表面棕褐色或黑褐色，有多数纵皱纹；种皮薄，易剥离；子叶2，黄白色，有油性，断面有裂纹。气微香，味微甜。

【性味】 甜、淡、苦，平。

【功效主治】 调谷道，驱虫。用于治蛔虫，鞭虫。

【用法用量】 内服煎汤，9～15g。

苹婆
Sterculiae Nobilis Semen

【壮药名】 Gogaeuqcaengz

【别名】 凤眼果，罗晃子，潘安果，七姐果，富贵子，九层皮，红皮果。

【来源】 梧桐科植物苹婆 *Sterculia nobilis* Smith 的种子。

【植物形态】 乔木。树皮黑褐色，小枝幼时略被星状毛。叶互生；叶片薄革质，长圆形或椭圆形，长8～25cm，宽5～15cm，先端急尖或钝，基部圆或钝，两面均无毛。圆锥花序顶生或腋生，披散，有短柔毛；花单性，无花冠；花萼淡红色，钟状，外面被短柔毛，5裂，裂片条状披针形，先端渐尖且向内曲，在先端互相粘合，与钟状萼筒等长；雄花较多，雌雄蕊柄弯曲，无毛，花药黄色；雌花较少，略大，子房圆球形，有5条沟纹，密被毛，花柱弯曲，柱

NOTE

头 5 浅裂。蓇葖果鲜红色，厚革质，长圆状卵形，先端有喙，每果内有种子 1 ～ 4 颗。种子椭圆形或长圆形，黑褐色。花期 4 ～ 5 月。

【生境分布】 生于山坡林内或灌丛中，有栽培。分布于福建、台湾、广东、海南、广西、云南等地。

【采收加工】 果实成熟时采收，剥取种子，晒干。

【性状鉴别】 本品种子椭圆球形，黑褐色或暗栗色，直径约 1.5cm。气微，味淡。

【性味】 甜，热。

【功效主治】 通谷道，解毒杀虫。用于胴西咪暖（肠道寄生虫），鹿（呕吐）。

【用法用量】 内服煎汤，9 ～ 15g。外用适量。

大蒜
Allii Bulbus

【壮药名】 Gosuenq

【别名】 蒜，胡蒜，葫，独头蒜，独蒜，青蒜。

【来源】 百合科植物大蒜 *Allium sativum* L. 的鳞茎。

【植物形态】 草本。须根系，鳞茎大形，具 6 ～ 10 瓣，外包灰白色或淡紫色于膜质鳞被。叶基生，包括叶片和叶鞘。叶鞘管状，叶生未展出前呈折叠状，展出后扁平而狭长，为平行叶脉。叶互生，排列对称线状披针形，宽约 2.5cm；叶鞘相互套合形成假茎，实心。花茎直立；佛焰苞有长喙；伞形花序小而稠密，具苞片 1 ～ 3 枚，膜质，浅绿色，花小型，花间多杂以淡红色珠芽，或完全无珠芽；花柄细，长于花；花被 6，粉红色，椭圆状披针形；雄蕊 6，白色，花药突出；雌蕊 1，花柱突出，白色，子房上位，长椭圆状卵形，先端凹入，3 室。蒴果，1 室开裂。种子黑色。花期夏季。

【生境分布】 全国各地均有栽培。

【采收加工】 叶枯时采挖，除去泥沙，通风晾干或烘烤至外皮干燥。

【性状鉴别】 本品鳞茎类球形，由 6 ～ 10 个小鳞茎着生在扁平木质鳞茎盘上抱合而成，外包 1 ～ 3 层白色或淡紫红色膜质鳞叶，中央有干缩的花葶残基。小鳞茎瓣长卵圆形，顶端略尖，背面略隆起，外被膜质鳞叶，内为白色肥厚的肉质鳞叶。气特异，味辛辣。

【性味】 辣，热。

【功效主治】 调谷道、水道、气道，杀虫解毒。用于脘腹冷痛，阿意咪（痢疾），白冻（泄泻），肺痨，百日咳，贫痧（感冒），呗叮（疔疮），呗农（痈疮、痈肿），肠痈，痂（癣）。额哈（毒蛇咬伤），钩虫病，蛲虫病，隆白呆（带下），阴痒，瘴气（疟疾），喉痹，水肿。

【用法用量】 内服煎汤，5 ～ 10g；生或煮、煨服食，或捣烂为丸。煮食、煨食，宜较大量；生食，宜较小量。外用适量，捣敷，做栓剂，取汁涂或切片灸。

红蓖麻
Ricini Semen seu Radix et Folium

【壮药名】　Gocoenghhoengz

【别名】　蓖麻，牛蓖子草，勒菜，杜麻，草麻，红大麻。

【来源】　大戟科植物蓖麻 *Ricinus communis* L. 的成熟种子或根、叶。

【植物形态】　粗壮草本或草质灌木；小枝、叶和花序通常被白霜，茎多液汁。叶轮廓近圆形，长和宽达 40cm 或更大，掌状 7～11 裂，裂缺几达中部，裂片卵状长圆形或披针形，顶端急尖或渐尖，边缘具锯齿；掌状脉 7～11 条。网脉明显；叶柄粗壮，中空，长可达 40cm，顶端具 2 枚盘状腺体，基部具盘状腺体；托叶长三角形，早落。总状花序或圆锥花序；苞片阔三角形，膜质，早落；雄花：花萼裂片卵状三角形；雄蕊束众多；雌花萼片卵状披针形，凋落；子房卵状，密生软刺或无刺，花柱红色，顶部 2 裂，密生乳头状突起。蒴果卵球形或近球形，果皮具软刺或平滑；种子椭圆形，微扁平，平滑，斑纹淡褐色或灰白色；种阜大。花期几全年。

【生境分布】　全国各地区有栽培。

【采收加工】　秋季采摘成熟果实，晒干，除去果壳，收集种子；春、秋季采挖根，晒干或鲜用。

【性状鉴别】　本品种子呈椭圆形或卵形，稍扁，长 0.9～1.8cm，宽 0.5～1cm。表面光滑，有灰白色与黑褐色或黄棕色与红棕色相间的花斑纹。一面较平，一面较隆起，较平的一面有 1 条隆起的种脊；一端有灰白色或浅棕色突起的种阜。种皮薄而脆。胚乳肥厚，白色，富油性，子叶 2，菲薄。无臭，味微苦辛。

【性味】　甜、辣，平；有小毒。

【功效主治】　通火路，调水道、谷道，清湿热毒，杀虫解毒。用于呗农（痈疮、痈肿），呗奴（瘰疬），北嘻（乳痈），货咽妈（咽痛），痂（癣），林得叮相（跌打损伤），烫伤，水肿胀满，大便燥结，口眼歪斜。

【用法用量】　外用适量，捣敷或调敷。内服入丸剂，1～5g；生研或炒食。

苦李根
Rhamni Crenatae Radix

【壮药名】　Gose

【别名】　黎辣根，梨罗根，红点秤，山绿篱根，黎头根，琉璃根，土黄柏。

【来源】　鼠李科植物长叶冻绿 *Rhamnus crenata* Sieb.et Zucc. 的根。

【植物形态】　落叶灌木或小乔木。幼枝带红色，被毛，后脱落。叶互生；叶柄被密柔毛；叶片纸质，倒卵状椭圆形，披针状椭圆形或倒卵形，长 4～14cm，宽 2～5cm，先端渐尖，或短急尖，基部楔形或钝，边缘具锯齿，上面无毛，下面被柔毛或沿脉被柔毛。聚伞花序腋生，总花梗被柔毛；花单性，异株，淡绿色或紫色；花萼 5 裂，裂片三角形与萼管等长，外面

NOTE

有疏微毛；花瓣 5，近圆形，先端 2 裂；雄蕊 5，与花瓣等长；子房上位，球形，无毛，3 室；花柱不分裂，柱头不明显。核果球形，成熟时黑色或紫黑色。种子青灰色。花期 5～8 月，果期 8～10 月。

【生境分布】 生于海拔 2000m 以下的山地林下或灌丛中。分布于中南、西南等地。

【采收加工】 秋后采收，鲜用或切片晒干。

【性状鉴别】 本品根圆柱形，略弯曲，直径 0.4～1.8cm，侧根较少，表面灰黄色至黄褐色，粗糙，具粗纵纹。质坚硬，不易折断，断面不平坦，灰白色。气微，味苦，微甘。

【性味】 苦、辣，平；有小毒。

【功效主治】 清热毒，杀虫利湿。用于疥疮，痂（癣），呗叮（疔疮），能啥能累（湿疹），笃麻（麻疹），癫痫头，林得叮相（跌打损伤）。

【用法用量】 内服煎汤，3～5g；或浸酒。外用适量，煎水熏洗，或捣敷，或研末调敷，或磨醋擦患处。

南酸枣
Choerospondiatis Semen

【壮药名】 Makmej

【别名】 五眼果，四眼果，酸枣树，货郎果，广枣，山枣树，鼻涕果。

【来源】 漆树科植物南酸枣 *Choerospondias axillaris*（Roxb.）Burtt et Hill 的果。

【植物形态】 落叶乔木。树干挺直，树皮灰褐色，纵裂呈片状剥落，小枝粗壮，暗紫褐色，具皮孔。奇数羽状复叶互生，长 25～40cm；小叶 7～15 枚，对生，膜质至纸质，卵状椭圆形或长椭圆形，长 4～12cm，宽 2～5cm，先端尾状长渐尖，基部偏斜，全缘，两面无毛或稀叶背脉腋被毛。花杂性，异株；雄花和假两性花淡紫红色，排列成顶生或腋生的聚伞状圆锥花序；雌花单生于上部叶腋内；萼片、花瓣各 5；雄蕊 10；子房 5 室；花柱 5，分离。核果椭圆形或倒卵形，长 2～3cm，径约 2cm，成熟时黄色，中果皮肉质浆状，果核长 2～2.5cm，径 1.2～1.5cm，先端具 5 小孔。花期 4～5 月，果期 9～11 月。

【生境分布】 生于山坡、丘陵或沟谷林中。分布于安徽、浙江、江西、福建、湖北、湖南、广东、海南、广西、贵州、云南、西藏等地。

【采收加工】 取果实堆放发酵，使果肉腐烂，然后洗净、晒干。

【性状鉴别】 本品呈椭圆形或近卵形，表面黑褐色或棕褐色，稍有光泽，具不规则的褶皱，基部有果梗痕。果肉薄，棕褐色，质硬而脆。核近卵形，黄棕色，顶端有 5（偶有 4 或 6）个明显的小孔，每孔内各含种子 1 枚。无臭，味酸。

【性味】 甜、酸，平。

【功效主治】 调龙路，通气道水道，杀虫，养心安神。用于气滞血瘀，胸痛，心跳（心悸），神经衰弱，年闹诺（失眠），支气管炎，东朗（食滞），白冻（腹泻），兵嘿细勒（疝气），渗裆相（烧烫伤）。

【用法用量】 内服煎汤，30～60g；鲜果，2～3 枚，嚼食。外用适量，果核煅炭研末，调敷。

土荆芥
Chenopodii Ambrosioidis Herba

【壮药名】　Rumhaeu

【别名】　杀虫芥，红泽兰，火油草，臭草，藜荆芥，臭蒿，虱子草，钩虫草。

【来源】　藜科植物土荆芥 *Chenopodium ambrosioides* L. 的全草。

【植物形态】　草本，有强烈气味。茎直立，有棱，多分枝，被腺毛或无毛。单叶互生，具短柄；叶片披针形至长圆状披针形，长 3 ~ 16cm，宽达 5cm，先端短尖或钝，下部的叶边缘有不规则钝齿或呈波浪形，上部的叶较小，为线形，全缘，上面绿色，下面有腺点，揉之有一种特殊的香气。穗状花序腋生，分枝或不分枝；花小，绿色，两性或雌性，3 ~ 5 朵簇生于上部叶腋；花被 5 裂，果时常闭合；雄蕊 5；花柱不明显，柱头通常 3，伸出花被外。胞果扁球形，完全包于花被内。花期在夏、秋间。

【生境分布】　生于村旁、空旷地、路旁。分布于华东、中南、西南等地。

【采收加工】　8 月下旬至 9 月下旬收割全草，摊放在通风处，或捆束悬挂阴干，避免日晒及雨淋。

【性状鉴别】　本品为干燥带有果穗的茎枝，茎下部圆柱形，粗壮，光滑，上部多分枝，小枝方形至多边形，有纵沟，具毛茸。单叶互生，叶多皱缩，粉绿至黄绿色；完整叶展开呈长圆形至长圆状披针形，长 3 ~ 16cm，先端短尖或钝，下部叶缘有不规则钝齿或呈波浪形，上面无毛，下面有腺点；上部叶小，为线形或线状披针形，全缘，先端钝。下部叶大多脱落，仅有茎梢线状披针形苞片残留。果穗成束，簇生于枝腋及茎梢；萼宿存，内有 1 棕黑色细小的果实。全株有强烈的特殊香气，味辣而微苦。

【性味】　辣、苦，热；有大毒。

【功效主治】　除湿毒，消肿止痛，杀虫。用于钩虫病，蛔虫病，蛲虫病，头虱，能晗能累（湿疹）痂（癣），发旺（风湿骨痛），京瑟（闭经），京尹（痛经），货咽妈（咽痛），额哈（毒蛇咬伤），林得叮相（跌打损伤）。

【用法用量】　内服煎汤，3 ~ 6g。外用适量。

一碗泡
Yiwanpao

【壮药名】　Ngouxgvaqbyah

【别名】　黄花香，齿果草，细黄药，斩龙剑。

【来源】　远志科植物齿果草 *Salomonia cantoniensis* Lour. 的全草。

【植物形态】　草本；茎具纵棱及狭翅，小枝自茎顶部生出。单叶互生，叶片纸质，卵形、椭圆形或卵状披针形，长 1.5 ~ 3cm，宽 1 ~ 1.5cm，先端渐尖，基部阔楔形至圆形，全缘，具缘毛，叶面绿色，沿叶缘附近被白色小刚毛，背面苍白色，无毛；总状花序腋生，花小，具卵形苞片 3 枚，早落；萼片 5，外面 3 枚椭圆状卵形，里面 2 枚花瓣状，倒卵形，先端圆形，基部具爪；花瓣 3，黄色，侧瓣长方形，1/2 以下与龙骨瓣合生，先端微凹，龙骨瓣较侧瓣长，具 2 扇形鸡冠状附属物；雄蕊 8，2/3 以下合生成鞘，花药卵形；子房圆形。蒴果近圆形，宽过于长，具由下向上逐渐加宽的翅，基部具 1 枚宿存外萼片。种子卵球形。

【生境分布】　生于林下岩石边、路旁草丛中，海拔 1300～1600m。在广西主要分布于田林、隆林、南丹、罗城、环江。

【采集加工】　春、夏季均可采收，晾干备用。

【性状鉴别】　茎细弱，多分枝，无毛，具狭翅，基部生有纤细的根。叶多皱缩，掉落，展平呈卵状心形或心形，长 5～16mm，宽 5～12mm，先端钝，具短尖头，基部心形，全缘或微波状，黄绿色。有时枝条顶端可见穗状花序。质脆，易碎。气香，味微辣。

【性味】　微辛，平。

【功效主治】　清热解毒，消肿止痛。用于呗农（痈疮肿毒），呗叮（疔疮），狠尹（疖肿），额哈（毒蛇咬伤），林得叮相（跌打损伤）。

【用法用量】　内服煎汤，3～10g。外用适量，捣敷；煎汤含漱或熏洗。

硫黄
Liuhuang

【壮药名】　Liuzvamgz

【别名】　硫磺、石硫黄、硫矿、黄英、鱼子黄、黄牙、天生黄。

【来源】　自然元素类矿物硫族自然硫，采挖后，经加工而成的提炼品。

【矿物形态】　呈黄色或黄绿色而有玻璃样光泽之结晶块状物。

【生境分布】　产于内蒙古、陕西、河南、山西、江苏、湖南、江西、广东等省。

【采集加工】　全年均可采挖或加工，将泥块状的硫黄及矿石，在坑内用素烧罐加热熔化，取其上层之硫黄溶液，倒入模型内，冷却后，取出。

【性状鉴别】　本品呈不规则块状，黄色或略呈绿黄色。表面不平坦，呈脂肪光泽，具多数小孔隙。体轻，质松脆，易碎，断面呈蜂窝状，断面常呈针状晶形，具特异臭气，味淡。

【性味】　酸，热，有毒。

【功效主治】　内服补阳虚、通谷道，外用解毒杀虫、止痒。内服用于委哟（阳痿），足冷，墨病（寒喘冷哮），阿意囊（虚寒便秘）；外治用于痂（疥癣），巧痂（秃疮），阴疽恶疮，能啥能累（湿疹）。

【用法用量】　内服研末，1.5～3g，炮制后入丸、散服。外用研末撒，调敷或磨汁涂患处。

雄黄
Xionghuang

【壮药名】　Yungzvangz

【别名】　石黄、黄金石、鸡冠石。

【来源】　硫化物类矿物雄黄族雄黄，主含二硫化二砷（As_2S_2）。采挖后，除去杂质。

【矿物形态】　雄黄在矿中质软如泥，见空气即变坚硬，为块状或粒状集合体，呈不规则块状，深红色或橙黄色，断面有金刚石样光泽。脆，易碎，断面具树脂样光泽。微有特异的臭气，味淡。精矿粉为粉末状或粉末集合体，质松脆，手捏即成粉，橙黄色，无光泽。

【生境分布】　主产于湖南、贵州、河南，湖北、甘肃、云南、四川。

【采集加工】　除去杂质及泥土，研成极细粉。取雄黄照水飞法水飞，晾干，得雄黄粉。

【性状鉴别】　成品为纯净深红色或橙黄色极细粉，无杂质。

【性味】　辛，温，有毒。

【功效主治】　解疮毒，除湿毒，祛瘴毒，杀虫。用于呗哝（痈肿），呗叮（疔疮），蛇虫咬伤，胴西咪暖（虫积），胴尹（腹痛），狠尹（惊痫、惊风），瘴病（疟疾）。

【用法用量】　内服 0.05 ～ 0.1g，入丸散用。外用适量，熏涂患处。

NOTE

第六章　止血药

凡以止血为主要功效，治疗身体各种出血脉漏证的药物，称为止血药。止血药适用于出血病症，如血崩、脉漏、衄血、吐血、尿血、咳血、便血、外伤出血等。

黄根
Prismatomeridis Tetrandrae Radix

【壮药名】　Raghenj

【别名】　狗骨木，白狗骨，黑根子，四蕊三角瓣花。

【来源】　茜草科植物南山花 *Prismutumeris tetrandra*（Roxb.）K.Schum. 的根。

【植物形态】　灌木。小枝四棱柱形，干后黄色。叶对生，薄革质；叶柄上面有槽；托叶三角形，先端急尖；叶片长椭圆形、椭圆状披针形或倒披针形，长 7～15cm，宽 2～5cm，先端渐尖，两面有光泽。伞形花序近枝顶腋生，有花数朵至多朵；总花梗短或近无；花芳香，具花梗；花萼杯状，檐截平；花冠筒状，裂片 5，狭披针形，广展；花药不露出。核果近球形，熟时黑紫色。花期 5～6 月，果熟期冬季。

【生境分布】　生于杂木林中。分布于广东、海南、广西、云南等地。

【采收加工】　全年均可采根，洗净，晒干。

【性状鉴别】　本品根圆柱形，常呈不规则扭曲，有分枝，或切成不规则块片，长短厚薄不一，直径 0.5～4cm。表面黄棕色，具纵皱纹，有的具纵裂纹。栓皮易脱落，脱落处显赭红色。质坚硬，不易折断。横断面皮部极薄，棕黄色，木部发达，土黄色，具细密的同心环纹及放射状纹理。气微，味淡。

【性味】　微苦，微寒。

【功效主治】　调龙路，凉血止血，利湿退黄，补血虚，强筋骨。用于勒艾今（白血病），再生障碍性贫血，地中海贫血，矽肺，肝炎，嚎勒（齿衄），发旺（痹病），林得叮相（跌打损伤），幽扭（淋证）。

【用法用量】　内服煎汤，10～30g。

茅根
Imperatae Rhizoma

【壮药名】　Raghaz

【别名】　白茅根，地筋，白花茅根，丝茅，万根草，茅草根，甜草根。

【来源】　禾本科植物白茅 *Imperata cylindrical* Beauv. var. *major*（Nees）C.E. Hubb 的根茎。

【植物形态】　草本。根茎白色，匍匐横走，密被鳞片。秆丛生，直立，圆柱形，光滑无毛，基部被多数老叶及残留的叶基。叶条形或条状披针形，宽 3～8mm；叶鞘褐色，无毛，或上部及边缘和鞘口具纤毛，短叶舌。圆锥花序紧缩呈穗状，顶生，圆筒状；小穗披针形或长圆形，成对排列在花序轴上；花两性，每小穗具 1 花，基部被白色丝状柔毛；两颖相等或第 1 颖稍短而狭，具 3～4 脉，第 2 颖较宽，具 4～6 脉；稃膜质，无毛，第 1 外稃卵状长圆形，内稃短，第 2 外稃披针形，与内稃等长；雄蕊 2，花药黄色；雌蕊 1，具较长的花柱。柱头羽毛状。颖果椭圆形，暗褐色，成熟的果序被白色长柔毛。花、果期 4～6 月。

【生境分布】　生长于路旁、山坡、草地上。分布于全国各地。

【采收加工】　春、秋季采挖，除去须根及膜质叶鞘，洗净，鲜用或扎把晒干。

【性状鉴别】　本品根茎长圆柱形，有时分枝，长短不一，直径 2～4mm。表面黄白色或淡黄色，有光泽，具纵皱纹，环节明显，节上残留灰棕色鳞叶及细根，节间长 1～3cm。体轻，质韧，折断面纤维性，黄白色，多具放射状裂隙，有时中心可见一小孔。气微，味微甜。

【性味】　甜，寒。

【功效主治】　止血，通水道，清热毒。用于肉裂（血淋、血尿），陆裂（咳血），牙龈出血，鹿勒（吐血），阿意勒（便血），渗裂（紫癜），能蚌（黄疸），幽扭（淋证），笨浮（水肿）。

【用法用量】　内服煎汤，10～30g。

五月艾

Artemisiae Indicae Folium

【壮药名】　Nya，ngai

【别名】　艾叶，艾草。

【来源】　菊科植物五月艾 *Artemisia indica* Willd. 的叶。

【植物形态】　草本。茎直立，被蛛丝状薄毛，下部常脱毛，中部以上多开展或斜升的分枝。下部叶在花期枯萎；中部叶长 6～10cm，宽 4～8cm，羽状深裂，侧裂片常 2 对，裂片矩圆形，顶端急尖，边缘有疏齿或无齿，上面绿色，无毛，下面被灰白色密茸毛；上部叶小，有 3 裂片或不裂，基部常有抱茎的假托叶。头状花序极多数，常下倾，在茎及枝端密集成复总状，有披针形至条形的苞叶；总苞卵形，被蛛丝状薄毛；总苞片 3～4 层，矩圆形，外层背面绿色，边缘膜质，内层边缘宽膜质；花黄色，内层两性，外层雌性。瘦果无毛。花、果期 8～10 月。

【生境分布】　生长于路旁、荒野、林缘、草地。分布于全国各地。

【采收加工】　春、夏二季，花未开、叶茂盛时采摘，晒干或阴干。

【性状鉴别】　本品茎淡绿色或黄绿色，被蛛丝状薄毛，下部常脱落，有斜生、扭曲的棱；易折断，断面黄白色，髓部宽广。叶多卷缩、破碎，完整者展开羽状深裂，侧裂片 2 对，裂片矩圆形，顶端急尖，边缘有齿或无齿，上面绿色或黄褐色，无毛，下面被灰白色茸毛；上部叶较小，有 3 列或不裂，基部常有抱茎的假托叶。气清香，味苦。

【性味】　辣、苦，热。

【功效主治】　止血，调龙路，祛寒毒，除湿毒。用于鹿勒（吐血），渗裂（衄血），阿意勒（便血），兵淋勒（崩漏），妊娠下血，约京乱（月经不调），京尹（痛经），吠偻（胎动不安），卟很裆（不孕症），阿意咪（痢疾），隆白呆（带下），能啥能累（湿疹），疥癣，仲嘿奔尹（痔疮），呗农（疮疡）。

【用法用量】　内服煎汤，3～9g。外用适量，供灸治或熏洗用。

山黄麻
Tremae Tomentosae Radix seu Folium

【壮药名】　Ywngwzhab

【别名】　山麻木，九层麻，麻桐树，山角麻，山王麻。

【来源】　榆科植物山黄麻 *Trema tomentosa*（Roxb.）Hara 的根、叶。

【植物形态】　小乔木，当年生枝条密被白色伸展的曲柔毛。叶互生；叶柄密被白色柔毛；叶片纸质，卵状披针形或披针形，长6～18cm，宽3～8cm，先端长而渐尖，基部心形或近截平，常稍斜，上面有短硬毛而粗糙，下面密被银灰色丝质柔毛或曲柔毛，边缘有细锯齿；基出3脉，侧脉5～6对，网脉明显，花单性，雌雄异株，聚伞花序稠密，稍长于叶柄；花萼5深裂，背面被毛；雄蕊5，与萼片对生；子房1室，柱头2，被毛。核果卵球形，被毛。花期3～6月，果期9～11月。

【生境分布】　生于疏林中。分布于福建南部、台湾、广东、海南、广西、四川西南部和贵州、云南和西藏东南部至南部等地。

【采收加工】　全年均可采，鲜用或晒干。

【性状鉴别】　本品叶多皱缩，展平后完整者呈卵形、卵状披针形或披针形，长6～18cm，先端长渐尖，基部心形或近截形，常稍斜，基部3出脉明显，边缘有小锯齿，上面有短硬毛而粗糙，下面密被淡黄色柔毛。质脆。气微，味涩。

【性味】　涩，平。

【功效主治】　止血，通龙路，消肿止痛，透疹。用于外伤出血，林得叮相（跌打损伤）。

【用法用量】　外用适量，鲜品捣敷，或研末敷。

田七
Notoginseng Radix et Rhizoma

【壮药名】　Godienzcaet

【别名】　田漆，三七，田三七，山漆，金不换，滇三七，参三七，铜皮铁骨。

【来源】　五加科植物三七 *Panax notoginseng*（Burk.）F. H. Chen 的根及根茎。

【植物形态】　草本。根茎短，具有老茎残留痕迹；根粗壮肉质，倒圆锥形或短圆柱形，有数条支根，外皮黄绿色至棕黄色。茎直立，近圆柱形，绿色或带多数紫色细纵条纹。掌状复叶，3～6片轮生于茎端；叶柄细长；小叶3～7枚，小叶片椭圆形至长圆状倒卵形，长约

5～14cm，宽2～5cm，中央数片较大，最下2片最小，先端长尖，基部近圆形或两侧不相称，边缘有细锯齿，齿端偶具小刺毛，表面沿脉有细刺毛，有时两面均近无毛。总花梗从茎端叶柄中央抽出，伞形花序单独顶生；花多数，两性，有时单性花和两性花共存；花萼绿色，先端通常5齿裂；花瓣5，长圆状卵形，先端尖，黄绿色；雄蕊5；花柱2，基部合生，花盘平坦或微凹。核果浆果状，近于肾形；嫩时绿色，熟时红色，种子1～3颗，球形，种皮白色。花期6～8月，果期8～10月。

【生境分布】　生于山坡丛林下，现多栽培于海拔800～1000m的山脚斜坡或土丘缓坡上。分布于广西西南部、云南东南部。

【采收加工】　种植第3年后，秋季花开前采挖，洗净，分开主根、支根及根茎，暴晒至半干，用力搓揉，再暴晒，重复数次，置麻袋中加蜡打光。支根习称"筋条"，根茎习称"剪口"。

【性状鉴别】　本品主根呈类圆锥形、圆柱形或不规则块状，长1～6cm，直径1～4cm。表面灰褐色或灰黄色，具蜡样光泽，有断续的纵皱纹和支根痕。顶端有茎痕，周围有瘤状突起，侧面有断续的纵皱及支根断痕。体重，质坚实，断面灰绿色、黄绿色或灰白色，木部微呈放射状排列。气微，味苦回甜。

筋条呈圆柱形或圆锥形，长2～6cm，上端直径约0.8cm，下端直径约0.3cm。

剪口呈不规则的皱缩块状或条状，表面有数个明显的茎痕及环纹，断面中心灰绿色或白色，边缘深绿色或灰色。

【性味】　甜，热。

【功效主治】　调龙路火路，补血，止血，散瘀止痛。用于产后血虚，陆裂（咳血），渗裂（吐血、衄血），阿意勒（便血），兵淋勒（崩漏），胸痛，心头痛（胃痛），林得叮相（跌打损伤），京尹（月经痛），产后腹痛。

【用法用量】　内服煎汤，3～9g；研粉吞服，一次1～3g。外用适量。

白背叶

Malloti Apeltae Folium

【壮药名】　Godungzhau

【别名】　白背桐，白面风，野桐，叶下白，白背木，白背娘，白帽顶。

【来源】　大戟科植物白背叶 *Mallotus apelta*（Lour.）Muell.-Arg. 的叶。

【植物形态】　灌木或小乔木。小枝、叶柄和花序均被白色或微黄色星状绒毛。单叶互生，阔卵形，长4.5～23cm，宽3.5～16cm，先端渐尖，基部近截平或短截形或略呈心形，具2腺点，全缘或顶部3浅裂，有稀疏钝齿，上面绿色，被星状柔毛或近无毛，背面灰白色，密被星状绒毛，有细密红棕色腺点。花单性异株；雄花序为不分枝或分枝的穗状花序，顶生；雌穗状花序不分枝，顶生或侧生，略比雄花序短。果序圆柱形；蒴果近球形，密被羽状软刺和灰白色或淡黄色星状绒毛。种子近球形，黑色，光亮。花期4～7月，果期8～11月。

【生境分布】　生于海拔30～1000m的山坡或山谷灌丛中。分布于云南、广西、湖南、江西、福建、广东和海南。

NOTE

【采收加工】　叶多鲜用，或夏、秋采集，晒干研粉。

【性状鉴别】　本品叶具长柄，叶片多皱缩，展开呈圆卵形，长 7 ～ 12cm，宽 5 ～ 14cm，先端渐尖，基部近截形或短截形，具 2 腺点，全缘或不规则 3 浅裂，上面近无毛，下面灰白色，密被星状毛，有细密棕色腺点。气微，味苦、涩。

【性味】　微苦、涩，平。

【功效主治】　通龙路，利水道，清热毒，祛湿毒，止血止痛。用于鹿勒（吐血），阿意勒（便血），中耳炎，鹅口疮，仲嘿喯尹（痔疮），湿疣，林得叮相（跌打损伤），外伤出血，皮肤溃烂，额哈（毒蛇咬伤）。

【用法用量】　外用适量，研末撒或煎水洗患处；或鲜品适量，煎水洗患处。

紫珠叶

Callicarpae Formosanae Folium

【壮药名】　Goyweaag

【别名】　紫珠，紫珠草，粗糠仔，鸦鹊板，止血草，紫荆，白毛紫。

【来源】　马鞭草科植物杜虹花 *Callicarpa formosana* Rolfe. 的叶。

【植物形态】　灌木。小枝、叶柄和花序均密被灰黄色星状毛和分枝毛。单叶对生，叶脉粗壮；叶片卵状椭圆形或椭圆形，长 6 ～ 15cm，宽 3 ～ 8cm，先端渐尖，基部钝圆或截形，边缘有细锯齿，表面被短硬毛。背面被灰黄色星状毛和细小黄色腺点。聚伞花序腋生，4 ～ 7 歧；具细小苞片；花萼杯状，被灰黄色星状毛，萼齿钝二角形；花冠紫色至淡紫色，无毛，裂片 4，钝圆；雄蕊 4；子房无毛。果实近球形，紫色。花期 5 ～ 7 月，果期 8 ～ 11 月。

【生境分布】　生于山坡、溪边林中或灌丛中。分布于浙江、江西、福建、台湾、广东、广西、云南等地。

【采收加工】　夏、秋二季枝叶茂盛时采摘，干燥。

【性状鉴别】　本品叶多皱缩卷曲，有的破碎，完整叶片展平后呈卵状椭圆形，长 4 ～ 19cm，宽 2.5 ～ 9cm；光端渐尖或钝圆，基部宽楔形或钝圆，边缘有细锯齿，近基部全缘。上表面灰绿色或棕绿色，在扩大镜下可见星状毛和短粗毛，下表面淡绿色或淡棕绿色，被棕黄色分枝茸毛，主脉和侧脉突起，侧脉 8 ～ 12 对，小脉伸入齿端；叶柄长 0.5 ～ 1.5cm。嫩枝灰黄色，有时可见细小白色点状的皮孔。气微，味微苦涩。

【性味】　苦、涩，寒。

【功效主治】　通龙路，清热止血。用于陆裂（咳血），鹿勒（吐血），渗裂（血症），呗农（痈疮、痈肿）。

【用法用量】　内服煎汤，10 ～ 15g，鲜品 30 ～ 60g；或研末，1.5 ～ 3g，每日 1 ～ 3 次。外用适量，鲜品捣敷；或研末敷。

白花草
Agerati Conyzoidis Herba

【壮药名】 Nyangayouz

【别名】 胜红蓟，脓泡草，绿升麻，白毛苦，白花臭草，消炎草，胜红药。

【来源】 菊科植物藿香蓟 *Ageratum conyzoides* L. 的全草。

【植物形态】 草本。茎粗壮，不分枝或自基部或自中部以上分枝，淡红色或上部绿色，被白色尘状短柔毛或上部被稠密开展的长绒毛。叶对生，有时上部互生；中部茎叶卵形或椭圆形或长圆形，长 3～8cm，宽 2～5cm；自中部叶向上及腋生小枝上的叶渐小或小，卵形或长圆形；叶基钝或宽楔形，基出三脉或不明显五出脉，顶端急尖，边缘圆锯齿，两面被白色稀疏的短柔毛且有黄色腺点，上部叶的叶柄或腋生幼枝及腋生枝上的小叶的叶柄通常被白色稠密展开的长柔毛。头状花序 4～18 个在茎顶排成通常紧密的伞房状花序；花冠外面无毛或顶端有尘状微柔毛，檐部 5 裂，淡紫色。瘦果黑褐色，5 棱，有白色稀疏细柔毛；冠毛膜片 5 或 6 个。花、果期全年。

【生境分布】 生于山谷、山坡林下或林缘，荒坡草地常有生长。福建、广东、广西、云南、贵州等地有栽培或逸为野生。

【采收加工】 夏、秋季采收，除去根部，鲜用或切段晒干。

【性状鉴别】 本品全株被粗毛，须根多数，黄白色。茎绿色稍带紫色，直径 1～2cm，多分枝。叶对生，上部互生，微皱缩，展平后呈卵形，长 5～13cm，先端钝圆，基部钝或浑圆，罕有心形的，叶缘钝齿状。头状花序小。有特殊气味。

【性味】 辣、苦，寒。

【功效主治】 止血，清热毒，除湿毒。用于贫痧（感冒），货咽妈（咽痛），口舌生疮；陆裂（咳血），渗裂（吐血、衄血），兵淋嘞（崩漏），脘腹痛疼痛，林得叮相（跌打损伤），外伤出血，呗农（痈疮、痈肿），能晗能累（湿疹）。

【用法用量】 内服煎汤，15～30g，鲜品加倍；或鲜品捣汁。外用适量，捣敷患处；研末吹喉或调敷。

侧柏叶
Platycladi Cacumen

【壮药名】 Meizbag

【别名】 扁柏，香柏，柏树，柏子树。

【来源】 柏科植物侧柏 *Platycladus orientalis*（L.）Franco 的枝梢及叶。

【植物形态】 乔木，有时为灌木状。干直立，分枝很密，小枝扁平，为鳞片状绿叶包，由中轴向两侧作羽状排列，成一平面。叶细小，鳞片状，交互对生，除顶端外，紧贴茎着生，侧生叶中线隆起，腹背叶中线较平，各叶自中部以上均线状下凹。雌雄同株，着生在上年小枝顶上，雄球花卵圆形，短柄；雌球花球形，无柄，淡褐色。球果圆球形，直立，蓝绿色，被白

NOTE

粉，熟前肉质，成熟后变红褐色并木质化，开裂。种鳞 8 片，顶端及基部 1 对无种子，其余每片有种子 1 ～ 2 粒；种子卵状，栗褐色，无翅或有棱脊。花期 3 ～ 4 月，果期 10 月。

【生境分布】 生于较干燥的山坡，为我国特产，除新疆、青海外，分布几遍全国。

【采收加工】 夏、秋二季采收，阴干。

【性状鉴别】 本品多分枝，小枝扁平。叶细小鳞片状，交互对生，贴伏于枝上，深绿色或黄绿色。质脆，易折断。气清香，味苦涩、微辛。

【性味】 苦、涩，寒。

【功效主治】 止血，调龙路火路，生发乌发。用于渗裂（吐血、衄血），阿意勒（便血），兵淋勒（崩漏），血热脱发，须发早白。

【用法用量】 内服煎汤，5 ～ 15g。

仙鹤草
Agrimoniae Herba

【壮药名】 Nyacaijmaj

【别名】 龙芽草，龙牙草，狼牙草，瓜香草，老鹳嘴，子母草，毛脚茵。

【来源】 蔷薇科植物龙芽草 *Agrimonia pilosa* Ledeb. 的地上部分。

【植物形态】 草本。根茎短，基部常有地下芽。茎被疏柔毛及短柔毛。奇数羽状复叶互生；托叶镰形；小叶有大小 2 种，相间生于叶轴上，小叶 3 ～ 4 对，倒卵形至倒卵状披针形，长 1.5 ～ 5cm，宽 1 ～ 2.5cm，先端急尖至圆钝，稀渐尖，基部楔形，边缘有急尖到圆钝锯齿，有显著腺点。总状花序生于茎顶，萼片 5，三角卵形；花瓣 5，长圆形，黄色；雄蕊 5 ～ 15；花柱 2。瘦果倒卵圆锥形，外面有 10 条肋，被疏柔毛，先端有数层钩刺，幼时直立，成熟时向内靠合。花、果期 5 ～ 12 月。

【生境分布】 生于荒地、山坡、路旁、草地。我国大部分地区均有分布。

【采收加工】 夏、秋二季茎叶茂盛时采割，除去杂质，干燥。

【性状鉴别】 本品全体被白色柔毛。茎下部圆柱形，红棕色，上部方柱形，四面略凹陷，有纵沟及棱线，有节；体轻，质硬，易折断，断面中空。单数羽状复叶互生，暗绿色，皱缩卷曲；质脆，易碎；大小叶相间生于叶轴上，顶端小叶较大，完整小叶片展开后呈卵形或长椭圆形，先端尖，基部楔形，边缘有锯齿。总状花序细长；花萼下部呈筒状，萼筒上部有钩刺，先端 5 裂；花瓣黄色。气微，味微苦。

【性味】 苦、涩，平。

【功效主治】 调龙路，止血，止痢，杀虫。用于渗裂（血证），蛊病（肝硬化腹水），白冻（泄泻），阿意囊（痢疾），瘰病，隆白呆（带下），渗裆相（烧伤），呗（无名肿毒），呗农（痈疮）。

【用法用量】 内服煎汤，6 ～ 12g。外用适量。

爆牙狼
Melastomatis Candidi Herba

【壮药名】 Gomaknat

【别名】 野牡丹，猪母草，猪古稔，羊开口，倒罐草，活血丹，赤牙郎。

【来源】 野牡丹科植物野牡丹 *Melastoma candidum* D.Dou 的全株。

【植物形态】 灌木。茎枝密生长而展开的粗毛。叶对生，长椭圆形或椭圆状披叶形，长 4～12cm，宽 2～4.5cm，先端短尖，基部楔形至近圆形，两面有毛。花 3～10 朵簇生枝梢；萼筒裂片 5，披针形，密被鳞片状糙伏毛及长柔毛；花瓣 5，长椭圆形，紫红色，密被缘毛；雄蕊 10，2 型，5 枚较大，具有紫色之药及延长的药隔，5 枚较小，药黄色，基部有 2 个小瘤体；雌蕊 1，子房下位，5 室。果实稍肉质，近球形，密生鳞片状毛。花期春夏间。

【生境分布】 生于山坡、旷野。主要分布于广西南部和西部，广东、福建、四川等地亦有分布。

【采收加工】 秋季采收，洗净，切段，晒干。

【性状鉴别】 本品多皱缩破碎，茎四棱形，有伏贴或稍伏贴的鳞片状毛，表面灰褐色，有节，质坚韧，断面纤维性。叶对生，多皱缩破碎，展开后呈宽卵形，长 4.4～6.8cm，宽 2.5～3.5cm，基部浅心形，两面有毛，棕褐色。花聚生于枝头，粉红色；萼筒密生伏贴稍分枝的鳞片状毛。气微，味酸。

【性味】 酸、涩，平。

【功效主治】 调龙路火路，通谷道，止血。用于东郎（食滞），阿意咪（痢疾），白冻（泄泻），肝炎，陆裂（咳血），阿意勒（便血），月经过多，兵淋勤（崩漏），产后腹痛，隆白呆（带下），呗农（痈疮、痈肿），额哈（毒蛇咬伤）。

【用法用量】 内服煎汤，9～15g，鲜品 30～90g。外用适量，捣敷患处。

大蓟
Cirsii japonici Herba

【壮药名】 Nyalinzswj

【别名】 马蓟，刺蓟，山牛蒡，鸡脚刺，牛口刺，刺萝卜，马刺草，野刺菜。

【来源】 菊科植物蓟 *Cirsium japonicum* Fisch.ex DC. 的全草。

【植物形态】 草本，块根纺锤状或萝卜状。茎有纵条纹，密被白柔毛。叶互生；根生叶倒卵状长椭圆形，长 15～30cm，羽状分裂，裂片 5～6 对，先端尖，边缘具不等长浅裂和斜刺，基部渐狭，形成两侧有翼的扁叶柄，被毛；茎生叶向上逐渐变小，基部抱茎，下表面密被白绵毛。头状花序，单生在枝端；总苞球形，苞片 6～7 列，披针形，在基部外面的较短，内面的较长，锐头，有刺，全缘；全部为管状花，紫红色，两性，先端 5 裂，裂片线形；雄蕊 5，花药相连呈管状，先端分离，基部左右各有一下垂尖尾；雌蕊 1，子房下位。瘦果扁椭圆形。花期 5～6 月，果期 6～8 月。

NOTE

【生境分布】 野生于山坡、路边等处。我国南北各省区均有分布。

【采收加工】 夏、秋二季花开时采割地上部分，除去杂质，晒干。

【性状鉴别】 本品块根呈长圆锥形，或微弯曲，表面黑褐色，具细密的纵纹，有时有屈曲的纵槽；顶端和根茎相连部分带纤维性，末端细瘦部分通常切除，长 6～10cm，直径 5～15mm。质稍硬而脆，折断面较整齐，黄白色，略带颗粒状。茎呈圆柱形，基部直径可达 1.5cm。表面绿褐色或棕褐色，有数条纵棱，被丝状毛；断面灰白色，髓部疏松或中空。叶皱缩，多破碎，完整叶片展平后呈倒披针形或倒卵状椭圆形，羽状深裂，边缘具不等长的针刺；上表面灰绿色或黄棕色，下表面色较浅，两面均具灰白色丝状毛。头状花序顶生，球形或椭圆形，总苞黄褐色，羽状冠毛灰白色。气微，味淡。

【性味】 甜、苦，寒。

【功效主治】 通龙路，消肿，止血。用于陆裂（咳血），鹿勒（吐血），渗裂（血症），肉裂（尿血），兵淋勤（崩漏），呗农（痈疮、痈肿），能晗能累（湿疹），呗奴（瘰疬），肝炎，肾炎。

【用法用量】 内服煎汤，10～20g。

广西血竭

Dracaena Cochinensis Resina

【壮药名】 Meizlwedlungz

【别名】 龙血竭，山竹蔗，剑叶龙血树，柬埔寨龙血树。

【来源】 百合科植物剑叶龙血树 *Dracaena cochinensis*（Lour.）S. C. Chen 含脂木材经加工提取制成的树脂。

【植物形态】 乔木状灌木。树皮灰白色，光滑，老时灰褐色，片状剥落；幼枝有环状叶痕。叶聚生茎或枝顶端，互相套叠，剑形，薄革质，长 50～100cm，宽 2～3cm，向基部略变窄而后扩大，包茎，无柄，基部和茎、枝顶端带红色。圆锥花序长，花序轴密生乳突状短柔毛；花两性，乳白色；花被片基部合生；花丝扁平，近线形，上部有红棕色瘤点；子房 3 室，花柱细、长丝状，柱头头状，3 裂。浆果近球形，橘黄色，具有 1～3 种子。花期 3 月，果期 7～8 月。

【生境分布】 生于海拔 950～1700m 的石灰岩上。主要分布于广西靖西、龙州、凭祥、大新、宁明，云南南部（孟连、普洱、镇康）等地。

【采收加工】 取老树含脂木材打碎经乙醇提取而得的树脂。

【性状鉴别】 本品为不规则块片，红棕色至黑棕色，有光泽，有的附有少量红棕色粉末。质脆，有空隙，气特异，微有清香，味淡微涩。嚼之有碳粒感并微粘齿。

【性味】 咸、辣、微甜，热。

【功效主治】 通调火路，散瘀止血，止咳平喘。用于林得叮相（跌打损伤），勒内（血虚），核尹（腰痛），发旺（风湿骨痛），陆裂（咳血），鹿勒（吐血），衄血，肉裂（尿血），阿意勒（便血）、兵淋勒（崩漏），墨病（哮喘）。

【用法用量】 内服煎汤，3～9g。外用适量，碾细撒患处，或调服。

铺地菍

Melastomatis Dodecandri Herba

【壮药名】　Gonimreih

【别名】　山地菍，地茄，地菍，红地茄，落地稔，地稔藤，铺地粘。

【来源】　野牡丹科植物地菍 *Melastoma dodecandrum* Lour. 的全草。

【植物形态】　矮小灌木。茎匍匐上升，地上各部被糙伏毛。叶对生；叶片坚纸质，卵形或椭圆形，长 1～4cm，宽 0.8～3cm，先端急尖，基部广楔形；基出脉 3～5 条。聚伞花序顶生，基部有叶状总苞 2；花萼管被糙伏毛，裂片披针形，边缘具刺毛状缘毛，裂片间具 1 小裂片；花瓣淡紫色至紫红色，菱状倒卵形，上部略偏斜，先端有 1 束刺毛，被疏缘毛；雄蕊 5 长 5 短，长者药隔基部延伸，弯曲，末端具 2 小瘤；短者药隔不延伸，药隔基部具 2 小瘤；子房下位，先端具刺毛。蒴果坛状球形，平截，近先端略缢缩，肉质，不开裂，宿存萼被糙伏毛。花期 5～7 月，果期 7～9 月。

【生境分布】　生于海拔 1250m 以下的山坡矮草丛中。分布于浙江、江西、福建、湖南、广东、广西、贵州等地。

【采收加工】　夏、秋季采收全株，除去杂质，洗净，鲜用或晒干。

【性状鉴别】　本品茎四棱形，多分枝，长 10～25cm，直径 1～2mm，表面灰褐色，扭曲，有纵条纹，节处有细须根。叶对生，深绿色，多皱缩破碎，展开后呈卵形或椭圆形，长 1～4cm，宽 0.8～3cm，仅上面边缘和下面脉上生极疏的糙伏毛。花棕褐色，萼筒 5 裂，花瓣 5。气微，味微酸涩。

【性味】　甜、涩，凉。

【功效主治】　通龙路，调气道水道，清热毒，止血。用于发得（发热），货咽妈（咽痛），阿意咪（痢疾），能蚌（黄疸），笨浮（水肿），京尹（痛经），隆白呆（带下），呗奴（瘰疬），呗农（痈疮），呗叮（疔疮），仲嘿唪尹（痔疮）。

【用法用量】　内服煎汤，15～30g，鲜品用量加倍；或鲜品捣汁。外用适量，捣敷或煎汤洗。

第七章　治"巧坞"病药

"巧坞"指的是大脑,"巧坞"病变包括失眠、高热抽搐、神志不清、头晕、抽筋、癫痫等。凡以苏醒神志为主要作用,治疗"巧坞"病变而致的神志异常的药物,称为治"巧坞"药。

上树蜈蚣
Pothis Chinensis Herba

【壮药名】 Cijsaepmei

【别名】 石葫芦,石柑子,藤桔,爬山蜈蚣,青笔标,风瘫药,石上蟾蜍草。

【来源】 天南星科植物石柑子 *Pothos chinensis*（Raf.）Merr. 的全草。

【植物形态】 附生藤本。茎亚木质,淡褐色,近圆柱形,具纵条纹,节间长 1～4cm,节上常生有气生根,分枝下部常具鳞叶 1 枚;鳞叶线形,锐尖,具多数平行纵脉。叶片纸质,表面深绿色,背面淡绿色,椭圆形、披针状卵形至披针状长圆形,长 6～13cm,宽 1.5～5.6cm,先端渐尖至长渐尖,常有芒状尖头,基部钝;中肋在表面稍下陷,背面隆起,侧脉 4 对,最下一对基出,弧形上升;叶柄倒卵状长圆形或楔形,长 1～4cm,宽 0.5～1.2cm。花序腋生,基部具苞片 4～6 枚;苞片卵形,纵脉多数;佛焰苞卵状,绿色,锐尖;肉穗花序短,椭圆形至近圆球形,淡绿色、淡黄色。浆果黄绿色至红色,卵形或长圆形。花、果期全年。

【生境分布】 生于阴湿密林中,常匍匐于岩石上或附生于树干上。分布于台湾、湖北、广东、广西、四川、贵州、云南等地。

【采收加工】 春、夏季采收,洗净,鲜用或切段晒干。

【性状鉴别】 本品茎圆柱形,具纵条纹,表面淡褐色;完整叶展平后呈披针状卵形或椭圆形,表面黄绿色,背面淡黄色,长 6～13cm,宽 1.5～5.6cm,先端渐尖,常有芒状尖头,基部钝。气微,味辛、苦。

【性味】 苦、辣,平。

【功效主治】 调巧坞,调火路龙路,行气止痛,祛风毒,除湿毒。用于心头痛（胃痛）,兵嘿细勒（疝气）,食积胀满,血吸虫晚期肝脾肿大,发旺（风湿痹痛）,脚气,林得叮相（跌打损伤）,夺扼（骨折）,中耳炎,鼻窦炎。

【用法用量】 内服煎汤,5～10g。

水菖蒲
Acori Calami Rhizoma

【壮药名】　Cingjfouxnaemq

【别名】　菖蒲，大叶草蒲，白菖，泥菖蒲，蒲剑，泥昌，水昌，家昌蒲。

【来源】　天南星科植物菖蒲 *Acorus calamus* L. 的根茎。

【植物形态】　草本，有特殊香气。肉质根多数，具毛发状须根。根茎横走，稍扁，有分枝。叶基生，基部两侧膜质；叶鞘宽 4～5mm，向上渐狭，至叶长约 1/3 出渐行消失；叶片剑状线形，长 90～150cm，中部宽 1～3cm，基部宽，对折，中部以上渐狭，草质，绿色，光亮，中脉在两面均明显隆起，侧脉与主脉平行，两边各 3～5 条，纤细。花序柄三棱形，佛焰苞剑状线形，长 30～40cm；肉穗花序斜向上或近直立，狭锥状圆柱形；花黄绿色；子房长圆柱形。浆果长圆形，红色。花期 6～9 月。

【生境分布】　生于水边、沼泽湿地或湖泊岛上，有栽培。分布于全国各省区。

【采收加工】　秋冬二季采挖，除去须根及泥沙，晒干。

【性状鉴别】　本品根茎呈扁圆柱形，略弯曲，长 4～20cm，直径 0.8～2cm，表面灰棕色至棕褐色，节明显，节间长 0.5～1.5cm，具纵皱纹，一面具密集圆点状根痕；叶痕呈斜三角形，左右交互排列，侧面茎基痕周围常残留有鳞片状叶基和毛发状须根。质硬，断面淡棕色，内皮层环明显，可见众多棕色油细胞小点。气浓烈而特异，味辛。

【性味】　辣、苦，热。

【功效主治】　调巧坞，调谷道，通火路，除湿毒。用于痰厥昏迷，麻邦（中风），癫痫，惊悸健忘，耳鸣耳聋，食积腹痛，麻邦（偏瘫、半身不遂），呗叮（疔疮），阿意咪（痢疾），风湿疼痛，能啥能累（湿疹），疥疮。

【用法用量】　内服煎汤，5～10g。外用适量。

皂荚
Gleditsiae Fructus seu Spina

【壮药名】　Caugyaz

【别名】　皂荚刺，皂角，大皂荚，皂节，山皂角，大皂角，长皂角。

【来源】　豆科植物皂荚 *Gleditsia sinensis* Lam. 的果实、棘刺。成熟果实称"皂荚"，发育不正常的果实称"猪牙皂"。

【植物形态】　落叶乔木或小乔木。树干有棘刺，圆柱形，常分枝，长可达 16cm。偶数羽状复叶，互生或对生，具小叶 3～7 对；小叶长卵形、长圆形至卵状披针形，长 3～12cm，宽 1.5～4cm，先端钝或渐尖，具小刺尖，基部斜圆形或斜楔形，叶缘有细锯齿，两面均被柔毛，后渐无毛；网脉两面凸出；小叶柄被短柔毛。总状花序；花杂性，黄白色；花梗被短柔毛。雄花萼片 4，三角状披针形，两面被毛；花瓣 4，长圆形，被微毛；雄蕊 6～8。两性花花梗稍短，萼片和花瓣稍长；雄蕊 8；子房被毛，扁平，柱头浅二裂，胚珠多数。荚果长条状，有的稍弯曲，长可达 30cm，红棕色或紫棕色，有时被白色腊粉，先端具长喙；种子多数。畸形果（猪牙皂）长可达 12cm，偶有发育不全的种子。花期 3～5 月，果期 5～12 月。

【生境分布】　生于的山坡、路旁、屋旁。全国大部分地区有分布。

【采收加工】　秋季果实成熟变黑时采摘，晒干。棘刺全年可采，趁鲜切片，干燥。

【性状鉴别】　皂荚：呈扁长的剑鞘状而略弯曲，表面黑棕色至紫褐色，被灰色粉霜，果肉略厚，种子所在处隆起，基部渐狭而略弯；两侧有明显的纵棱线；摇之有响声。质硬；果皮断面黄色，纤维性。种子多数，扁椭圆形，黄棕色，光滑。气特异，有强烈刺激性；粉末嗅之可催嚏。味辛辣。

猪牙皂：本品呈圆柱形，略扁而弯曲，长 5～11cm，宽 0.7～1.5cm。表面紫棕色或紫褐色，被灰白色蜡质粉霜，擦去后有光泽，并有细小的疣状突起及线状或网状的裂纹。顶端有鸟喙状花柱残基，基部具果梗残痕。质硬而脆，易折断，断面棕黄色，中间疏松，有淡绿色或淡棕黄色的丝状物，偶有发育不全的种子。气微，有刺激性，味先甜而后辣。

皂荚刺：本品为主刺及 1～2 次分枝的棘刺。主刺长 3～15cm 或更长，直径 0.3～1cm；分枝刺长 1～6cm，刺端锐尖。表面紫棕色或棕褐色。体轻，质坚硬，不易折断。切片厚0.1～0.3cm，常带有尖细的刺端；木部黄白色，髓部疏松，淡红棕色；质脆，易折断。无臭，味淡。

【性味】　辣，热；有毒。

【功效主治】　调巧坞，通谷道，祛风毒。用于阿意囊（大便困难），阿意勒（便血），阿意咪（痢疾），墨病（气喘），比耐来（咳痰），呗奴（瘰疬），兵嘿细勒（疝气），呗（无名肿毒），痂（癣）。

【用法用量】　内服 1～3g，多入丸、散。外用适量，研末搐鼻；或煎水洗；或研末掺或调敷；或熬膏涂；或烧烟熏。

石菖蒲
Acori Tatarinowii Rhizoma

【壮药名】　Gosipraemx

【别名】　菖蒲叶，山菖蒲，水剑草，香菖蒲，药菖蒲，苦菖蒲，野韭菜。

【来源】　天南星科植物石菖蒲 Acorus tatarinowii Schott 的根茎。

【植物形态】　草本。根茎横卧，芳香，外皮黄褐色；根肉质，具多数须根，根茎上部分枝甚密，分枝常被纤维宿存叶基。叶片薄，线形，长 20～30cm，宽 0.7～1.3cm，基部对折，先端渐狭，基部两侧膜质，叶鞘上延几达叶片中部，暗绿色，无中脉，平行脉多数，稍隆起。叶状佛焰苞长为肉穗花序的 2～5 倍或更长；肉穗花序圆柱形，上部渐尖，直立或稍弯；花白色。幼果绿色，成熟时黄绿色或黄白色。花、果期 2～6 月。

【生境分布】　生长于山涧泉流附近或泉流的水石间。分布于长江流域及其以南各地。

【采收加工】　秋、冬二季采挖，除去须根及泥沙，晒干。

【性状鉴别】　本品根茎扁圆柱形，多弯曲，常有分枝，长 3～20cm，直径 0.3～1cm。表面棕褐色或灰棕色，粗糙，有疏密不匀的环节，节间长 0.2～0.8cm，具细纵纹，一面残留须根或圆点状根痕；叶痕呈三角形，左右交互排列，有的其上有毛鳞状的叶基残余。质硬，断面纤维性，类白色或微红色，内皮层环明显，可见多数维管束小点及棕色油细胞。气芳香，味苦、微辛。

【性味】 辣，苦，微热。

【功效主治】 调巧坞，通火路，除湿毒。用于神昏，健忘，耳聋，阿意咪（痢疾），笨浮（水肿），发旺（痹病）。

【用法用量】 内服煎汤，3～10g。

蜈蚣
Scolopendra

【壮药名】 Sipndangj

【别名】 百足虫，千足虫，金头蜈蚣，蝍蛆，吴公，天龙，百脚。

【来源】 蜈蚣科动物少棘巨蜈蚣 *Scolopendra subspinipes mutilans* L. Koch 的干燥体。

【动物形态】 体形扁平而长，全体由22个同型环节构成，长约6～16cm，头部红褐色；头板近圆形，前端较窄而突出，长约为第一背板之2倍。头板和第一背板为金黄色，生触角1对；单眼4对；头部之腹面有颚肢1对，上有毒钩；颚肢底节内侧有1矩形突起，上具4枚小齿，颚肢齿板前端亦具小齿5枚。身体自第2背板起为墨绿色，末板黄褐色。背板自2～19节各有2条不显著的纵沟；腹板及步肢均为淡黄色，步肢21对，足端黑色，尖端爪状；末对附肢基侧板端有2尖棘，同肢前腿节腹面外侧有2棘，内侧1棘，背面内侧1～3棘。

【生境分布】 栖息于丘陵地带和多砂土低山区的潮湿阴暗处，食肉性。全国各地多有分布。

【采收加工】 春、夏二季捕捉，用竹片插入头尾，绷直，干燥。

【性状鉴别】 本品呈扁平长条形，长9～15cm，宽0.5～1cm。由头部和躯干部组成，全体共22个环节。头部暗红色或红褐色，略有光泽，有头板覆盖，头板近圆形，前端稍突出，两侧贴有颚肢一对，前端两侧有触角一对。躯干部第一背板与头板同色，其余20个背板为棕绿色或墨绿色，具光泽，自第四背板至第二十背板上常有两条纵沟线；腹部淡黄色或棕黄色，皱缩；自第二节起，每节两侧有步足一对；步足黄色或红褐色，偶有黄白色，呈弯钩形，最末一对步足尾状，故又称尾足，易脱落。质脆，断面有裂隙。气微腥，有特殊刺鼻的臭气，味辛、微咸。

【性味】 辣，微热；有毒。

【功效主治】 调巧坞，通龙路，散瘀结，祛风毒。用于狠风（高热抽搐），发羊癫（癫痫），麻邦（中风），破伤风，发旺（痹病），邦印（头痛），额哈（毒蛇咬伤），呗农（疮疡），呗奴（颈淋巴结结核），痂怀（牛皮癣）。

【用法用量】 内服煎汤，3～5g。

地龙

Pheretima

【壮药名】 Duzndwen

【别名】 蚯蚓，蛐蟮，曲虫，土蟺，赤虫，广地龙。

【来源】 巨蚓科动物参环毛蚓 *Pheretima aspergillum*（E. Perrier）的干燥体。

【动物形态】 体圆柱形，长 11 ～ 38cm，宽 5 ～ 12mm。全体由多数环节组成。头部包括口前叶和围口节 2 部，围口节腹侧有口。上覆肉质的叶，即口前叶，眼及触手等感觉器全部退化。自第二节起每节有刚毛，成环状排列，沿背中线，从 11 ～ 12 节起，节间有一背孔。背部紫灰色，后部稍淡，刚毛圈稍白，14 ～ 16 节为生殖环带，其上无背孔和刚毛，此环带以前各节，刚毛较为粗硬。雌性生殖孔 1 个，位于第 14 节腹面正中，雄性生殖孔 1 对，位于第 18 囊孔 3 对，位于 6 ～ 7、7 ～ 8、8 ～ 9 节间，第 6 ～ 9 各节间无隔膜。附近常有乳头突，受精卵球形，管短，盲管亦短，内 2/3 微弯曲数转，为纳精囊。

【生境分布】 生活于潮湿疏松之泥土中，行动迟缓。以富含机物的腐殖土为食，分布于广西、广东、福建等地。

【采收加工】 春季至秋季捕捉，沪地龙夏季捕捉，及时剖开腹部，除去内脏及泥沙，洗净，晒干或低温干燥。

【性状鉴别】 本品呈长条状薄片，弯曲，边缘略卷，长 15 ～ 20cm，宽 1 ～ 2cm。全体具环节，背部棕褐色至紫灰色，腹部浅黄棕色；第 14 ～ 16 环节为生殖带，习称"白颈"，较光亮。体前端稍尖，尾端钝圆，刚毛圈粗糙而硬，色稍浅。雄生殖孔在第 18 节腹侧刚毛圈一小孔突上，外缘有数环绕的浅皮褶，内侧刚毛圈隆起，前面两边有横排（一排或二排）小乳突，每边 10 ～ 20 个不等。受精囊孔 2 对，位于 7 ～ 8 至 8 ～ 9 环节间一椭圆形突起上，约占节周 5/11。体轻，略呈革质，不易折断。气腥，味微咸。

【性味】 咸，寒。

【功效主治】 通调两路，清热毒，调巧坞，调气道。用于发得（发热），狠风（小儿惊风抽搐），邦印（痛症），麻邦（半身不遂），埃病（咳嗽），笨浮（水肿）。

【用法用量】 内服煎汤，5 ～ 10g。

钩藤

Uncariae Ramulus cum Uncis

【壮药名】 Gaeugvaqngaeu

【别名】 双钩藤，鹰爪风，吊风根，金钩草，倒挂刺。

【来源】 为茜草科植物钩藤 *Uncaria rhynchophylla*（Miq.）Jacks.、大叶钩藤 *Uncaria macrophylla* Wall.、毛钩藤 *Uncaria hirsuta* Havil.、华钩藤 *Uncaria sinensis*（Oliv.）Havil. 或无柄果钩藤 *Uncaria sessilifructus* Roxb. 的带钩茎枝。

【植物形态】 钩藤：攀援状大藤本。小枝四棱形，有褐色疏粗毛，每一节上有双钩，钩幼时亦有疏粗毛。叶革质，宽椭圆形或长椭圆形，长 10 ～ 16cm，宽 6 ～ 12cm，先端锐尖，基部圆形或心形，上面近光滑，下面有褐黄色粗毛；托叶 2 裂。头状花序圆球形，单生叶腋，花序柄有褐黄色粗毛；花淡黄色，萼管长，5 裂；花冠管状漏斗形，5 裂，裂片覆瓦状排列；雄蕊 5；子房下位，纺锤形，2 室。蒴果有长柄，纺锤形，有粗毛。花、果期 5 ～ 12 月。

大叶钩藤：大藤本，嫩枝方柱形或略有棱角，疏被硬毛；叶对生，近革质，卵形或阔椭圆形，顶端短尖或渐尖，基部圆、近心形或心形，长 10 ～ 16cm，宽 6 ～ 12cm，上面仅脉上有黄褐色毛，下面被稀疏至稠密的黄褐色硬毛，脉上毛更密，侧脉 7 ～ 10 对；托叶卵形，深 2 裂达全长 1/2 或 2/3，裂片狭卵形，外面被短柔毛，内面无或疏被短柔毛，基部内面具黏液毛；头状花序单生叶腋，或成简单聚伞状排列，总花梗腋生，长 3 ～ 7cm；有花梗，萼裂片线状长圆形，被短柔毛，花冠裂片长圆形，花柱伸出冠管外，柱头长圆形；果序直径 8 ～ 10cm，小蒴果宿存萼裂片线形，星状辐射；种子两端有白色膜质的翅。花期夏季。

毛钩藤：藤本，嫩枝纤细，圆柱形或略具 4 棱角，被硬毛。叶革质，卵形或椭圆形，长 8 ～ 12cm，宽 5 ～ 7cm，顶端渐尖，基部钝，上面稍粗糙，被稀疏硬毛，下面被稀疏或稠密糙伏毛，侧脉 7 ～ 10 对；托叶阔卵形，深 2 裂至少达 2/3，外面被疏散长毛，内面无毛，基部有黏液毛，裂片卵形，有时具长渐尖的顶部。头状花序单生叶腋，或成单聚伞状排列，总花梗腋生，长 2.5 ～ 5cm；花近无梗，花萼裂片线状长圆形，密被毛；花冠淡黄或淡红色，花冠裂片长圆形，外面有密毛；花柱伸出冠喉外；柱头长圆状棒形。果序直径 45 ～ 50mm；小蒴果纺锤形，有短柔毛。花、果期 1 ～ 12 月。

华钩藤：藤本，嫩枝较纤细，方柱形或有 4 棱角，无毛。叶薄纸质，椭圆形，长 9 ～ 14cm，宽 5 ～ 8cm，顶端渐尖，基部圆或钝，两面均无毛，侧脉 6 ～ 8 对；托叶阔三角形至半圆形，有时顶端微缺，外面无毛，内面基部有腺毛。头状花序单生叶腋，或成单聚伞状排列，总花梗腋生，长 3 ～ 6cm；花近无梗，花萼裂片线状长圆形，花冠裂片外面有短柔毛；花柱伸出冠喉外，柱头棒状。果序直径 20 ～ 30mm；花、果期 6 ～ 10 月。

无柄果钩藤：大藤本，嫩枝较纤细，略有 4 棱角或方柱形，微被短柔毛。叶近革质，卵形、椭圆形或椭圆状长圆形，长 8 ～ 12cm，宽 4 ～ 6.5cm，顶端短尖或渐尖，基部圆至楔形，两面均无毛，下面常有蜡被，干时常为粉白色；侧脉 4 ～ 7 对，下面脉上无毛或疏被短柔毛；托叶窄三角形，深 2 裂达全长 2/3 以上，外面无毛或疏被短柔毛，内面基部有黏液毛，裂片窄三角形。头状花序单生叶腋，或成单聚伞状排列，总花梗腋生，长达 15cm；花无梗；花萼裂片长圆形，顶端钝，常有稀疏或稠密短柔毛；花冠黄白色，高脚碟状，花冠裂片长圆形，外面有明显苍白色或金黄色的绢毛；花柱伸出冠喉外，柱头长棒形。果序直径 25 ～ 35mm；小蒴果纺锤形，宿存萼裂片舌状，略呈星状展开。花、果期 3 ～ 12 月。

【生境分布】 生于低海拔至中海拔的山谷疏林下、溪边或灌木丛中。分布于广西、陕西、安徽、浙江、江西、福建、台湾、湖北、湖南、广东、四川、贵州、云南等地。

【采收加工】 秋、冬二季采收，去叶，切段，晒干。

【性状鉴别】 本品茎枝呈圆柱形或类方柱形，长 2 ～ 3cm，直径 0.2 ～ 0.5cm。表面红棕色至紫红色者具细纵纹，光滑无毛，黄绿色至灰褐色者有时可见白色点状皮孔，被黄褐色柔毛。多数枝节上对生两个向下弯曲的钩（不育花序梗），或仅一侧有钩，另一侧为凸起的疤痕；钩略扁或稍圆，先端细尖，基部较阔；钩基部的枝上可见叶柄脱落后的窝点状痕迹和环状的托叶痕。质坚韧，断面黄棕色，皮部纤维性，髓部黄白色或中空。无臭，味淡。

【性味】 微甜，寒。

【功效主治】 通火路龙路，调巧坞，清热毒，祛风毒，除湿毒。用于兰喯（眩晕），头痛，贫痧（感冒），狠风（小儿惊风），喯疳（疳积），心头痛（胃痛），林得叮相（跌打损伤），发旺（风湿骨痛），麻邦（中风），面瘫。

【用法用量】 内服煎汤，3～12g，入煎剂宜后下。

萝芙木
Rauvolfiae Verticillatae Radix

【壮药名】 Meizleluxbaeg

【别名】 山辣椒，萝芙藤，矮青木，毒狗药，三叉虎，刀伤药，地郎伞。

【来源】 夹竹桃科植物萝芙木 *Rauvolfia verticllata*（Lour.）Baill. 的根。

【植物形态】 灌木，含乳状汁液。全株平滑无毛；小枝淡灰褐色，疏生圆点状皮孔。叶通常3～4片轮生，稀对生；叶片质薄而柔，长椭圆状披针形，长4～14cm，宽1～4cm，先端渐尖或急尖，基部楔形或渐尖，全缘或略带波状。聚伞花序呈三叉状分歧，生于上部的小枝腋间；总花梗纤细；总苞片针状或三角形；花萼5深裂，裂片卵状披针形，绿色；花冠白色，呈高脚蝶状，上部5裂，卵形，冠管细长，近中部稍膨大；雄蕊5，花丝短，花药线形；花盘环状；心皮2，离生。果实核果状，熟后紫黑色。种子1颗。花期2～10月，果期4月至翌春。

【生境分布】 生于低山区丘陵地、溪边的灌木丛及小树林中。分布于广西、广东、台湾、云南、贵州等地。

【采收加工】 全年均可采挖，洗净，晒干。

【性状鉴别】 本品根呈圆柱形，略弯曲，长短不一，主根下常有分枝。表面灰棕色至灰棕黄色，有不规则纵沟和棱线，栓皮松软，极易脱落露出暗棕色皮部或灰黄色木部。质坚硬，不易折断，切断面皮部很窄，淡棕色。木部占极大部分，黄白色，具明显的年轮和细密的放射状纹理。气微，皮部极苦，木部微苦。

【性味】 苦，寒。

【功效主治】 通龙路火路，调巧坞，清热毒，解瘴毒，凉血止血。用于贫痧（感冒），瘴毒（疟疾），兰喯（眩晕），货烟妈（咽痛），呗农（痈疮），呗叮（疔疮），陆裂（咳血），肉裂（尿血），额哈（毒蛇咬伤）。

【用法用量】 内服煎汤，15～30g。外用适量。

含羞草
Mimosae Pudicae Herba

【壮药名】 Najhaej

【别名】 知羞草，怕羞草，喝呼草，惧内草，怕丑草，感应草。

【来源】　豆科植物含羞草 *Mimosa pudica* L. 的全草。

【植物形态】　披散半灌木状草本。有散生、下弯的钩刺及倒生刚毛。叶对生，羽片常4；托叶披针形，有刚毛；小叶 10～20 对，触之即闭合而下垂；小叶片线状长圆形，长8～13mm，先端急尖，基部近圆形，略偏斜，边缘有疏生刚毛。头状花序具长梗；花小，淡红色；苞片线形，边缘有刚毛；萼漏斗状，极小，短齿裂；花冠钟形，上部 4 裂，裂片三角形，外面有短柔毛；雄蕊 4，基部合生，伸出花瓣外；子房有短柄，花柱丝状，柱头小。荚果扁平弯曲，先端有喙，有 3～4 节，每节有 1 颗种子，荚果边缘波状，具刺毛，成熟时荚节脱落。种子阔卵形。花期 3～9 月，果期 5～11 月。

【生境分布】　生于旷野、山溪边、草丛或灌木丛中，长江南北有栽培，主要供观赏。分布于西南及福建、台湾、广东、海南、广西等地。

【采收加工】　秋，冬季采收，洗净，切段晒干。

【性状鉴别】　本品茎枝圆柱形，直径 0.5～1cm，表面棕黄至棕褐色；被钩刺及倒生刚毛；偶数羽状复叶，小叶线状长圆形，长约 0.8～1.3cm，边缘有疏生刚毛；头状花序，淡红色，具长梗。气微。

【性味】　苦、涩，寒；有毒。

【功效主治】　调龙路火路，调巧坞，清热毒，利水道，镇静安神。用于贫痧（感冒），发得（发热），支气管炎，肝炎，胴因鹿西（急性胃肠炎），结膜炎，肉扭（淋证），笨浮（水肿），陆裂（咳血），渗裂（衄血），肉裂（尿血），神经衰弱，年闹诺（失眠），呗农（痈疮、痈肿），嘀呗郎（带状疱疹），林得叮相（跌打损伤）。

【用法用量】　内服煎汤，15～30g，鲜品 30～60g；或炖肉。外用适量，捣敷。

夜香牛

Vernoniae Cinereae Herba

【壮药名】　Nyafaetlang

【别名】　伤寒草，消山虎，寄色草，假咸虾花，染色草，缩盖斑鸠菊。

【来源】　菊科植物夜香牛 *Vernonia cinerea*（L.）Less. 的全草。

【植物形态】　草本。茎直立，有纵条纹，被贴伏短微毛。叶互生，条形、披针形或菱形，长 2～7cm，宽 0.5～2.5cm，顶端钝或短渐尖，基部渐狭成楔形，边缘有浅齿，少有近全缘，两面有贴伏短毛。头状花序 15～20（或更多）个，在枝端排成疏伞房状；总苞钟状，总苞片3 层，条状披针形，锐尖，常带紫色，外面有贴伏短微毛；花筒状，淡红紫色，长于总苞片的2 倍。瘦果圆柱形，有微毛，冠毛白色，2 层，外层极短。花期全年。

【生境分布】　生于山坡、旷野、田边、路旁。分布于广西、福建、广东、江西、台湾、湖南、云南、四川等地。

【采收加工】　夏秋采收，鲜用或晒干。

【性状鉴别】　本品茎长 15～60cm，粗 3～5mm，绿褐色，有纵皱纹，被淡黄色茸毛，质硬。叶多皱缩，或脱落，披针形至卵形或倒卵形，质脆。茎顶带有头状花序，花冠淡红紫色，或结有瘦果，呈圆柱形，灰褐色，冠毛多数，白色。气微。

NOTE

【性味】 苦、辣，微寒。

【功效主治】 清热毒，除湿毒，调巧坞，通气道谷道。用于贫痧（感冒），黄病（急性黄疸型肝炎），湿热腹泻，疔疮肿毒，额哈（毒蛇咬伤）。

【用法用量】 内服煎汤，10～20g。外用适量。

第八章　补虚药

　　凡以补益强壮身体为主要作用，用来治疗血证的药物，称为补虚药。补虚药适用于虚证，以软弱无力、神色疲劳、形体消瘦、声低息微为主要症状，可分为气虚、血虚、阴虚、阳虚。

第一节　补气药

黄花倒水莲
Polygalae Fallacis Radix

【壮药名】　Swnjgyaeujhen

【别名】　黄花吊水莲，观音串，黄花鸡骨，吊黄，倒吊黄花，黄花远志。

【来源】　远志科植物黄花倒水莲 Polygala arillata Buch.-Ham. 的根。

【植物形态】　灌木或小乔木，全株有甜味。根粗壮，淡黄色，肉质。茎灰色，有浅褐色皮孔。叶互生，膜质，披针形或倒卵状披针形，先端渐尖，两面疏生短柔毛。夏季开鲜黄色花，略似蝶形，为顶生的总状花序，成串下垂。果阔肾形，成熟时两侧裂开。种子密被短柔毛，一端平截，一端突起，似初生的小鸡。花期5～8月，果期8～10月。

【生境分布】　生于山坡疏林下或沟谷、溪边或路边的丛林中。分布于广西、广东、湖南、江西等地。

【采收加工】　全年均可采根，洗净，晒干。

【性状鉴别】　本品多切成不规则的块片或长短不一的段。表面淡黄褐色至棕褐色，有明显皱纹和沟纹。质坚韧。断面木部淡黄色，有数个环纹。气微，味淡、微麻。

【性味】　甜，热。

【功效主治】　调气道水道谷道，除湿毒，活血。用于埃病（咳嗽），比耐来（咳痰），发旺（风湿骨痛），肉扭（淋证），笨浮（水肿），慢性肝炎，肺痨，产呱耐（产后虚弱），东郎（食滞），唉疳（疳积），约经乱（月经不调），林得叮相（跌打损伤）。

【用法用量】　内服煎汤，15～30g。外用适量。

NOTE

土人参
Talini Paniculati Radix

【壮药名】　Gocaenghnaengh

【别名】　水人参，栌兰，参草，假人参，煮饭花，飞来参。

【来源】　马齿苋科植物土人参 *Talinum paniculatum*（Jacq.）Gaertn. 的根。

【植物形态】　肉质草本。主根粗壮有分枝，外表棕褐色。茎直立，有分枝，圆柱形，基部稍木质化。叶互生；倒卵形或倒卵状长圆形，长 5～7cm，宽 2.5～3.5cm，先端渐尖或钝圆，全缘，基部渐狭而成短柄。圆锥花序顶生或侧生；二歧状分枝，小枝或花梗基部均具苞片；花小，两性，淡紫红色；萼片 2，早落；花瓣 5，倒卵形或椭圆形；雄蕊 10 枚以上；子房球形，花柱线形，柱头 3 深裂，先端外展而微弯。蒴果近球形，熟时灰褐色。种子多数，细小，扁圆形，黑色有光泽，表面具细腺点。花期 6～7 月，果期 9～10 月。

【生境分布】　生于田野、路边、墙脚石旁、山坡沟边等阴湿处，常栽培。分布于江苏、安徽、浙江、福建、河南、广东、广西、四川、贵州、云南等地。

【采收加工】　秋、冬季采收，洗净，鲜用或晒干。

【性状鉴别】　本品根圆锥形或长纺锤形，分枝或不分枝。顶端具木质茎残基。表面灰褐色，有纵皱纹及点状突起的须根痕。除去栓皮并经蒸煮后表面为灰黄色半透明状，有点状须根痕及纵皱纹，隐约可见内部纵走的维管束。质坚硬，难折断。断面乳白色，未加工的平坦，已加工的呈角质状，中央常有大空腔。气微，味淡，微有黏滑感。

【性味】　甜，平。

【功效主治】　通气道谷道，调气补虚。用于嘘内（气虚），白冻（泄泻），兰喯（眩晕），埃病（咳嗽），优平（自汗、盗汗），约经乱（月经不调），隆白呆（带下）。

【用法用量】　内服煎汤，20～50g。

灵芝
Ganoderma

【壮药名】　Yaetndangh

【别名】　灵芝草，菌灵芝，木灵芝，万年蕈。

【来源】　多孔菌科真菌赤芝 *Ganoderma lucidum*（Leyss.ex Fr.）Karst. 或紫芝 *Ganoderma sinense* Zhao,Xu et Zhang 的子实体。

【植物形态】　赤芝：担子果一年生，有柄，栓质。菌盖半圆形或肾形，直径 10～20cm，盖肉厚 1.5～2cm，盖表褐黄色或红褐色，盖边渐趋淡黄，有同心环纹，微皱或平滑，有亮漆状光泽，边缘微钝。菌肉乳白色，近管处淡褐色。管口近圆形，初白色，后呈淡黄色或黄褐色。菌柄圆柱形，侧生或偏生，偶中生，长 10～19cm，粗 1.5～4cm，与菌盖色泽相似。孢子卵形，双层壁，顶端平截，外壁透明，内壁淡褐色，有小刺，大小（9～11）×（6～7）μm，担子果多在秋季成熟，华南及西南可延至冬季成熟。

紫芝：菌盖多呈紫黑色至近褐黑色；菌肉呈均匀的褐色、深褐色至栗褐色；孢子顶端脐突形，内壁突出的小刺明显，孢子较大，大小（9.5～13.8）×（6.9～8.5）μm。

【生境分布】 赤芝生于向阳的壳斗科和松科松属植物等根际或枯树桩上；紫芝生于阔叶树或松科松属的树桩上。分布于长江以南高温多雨地带。

【采收加工】 全年可采收，除去杂质，剪除附有朽木、泥沙或培养基质的下端菌柄，阴干或在 40～50℃烘干。

【性状鉴别】 赤芝：外形呈伞状，菌盖肾形、半圆形或近圆形，直径 10～18cm，厚 1～2cm。皮壳坚硬，黄褐色至红褐色，有光泽，具环状棱纹和辐射状皱纹，边缘薄而平截，常稍内卷。菌肉白色至淡棕色。菌柄圆柱形，侧生，少偏生，长 7～15cm，直径 1～3.5cm，红褐色至紫褐色，光亮。孢子细小，黄褐色。气微香，味苦涩。

紫芝：皮壳紫黑色，有漆样光泽。菌肉锈褐色。菌柄长 17～23cm。

【性味】 甜，平。

【功效主治】 调龙路，通气道、谷道，补气养血。用于年闹诺（失眠），兰喯（眩晕），血压嗓（高血压），冠心病，慢性肝炎，墨病（哮喘），埃病（咳嗽），矽肺。

【用法用量】 内服煎汤，6～12g。

扁豆
Lablab Album Semen

【壮药名】 Vaduhbenj

【别名】 藕豆，白扁豆，南扁豆，沿篱豆、蛾眉豆，羊眼豆，白藕豆子。

【来源】 豆科植物扁豆 *Dolichos lablab* L. 的种子。

【植物形态】 缠绕藤本。全株几无毛，常呈淡紫色。羽状复叶具 3 小叶；托叶基生，披针形；小托叶线形；小叶宽三角状卵形，长 6～10cm，宽约与长相等，侧生小叶两边不等大，偏斜，先端急尖或渐尖，基部近截平。总状花序直立，花序轴粗壮；小苞片 2，近圆形，脱落；花 2 至多朵簇生于每一节上；花萼钟状，上方 2 裂齿几完全合生，下方的 3 枚近相等；花冠白色或紫色，旗瓣圆形，基部两侧具 2 枚长而直立的小附属体，附属体下有 2 耳，翼瓣宽倒卵形，具截平的耳，龙骨瓣呈直角弯曲，基部渐狭成瓣柄；子房线形，无毛，花柱比子房长，一侧扁平，近顶部内缘被毛。荚果长圆状镰形，长 5～7cm，扁平，顶端有弯曲的尖喙，基部渐狭；种子 3～5 颗，扁平，长椭圆形。花、果期 8～12 月。

【生境分布】 全国各地均有栽培。

【采收加工】 摘下成熟荚果晒干，剥出或敲出种，再晒干。

【性状鉴别】 本品呈扁椭圆形或扁卵圆形，长 8～13mm，宽 6～9mm，厚约 7mm。表面淡黄白色或淡黄色，平滑，略有光泽，一侧边缘有隆起的白色眉状种阜。质坚硬。种皮薄而脆，子叶 2，肥厚，黄白色。气微，味淡，嚼之有豆腥气。

【性味】 甜，平。

【功效主治】 调谷道，除湿毒。用于白冻（泄泻），鹿（呕吐），啊肉甜（消渴），隆白呆（带下），喯疳（疳积）。

NOTE

【用法用量】 内服煎汤，9～15g。

莲
Nelumbinis Semen

【壮药名】 Mbawngaeux

【别名】 荷花，芙蓉，水芝丹，莲实，莲蓬子，莲肉，莲米，莲子。

【来源】 睡莲科植物莲 *Nelumbo nucifera* Gaertn. 的种子。

【植物形态】 水生草本。根茎横生，肥厚，节间膨大，内有多数纵行通气孔洞，外生须状不定根。节上生叶，露出水面；叶柄着生于叶背中央，粗壮，圆柱形，多刺；叶片圆形，直径25～90cm，全缘或稍呈波状，上面粉绿色，下面叶脉从中央射出，有1～2次杈状分枝。花单生于花梗顶端；花梗与叶柄等长或稍长，散生小刺；花芳香，红色、粉红色或白色；花瓣椭圆形或倒卵形；雄蕊多数，花药条形，花丝细长，着生于花托之下；心皮多数，埋藏于膨大的花托内，子房椭圆形，花柱极短。花后结"莲蓬"，倒锥形，有小孔20～30个，每孔内含果实1枚；坚果椭圆形或卵形，果皮革质，坚硬，熟时黑褐色。种子卵形，或椭圆形，种皮红色或白色。花期6～9月，果期8～10月。

【生境分布】 生于水泽、池塘或水田内，野生或栽培。分布于南北各地。

【采收加工】 秋季果实成熟时采割莲房，取出果实，除去果皮，干燥。

【性状鉴别】 本品略呈椭圆形或类球形，长1.2～1.7cm，直径0.8～1.5cm。表面浅黄棕色至红棕色，有细纵纹和较宽的脉纹，先端中央呈乳头状突起，深棕色，常有裂口，其周围及下方略下陷。种皮薄，紧贴子叶，不易剥离。质硬，破开后可见黄白色肥厚子叶2枚，中心凹入成槽形，具绿色莲子心。气无，味甘、涩，莲子心极苦。

【性味】 甜、涩，平。

【功效主治】 调龙路，通气道、谷道，养心安神。用于脾虚久泻，漏精（遗精），隆白呆（带下），心跳（心悸），年闹诺（失眠）。

【用法用量】 内服煎汤，6～15g；或入丸、散。

土党参
Campanumoeae Javanicae Radix

【壮药名】 Godangjsinhdoj

【别名】 桂党参，四棱子参，牛尾参土羊乳，野党参，土沙参，南人参。

【来源】 桔梗科植物大花金钱豹 *Campanumoea javanica* Bl. 的根。

【植物形态】 草质缠绕藤本。根茎极短，根肥大，肉，有分枝，外皮淡黄色。全株光滑无毛，具白色粉霜，有白色乳。叶通常对生；叶柄与叶片近等长；叶片卵状心形，长3～7cm，宽1.5～6cm，先端钝尖，基部心形，边缘有浅钝齿。花1～2朵腋生；萼管短，与子房贴生，5深裂，裂片三角状披针形；花冠钟状，下部与子房连生，5裂近中部，裂片卵状三角形，向外反卷，外面淡黄绿色，内面下部紫色；雄蕊5，线形，花丝窄线形，基部变宽；子房半下位，花柱无毛，柱头通常 5 裂。浆果近球形，熟时黑紫色。花期 8～9 月。

【生境分布】 多生于向阳山坡、沟谷、林中或灌丛草地。分布于广西、广东、湖北、四川及云南等地。

【采收加工】 秋季挖取根部；洗净，除去须根，晒干。

【性状鉴别】 本品根呈圆柱形，少分枝。扭曲不直，长 10～25cm，直径 0.5～1.5cm。顶部有密集的点状茎痕。表面灰黄色，全体具纵皱纹，质硬而脆，易折断。断面较平坦，可见明显的形成层。木质部黄色。木化程度较强，气微，味淡而微甜。

【性味】 甜，平。

【功效主治】 调气道、谷道，下乳。用于嘘内（气虚），优平（自汗、盗汗），白冻（泄泻），隆白呆（带下），喯疳（疳积），遗尿，埃病（咳嗽）。

【用法用量】 内服煎汤，10～20g。

绞股蓝
Gynostemmatis Herba

【壮药名】 Gocaekmbaw

【别名】 七叶胆，小苦药，公罗锅底，落地生，遍地生根。

【来源】 葫芦科植物绞股蓝 *Gymostemma pentaphyllum*（Thunb.）Makino 的地上部分。

【植物形态】 攀援草本。茎细弱，多分枝，具纵棱和沟槽。叶互生；卷须纤细，2 歧；叶片膜质或纸质，鸟足状，5～9 小叶，常 5～7 枚，卵状长椭圆状或卵状披针形，小叶先端急尖或短渐尖，基部渐狭，边缘具波状齿或圆齿状牙齿，两面均被短硬毛。雌雄异株，雄花为圆锥花序，花序穗纤细，多分枝；花萼筒极短，5 裂，裂片三角形；花冠淡绿色，5 深裂，裂片卵状披针形；雄蕊 5，花丝短，联合花柱；雌花为圆锥花序，较雄花小，花萼、花冠均似雄花；子房球形，具短小退化雄蕊 5。果实球形，成熟后黑色。种子卵状心形，表面具乳突状突起。花期 8～9 月，果期 10～11 月。

【生境分布】 生于海拔 300～3200m 的山坡疏林、灌丛中或路边草丛中。多为栽培。分布于陕西南部、长江以南各地。

【采收加工】 夏、秋两季可采收，洗净，晒干。

【性状鉴别】 本品茎纤细灰棕色或暗棕色，表面具纵沟纹，被稀疏毛茸，展开后，叶为复叶，小叶膜质，通常 5～7 枚，叶柄被糙毛；侧生小叶卵状长椭圆形或长圆状披针形，中央 1 枚较大，长 4～12cm，宽 1～3.5cm；先端渐尖，基部楔形，两面被粗毛，叶缘有锯齿，齿尖具芒。常可见到果实，圆球形。味苦，具草腥气。

【性味】 苦、微甜，寒。

【功效主治】 调龙路火路，清热毒，补虚。用于埃病（咳嗽），嘘内（气虚），勒内（血虚），兰喷（眩晕），病毒性肝炎，胴因鹿西（急性胃肠炎），白冻（泄泻）。

【用法用量】 内服煎汤，10～20g。外用适量。

NOTE

牛奶木
Fici Hispidae Radix

【壮药名】 Meizdw

【别名】 牛奶树，牛奶子，乳汁麻木，猪奶树，牛乳药，大牛奶，稔水冬瓜。

【来源】 桑科植物对叶榕 *Ficus* hispida L. 的根。

【植物形态】 灌木或小乔木。全株具乳汁；幼枝被刚毛。单叶通常对生；叶柄被短粗毛；托叶 2 枚，阔披针形，在无叶和长榕果枝上，常 4 枚合生成环状，早落；叶片革质或纸质，卵状长椭圆形或倒卵状长圆形，长 6～20cm，宽 4～12cm，先端短尖或尾尖，基部圆形或楔形，全缘或有不规则细锯齿，两面被短刚毛，下面较密。隐头花序，花序托（榕果）成对着生于叶腋或簇生于树干上和无叶的枝上，倒卵形、陀螺形或近梨形，成熟后黄色，密生短硬毛，顶端略有脐状突起，中部以下常散生数枚苞片，基生苞片 3 枚；雄花、瘿花多数着生于花序托内壁的顶部，花被片 3，雄蕊 1；瘿花无明显花被，花柱近顶生；雌花无花被，花柱侧生，被毛。瘦果卵形。花、果期 6～7 月。

【生境分布】 生于沟谷潮湿地带。分布于广东、海南、广西、云南，贵州。

【采收加工】 全年均可采收，除去泥沙，洗净，切片，晒干。

【性状鉴别】 本品根类圆柱形，稍弯曲，有小分枝，直径 1～10cm。表面灰褐色，具纵皱纹及横向皮孔。质硬。切断面皮部厚 1～2mm，浅棕褐色，显纤维性，木部断面浅黄棕色，具细的环纹。气微，味淡微涩。

【性味】 甜，平。

【功效主治】 通气道谷道水道，祛风毒，清热毒，通龙路。用于东郎（食滞），阿意咪（痢疾），鹿（呕吐），白冻（泄泻），林得叮相（跌打损伤），发旺（风湿骨痛），隆白呆（带下）。

【用法用量】 内服煎汤，30～60g；或浸酒。外用适量，煎水洗；或研末调敷。

棉花根
Gossypii Hirsuti Radix

【壮药名】 Ragfaiq

【别名】 大陆棉，高地棉，美洲棉，墨西哥棉，美棉。

【来源】 锦葵科植物陆地棉 *Gossypium hirsutum* L. 的根。

【植物形态】 草本至亚灌木，疏被柔毛。叶互生；叶柄被长柔毛；托叶线形，早落；叶掌状 5 裂，直径 5～10cm，通常宽超过长，裂片宽卵形，深裂不到叶片的中部，先端短尖，基部心形，上面被星状长硬毛，下面被细绒毛，沿脉被长柔毛。花单生于叶腋，花梗被长柔毛；小苞片基部合生，阔三角形，宽超过于长，先端具 6～8 齿，沿脉被疏长毛；花萼杯状，5 浅裂；花黄色，内面基部紫色。蒴果卵圆形，具喙，通常 3～4 室。种子，斜圆锥形，被白色长棉毛和灰白色不易剥离的短棉毛。花期夏秋季。

【生境分布】　广泛栽培于全国各产棉区。

【采收加工】　秋季采收，晒干。

【性状鉴别】　本品干燥根呈圆柱形。根皮呈管状的碎片或卷束，长约20cm，直径0.5～1mm，外面淡棕色，具纵条纹及细小的皮孔，栓皮粗糙，易脱落，内表面淡棕色，带有纵长线纹。折断面呈强韧纤维性，内皮为纤维层，易与外层分离。气微弱，味微辛辣。

【性味】　甜，热。

【功效主治】　通龙路，止咳平喘，调经止痛。用于埃病（咳嗽），墨病（气喘），约经乱（月经不调），兵淋勤（崩漏）。

【用法用量】　内服煎汤，15～30g。

牛尾菜

Smilacis Ripariae Rhizoma et Radix

【壮药名】　Caekdakmox

【别名】　马尾伸根，老龙须，大伸筋草，草菝葜，金刚豆藤，软叶菝葜。

【来源】　百合科植物牛尾菜 *Smilax riparia* DC. 的根及根茎。

【植物形态】　草质藤本，攀援状。具根茎。茎中空，有少量髓，干后凹瘪并具槽，无刺。叶互生；叶柄脱落点位于上部，中部以下有卷须；叶片较厚，卵形，椭圆形至长圆状披针形，长7～15cm，宽2.5～11cm，下面绿色，无毛。伞形花序腋生，总花梗软而纤细，小苞片花期一般不落；花单性，雌雄异株；花被片6，离生，淡绿色；雄花具雄蕊6；花药条形，多少弯曲；雌花比雄花略小，不具或具钻形退化雄蕊，子房3室，柱头3裂。浆果球形，熟时黑色。花期6～7月。

【生境分布】　生于河边、山谷、沟边或山坡疏林下。分布于广西、吉林、辽宁、河北、陕西、浙江、福建、湖北、广东、四川和云南等地。

【采收加工】　秋、冬季采收，除去泥沙，洗净，晒干。

【性状鉴别】　本品根茎呈不规则结节状，横走，有分枝，表面黄棕色至棕褐色，每节具凹陷的茎痕或短而坚硬的残基。根着生于根茎一侧，圆柱状，细长而扭曲，长20～30cm，直径约2mm，少数有细小支根；表面灰黄色至浅褐色，具细纵纹和横裂纹。皮部常横裂露出木部。质韧，断面中央有黄色木心。气微，味微苦、涩。

【性味】　甜，平。

【功效主治】　调龙路火路，通气道水道，调气补虚，祛痰止咳。用于笨浮（水肿），发旺（风湿痹痛），埃病（咳嗽），陆裂（咳血）。

【用法用量】　内服煎汤，15～30g。外用适量。

NOTE

第二节　补血药

首乌
Polygoni Mulriflori Radix

【壮药名】　Maenzgya

【别名】　何首乌，地精，山翁，血娃娃，亦敛，赤首乌，铁秤砣，红内消。

【来源】　蓼科植物何首乌 *Polygonum multiflorum* Thunb. 的块根。

【植物形态】　缠绕藤本。根细长，末端成肥大的块根，外表红褐色至暗褐色。茎基部略呈木质，中空。叶互生；具长柄；托叶鞘膜质，褐色；叶片狭卵形或心形，长 4～8cm，宽 2.5～5cm，先端渐尖，基部心形或箭形，全缘或微带波状，上面深绿色，下面浅绿色，两面均光滑无毛。圆锥花序。小花梗具节，基部具膜质苞片；花小，花被绿白色，5 裂，大小不等，外面 3 片的背部有翅；雄蕊 8，不等长，短于花被；雌蕊 1，柱头 3 裂，头状。瘦果椭圆形，有 3 棱，黑色，光亮，外包宿存花被，具明显的 3 翅。花期 8～9 月，果期 9～10 月。

【生境分布】　生于溪边、村边、山谷灌木丛中，以石山的石缝中生长较多，或栽培。分布于全国各地。

【采收加工】　春、秋二季采挖，洗净，个大的切块，晒干。生用或用黑豆汁制。

【性状鉴别】　本品块根纺锤形或团块状，一般略弯曲，长 5～15cm，直径 4～10cm。表面红棕色或红褐色，凹凸不平，有不规则的纵沟和致密皱纹，并有横长皮孔及细根痕。质坚硬，不易折断。断面淡黄棕色或淡红棕色，粉性，皮部有类圆形的异型维管束环状排列，形成"云锦花纹"，中央木部较大，有的呈木心。气微，味微苦而甘涩。

【性味】　苦、甜、涩，微热。

【功效主治】　通谷道，补血虚，除湿毒。用于勒内（血虚），呗奴（瘰疬），呗农（痈疮），能啥能累（湿疹），麦蛮（风疹），阿意囊（便秘），高血脂，胴尹（胃痛）。

【用法用量】　内服煎汤，3～6g。

龙眼肉
Longan Arillus

【壮药名】　Nohmaknganx

【别名】　桂圆，圆眼，比目，亚荔枝，木弹，龙眼肉，元眼肉，龙眼干。

【来源】　无患子科植物龙眼 *Dimocarpus longan* Lour. 的假种皮。

【植物形态】　乔木。树皮暗灰褐色，粗糙，成小薄片脱落。偶数羽状复叶，小叶互生或近对生，4～5 对，很少 3 或 6 对，长椭圆形，长 3～15cm，宽 2～4cm，先端渐尖或钝，全缘，叶面光滑亮，叶背粉绿色，中脉上面稍凸起，春季开花，圆锥花序顶生和腋生，黄白色。核果球形，熟时外果皮黄褐色，略有细瘤状凸起，内有白色半透明的假种皮，种子黑褐色，光亮。花期春季，果期夏季。

【生境分布】 栽培于堤岸和园圃。分布于广西、广东、云南、四川、福建等地。

【采收加工】 夏、秋二季采收成熟果实，干燥，除去壳、核，晒至干爽不黏。

【性状鉴别】 本品为纵向破裂的不规则薄片，常数片粘结。长约1.5cm，宽2～4cm，厚约0.1cm。棕褐色，半透明。一面皱缩不平，一面光亮而有细纵皱纹。质柔润。气微香，味甜。

【性味】 甜，热。

【功效主治】 调龙路，补血虚，安神。用于心跳（心悸），年闹诺（失眠），嘘内（气虚），勒内（血虚）。

【用法用量】 内服煎汤，10～20g。

当归藤

Embeliae Parviflorae Radix seu Caulis

【壮药名】 Gaeudanghgveih

【别名】 小花酸藤子，当归藤，大力王，土当归，保妇蘘，土丹桂。

【来源】 紫金牛科植物当归藤 *Embelia parviflora* Wall. 的根或藤。

【植物形态】 攀援灌木或藤本。小枝通常2列，密被锈色长柔毛，略具腺点或星状毛。叶2列，互生；叶柄被长柔毛；叶片坚纸质，卵形，长1～2m，宽0.6～1cm，先端钝或圆形，基部近圆形，稀截形，全缘，叶面仅中脉被柔毛，背面被锈色长柔毛或鳞片，近顶端具疏腺点。亚伞形花序或聚伞花序，腋生，被锈色长柔毛，有花2～4朵；花梗被锈色长柔毛；花5数，萼片卵形或近三角形，具缘毛；花瓣白色或粉红色，分离，先端微凹，近先端具腺点，边缘和里面密被微柔毛；雄蕊在雌花中退化，在雄花中超出或与花瓣等长，着生于花瓣的1/3处，花药背部具腺点；柱头扁平或微裂，稀盾状。果球形，暗红色，宿存萼反卷。花期12月至翌年5月，果期5～7月。

【生境分布】 生于林下、林缘或灌丛中。分布于浙江、福建、广东、海南、广西、贵州、云南、西藏等地。

【采收加工】 全年可采，洗净，切片，晒干。

【性状鉴别】 本品根呈圆柱形或类圆形，稍扭曲，侧根较少，直径约0.5～2.8cm；表皮呈红棕色，易脱落，皮层内面有纵纹且密集；质硬，不易折断；木质部棕黄色，射线白色，木质部与射线相间排列，呈"菊花"状。茎圆柱形，直径约0.2～1.5cm；老茎有的扭曲，嫩茎分枝较多，节间距长短不一；表皮灰褐色，具白色点状皮孔，密被纵纹和锈色柔毛，具腺点或星状点皮孔，易剥离；质硬，不易折断，断面纤维性；髓部明显，红褐色。气微，味微苦。

【性味】 苦、涩，平。

【功效主治】 补血益精，通谷道水道，祛湿毒。用于发旺（风湿骨痛），勒内（血虚），月经不调，京涩（闭经），隆白呆（带下），心头痛（胃痛），白冻（泄泻），胸胁痛，夺扼（骨折），林得叮相（跌打损伤）。

NOTE

【用法用量】　内服煎汤，10 ～ 30g；外用适量。

鸡血藤
Spatholobi Caulis

【壮药名】　Gaeulwedgaeq

【别名】　血风，血藤，大血藤，血风藤，三叶鸡血藤，九层风。

【来源】　豆科植物密花豆 *Spatholobus suberectus* Dunn 的藤茎。

【植物形态】　攀援藤本，幼时呈灌木状，长达数十米。老茎扁圆柱形，表皮灰黑色，断面淡红色，有数圈扁心环，鸡血状液汁从圈内渗出。小叶 3，阔椭圆形，长 12 ～ 20cm，宽 7 ～ 15cm，先端锐尖，基部圆形或近心形，上面疏被短硬毛，下面沿脉疏被短硬毛，脉腋间有髯毛。花多数，排列成大型圆锥花序；萼筒状，两面被白色短硬毛，萼齿 5，三角形，上面 2 齿近合生；花冠蝶形，白色；花药 2 型，5 个大，5 个稍小；子房密被白色短硬毛。荚果刀状，被绒毛，有网脉，沿腹缝线增厚，仅顶部有一个种子。花期 6 月，果期 11 ～ 12 月。

【生境分布】　生于深山沟林中。分布于广西、贵州、云南等地。

【采收加工】　秋、冬二季采收，除去枝叶，切片，晒干。

【性状鉴别】　本品为椭圆形、长矩圆形或不规则的斜切片，厚 0.3 ～ 1cm。栓皮灰棕色，有的可见灰白色斑，栓皮脱落处显红棕色。切面木部红棕色或棕色，导管孔多数；韧皮部有树脂状分泌物呈红棕色至黑棕色，与木部相间排列呈 3 ～ 8 个偏心性半圆形环；髓部偏向一侧。质坚硬。气微，味涩。

【性味】　苦、甜，微热。

【功效主治】　调龙路、火路，补血虚，除湿毒。用于勒内（血虚），约经乱（月经不调），麻抹（肢体麻木），麻邦（偏瘫），发旺（痹病）。

【用法用量】　内服煎汤，10 ～ 20g。

桃金娘
Rhodomyrti Tomentosae Radix seu Fructus

【壮药名】　Maknim

【别名】　岗稔，山稔，多莲，山旦仔，稔子树，豆稔。

【来源】　桃金娘科植物桃金娘 *Rhodomyrtus tomentosa*（Ait.）Hassk. 的根或果。

【植物形态】　小灌木。树皮褐色，幼枝密被灰白色柔毛。单叶对生，革质，具被毛短柄，下部叶常 3 片轮生；叶片椭圆形或倒卵形，长 3 ～ 6cm，宽 1.5 ～ 3.5cm，全缘，先端钝或圆，常微凹，偶稍尖，基部楔形，离基三出脉，下面密被灰白色绒毛。聚伞花序腋生，有花 1 ～ 3 朵，基部有条状小苞片 1 对；花有长梗；花萼钟形，5 裂，圆形，有灰绒毛；花瓣 5，紫红色，倒卵状长圆形，有绒毛；雄蕊多数，红色；子房下位，3 室。浆果卵状壶形，熟后暗紫色，顶端有宿萼。花期 4 ～ 5 月，果期 7 ～ 8 月。

【生境分布】　生于山坡、原野、丘陵及路旁的灌木丛中。分布于广西、江西、福建、台湾、湖南、广东、云南和贵州等地。

【采收加工】　秋季挖根，洗净，切片，晒干。果实于秋季成熟时采收，晒干。

【性状鉴别】　本品根多切成不规则的片状或短段，直径 0.5 ～ 4 cm。外皮黑褐色，常脱落而显赭红色或棕红色，有粗糙纵皱纹。质硬，不易折断，断面淡棕色，中部色较深。老根可见同心环纹。气微，味涩。

果实长圆球形，一端稍尖，直径约 1cm，表面土黄色或暗绿褐色。质较坚硬，顶端有宿存萼片 5 枚及花柱残留。种子多数，黄白色，扁平。味淡、微甜，气微香。

【性味】　甜、涩，平。

【功效主治】　调龙路火路，补血止血。用于阿意咪（痢疾），勒内（贫血），阿意勒（便血），兵淋勒（血崩），隆白呆（带下），外伤出血，渗裆相（烧烫伤）。

【用法用量】　内服煎汤，6 ～ 30g。外用适量，煅存性，碾末调敷患处，或鲜品捣烂敷患处。

帘子藤
Pottsiae Laxiflorae Radix et Caulis

【壮药名】　Gaeulienz

【别名】　黄心泥藤，花拐藤，腰骨藤，乳汁藤，能藤，蚂蝗藤，红杜仲藤。

【来源】　夹竹桃科植物帘子藤 *Pottsia laxiflora*（Bl.）O. Ktunze 的根、茎。

【植物形态】　攀援灌木。枝条柔弱，平滑，无毛，具乳汁。叶薄纸质，卵圆形、椭圆状卵圆形或卵圆状长圆形，长 6 ～ 12cm，宽 3 ～ 7cm，顶端急尖具尾状，基部圆或浅心形，两面无毛；叶面中脉凹入，侧脉扁平，叶背中脉和侧脉略凸起。总状式的聚伞花序腋生和顶生，具长总花梗；花萼短，外面具短柔毛，内面具腺体；花冠紫红色或粉红色，花冠筒圆筒形，无毛，花冠裂片向上展开，卵圆形；雄蕊着生在花冠筒喉部，花丝被长柔毛，花药箭头状，伸出花冠筒喉部之外，腹部中间粘连在柱头上，基部具耳；子房被长柔毛，柱头圆锥状。蓇葖果双生，线状长圆形，长达 40cm，绿色，无毛，外果皮薄；种子线状长圆形，顶端具白色绢质种毛。花期 4 ～ 8 月，果期 8 ～ 10 月。

【生境分布】　多生于低山区或丘陵地灌木丛林中或小树林中。分布于广西、云南、贵州、陕西等地。

【采收加工】　全年均可采，洗净，切片，晒干或鲜用。

【性状鉴别】　本品根略呈圆柱形，表面有皱缩，直径约为 1.0 ～ 2.5cm。表面呈灰黄色，质较重，易折断，断面黄白色，皮部较狭窄，木部宽广，可见放射性纹理。气微，味淡，嚼之麻舌。

【性味】　苦、辣，微热。

【功效主治】　通龙路，除湿毒。用于发旺（风湿骨痛），林得叮相（跌打损伤），京瑟（闭经）。

【用法用量】　内服煎汤，10 ～ 20g。

NOTE

红药
Chiritae Longgangensis Herba

【壮药名】　Yazndiengx

【别名】　红接骨草，矮脚甘松，石上莲。

【来源】　苦苣苔科植物弄岗唇柱苣苔 *Chirita longgangensis* W. T. Wang 的全草。

【植物形态】　草本。根茎圆柱形，粗壮，顶端被贴伏短柔毛。叶密集于根状茎顶端，3～4个轮生，无柄，长圆状线形，顶端微钝，基部渐狭，边缘全缘，两面密被贴伏短柔毛，上面平，下面隆起。聚伞花序腋生；花序梗被开展短柔毛；苞片对生，披针形，密被贴伏短柔毛；花萼 5 裂达基部，裂片狭披针状线形或钻形，外面被短柔毛并疏被短腺毛；花冠白色，有紫纹，外面无毛，内面在雄蕊之下被短柔毛；上唇 2 裂，下唇长 3 裂至中部，裂片圆卵形；花丝着生于距花冠基部，被短柔毛，上部变狭，无毛，在近中部膝状弯曲，花药两端被白色髯毛；退化雄蕊 3，无毛。花盘环形。子房线形，密被白色短腺毛，花柱被短柔毛，2 裂至中部，裂片狭卵形。花期 10 月。

【生境分布】　生于海拔约 160m 的石灰岩山阴处石上或陡崖上。分布于广西。

【采收加工】　夏、秋季采收，洗净，鲜用或晒干。

【性状鉴别】　本品具长根状茎，淡黄色，干后皱缩，顶端常留叶痕，无柄或具柄，柄扁，长达 2 cm，宽 3～6mm，叶片干后革质，常脱落，展平后呈长圆状披针形，长 6.5～10cm，宽 0.9～2.4cm，常镰刀状弯曲，两端渐狭，边缘全缘，两面密被伏贴灰黄色绒毛。味微苦，气微。

【性味】　微甜、涩，平。

【功效主治】　调火路龙路，温补养血。用于勒内（血虚），发旺（风湿骨痛），心头痛（胃痛），林得叮相（跌打损伤），夺扼（骨折），埃病（咳嗽）。

【用法用量】　内服煎汤，9～30g；或浸酒服。外用适量，捣敷；或浸酒擦。

第三节　补阴药

乌龟
Testudinis Carapax et Plastrum

【壮药名】　Byukgvi

【别名】　龟，水龟，龟板，龟甲，龟壳，龟筒，乌龟壳，乌龟板。

【来源】　龟科动物乌龟 *Chinernys reevesii*（Gray）的甲壳。

【动物形态】　体呈扁椭圆形，背腹均有硬甲。头顶前端光滑，后部被细粒状小鳞；吻端尖圆，颌无齿而具角质硬喙；眼略突出；耳鼓膜明显；颈部细长；周围均被细鳞，颈能伸缩。

背、腹甲的上面为表皮形成的角质板；下面为真皮起源的骨板，背脊中央及其两侧有 3 条较显著的纵棱。背甲棕褐色或黑色，颈角板前窄后宽。腹甲与背甲几乎等长，腹甲淡黄色，少数褐色。背腹甲在体两侧由甲桥相连，形成体腔。四肢较扁平，前肢具 5 指及爪，后肢具趾，除第 5 趾无爪外余皆有爪，指或趾间具蹼，尾较细。头侧及喉侧有带黑边的黄绿色纵线，头颈部背面深褐色，腹面稍浅。背甲各角板边缘外呈黄色。腹甲每块角板的外侧下方色较深，四肢背面灰褐色或深棕褐色，腹面色稍浅。尾部背面棕褐色。泄殖孔周围色浅，往后呈棕褐色。

【生境分布】 生活于河流、池塘。分布于河北、陕西、山东、江苏、安徽、浙江、江西、台湾、河南、湖北、湖南、广东、广西、贵州、云南等地。

【采收加工】 全年均可捕捉，以秋、冬二季为多，捕捉后杀死，剥取背甲及腹甲，除去残肉，称为"血板"。或用沸水烫死，剥取背甲及腹甲，除去残肉，晒干者，称为"烫板"。

【性状鉴别】 本品背甲及腹甲由甲桥相连，背甲稍长于腹甲，与腹甲常分离。背甲呈长椭圆形拱状，长 7.5～22cm，宽 6～18cm；外表面棕褐色或黑褐色，脊棱 3 条；颈盾 1 块，前窄后宽；椎盾 5 块，第 1 椎盾长大于宽或近相等，第 2～4 椎盾宽大于长；肋盾两侧对称，各 4 块，缘盾每侧 11 块，臀盾 2 块。腹甲呈板片状，近长方椭圆形，长 6.4～21cm，宽 5.5～17cm；外表面淡黄棕色至棕黑色，盾片 12 块，每块常具紫褐色放射状纹理，腹盾、胸盾和股盾中缝均长，喉盾、肛盾次之，肱盾中缝最短；内表面黄白色至灰白色，有的略带血迹或残肉，除净后可见骨板 9 块，呈锯齿状嵌接；前端钝圆或平截，后端具三角形缺刻，两侧残存呈翼状向斜上方弯曲的甲桥。质坚硬。气微腥，味微咸。

【性味】 咸、甜、微寒。

【功效主治】 调龙路，补阴虚，补血虚，强筋骨。用于勒内（血虚），盗汗，兰嘣（眩晕），兵淋勒（崩漏），腰腿酸软。

【用法用量】 内服煎汤，9～24g，先煎。

黄精
Polygonati Kingiani Rhizoma

【壮药名】 Ginghsw

【别名】 鸡头参，老虎姜，节节高，仙人饭，大黄精，懒姜。

【来源】 百合科植物多花黄精 *Polygonatum kingianum* Coll.et Hemsl. 的根茎。

【植物形态】 草本。根茎肥大，肉质。茎直立，圆柱形，单一，光滑无毛。叶无柄，4～8 枚轮生，披针形，长 6.5cm，宽 0.5～1.3cm，先端渐尖并卷曲。花序单生于叶腋，有花 2～4 朵，紫红色。有膜质小苞片 1 枚，花被筒状，先端 6 裂，裂片三角形。雄蕊 6，花柱棒状，长于雄蕊。秋季浆果成熟，球形，黑色。花期 5～6 月，果期 8～9 月。

【生境分布】 生于林下、灌丛或阴湿草坡。分布于广西、四川、贵州、云南等地。

【采收加工】 春、秋季采挖，除去须根，洗净，置沸水中略烫或蒸至透心，干燥。

【性状鉴别】 本品根茎肥厚，姜块状或连珠状，直径 2～4cm 或以上，每一结节有明显茎痕，圆盘状，稍凹陷，直径 5～8mm；须根痕多，常突出，直径约 2mm。表面黄白色至黄棕色，有明显环节及不规则纵皱。质实，较柔韧，不易折断，断面黄白色，平坦，颗粒状，有

NOTE

众多深色维管束小点。气微，味甜，有黏性。

【性味】　甜，平。

【功效主治】　补虚，强筋骨。用于肺痨咳血，病后体虚，阴虚内热，发旺（风湿骨痛），啊肉甜（消渴），高血压。

【用法用量】　内服煎汤，10～15g，鲜品30～60g；或入丸、散，熬膏。外用适量，煎汤洗；熬膏涂；或浸酒搽。

旱莲草
Ecliptae Herba

【壮药名】　Haekmaegcauj

【别名】　墨旱莲，黑墨草，旱莲蓬，水旱莲，墨斗草，墨汁草，乌心草。

【来源】　菊科植物鳢肠 *Eclipta prostrate* L. 的全草。

【植物形态】　草本。全株被白色粗毛，折断后流出的汁液数分钟后即呈蓝黑色。茎直立或基部倾伏，着地生根，绿色或红褐色。叶对生；叶片线状椭圆形至披针形，长3～10cm，宽0.5～2.5cm，全缘或稍有细齿，两面均被白色粗毛。头状花序腋生或顶生，总苞钟状，总苞片5～6片，花托扁平，托上着生少数舌状花及多数管状花；舌状花雌性，花冠白色，发育或不发育；管状花两性，黄绿色，全发育。瘦果黄黑色，无冠毛。花期6～9月。

【生境分布】　生长于田野、路边、溪边及阴湿地上。分布于全国各省区。

【采收加工】　花开时采割，晒干。

【性状鉴别】　本品为带根或不带根全草，全体被白色粗毛。根须状，长5～10cm。茎圆柱形，多分枝，表面灰绿色或稍带紫，有纵棱，质脆，易折断，断面黄白色，中央为白色疏松的髓部，有时中空。叶对生，多卷缩或破碎，墨绿色，完整叶片展平后呈披针形，长3～10cm，宽0.5～2.5cm，全缘或稍有细锯齿，近无柄。头状花序单生于枝端，直径6～11mm，总花梗细长，总苞片5～6，黄绿色或棕褐色，花冠多脱落。瘦果扁椭圆形，棕色，表面有小瘤状突起。气微香，味淡、微咸涩。

【性味】　甜、酸，寒。

【功效主治】　补阴虚，止血。用于兰喯（眩晕），耳鸣，腰膝酸软，阴虚血热，渗裂（吐血）衄血，肉裂（尿血），血痢，兵淋勤（崩漏），阿意咪（痢疾），须发早白，外伤出血。

【用法用量】　内服煎汤，20～50g。外用适量。

麦冬
Ophiopogonis Radix

【壮药名】　Megdoeng

【别名】　麦门冬，马粪草，家边草，韭叶麦冬，沿阶草。

【来源】　百合科植物麦冬 *Ophiopogon japonicus*（L.f.）Ker-Gawl. 或沿阶草 *Ophiopogon bodinieri* Levl. 的块根。

【植物形态】 麦冬：草本。须根中部或先端常膨大形成肉质小块根。叶丛生；叶柄鞘状，边缘有薄膜；叶片窄长线形，基部有多数纤维状的老叶残基，叶长 15～40cm，宽 1.5～4mm，先端急尖或渐尖，基部绿白色并稍扩大。花葶较叶为短，总状花序穗状，小苞片膜质，每苞片腋生 1～3 朵花；花梗关节位于中部以上或近中部；花小，淡紫色，略下垂，花被片 6，不展开，披针形；雄蕊 6，花药三角状披针形；子房半下位，3 室。浆果球形，早期绿色，成熟后暗蓝色。花期 7～8 月，果期 11 月。

沿阶草：根纤细，近末端处有时具膨大成纺锤形的小块根；地下走茎长，节上具膜质的鞘。茎很短。叶基生成丛，禾叶状，长 20～40cm，宽 2～4mm，先端渐尖。花葶较叶稍短或几等长，总状花序具几朵至十几朵花；花常单生或 2 朵簇生于苞片腋内；花被片卵状披针形、披针形或近矩圆形白色或稍带紫色；种子近球形或椭圆形。花期 6～8 月，果期 8～10 月。

【生境分布】 生于海拔 2000m 以下的山坡阴湿处、林下或溪旁，或栽培。分布于华东、中南及河北、陕西、四川、贵州、云南等地。浙江、四川、广西有大量栽培。

【采收加工】 夏季采挖，洗净，反复曝晒，堆置至七八成干，去须根干燥。

【性状鉴别】 本品块根纺锤形，长 1.5～3.5cm，中部直径 3～7mm。表面土黄色或黄白色，有较深的不规则细纵纹，有时一端有细小中柱外露。质韧，断面类白色，中央有细小圆形中柱，新鲜时可抽出。气微香，味微甘、涩，嚼之微有黏性。

【性味】 甜、微苦，寒。

【功效主治】 通谷道，养阴生津，润肺清心。用于埃病（咳嗽），啊肉甜（消渴），年闹诺（失眠），阿意囊（大便困难），兵霜火豪（白喉）。

【用法用量】 内服煎汤，6～15g；或入丸、散、膏。外用适量，研末调服；煎汤涂洗；或鲜品捣汁搽。

枸杞子
Lycii Fructus

【壮药名】 Gaeugij

【别名】 枸杞菜，红珠仔刺，牛吉力，狗牙子，狗牙根，狗奶子。

【来源】 茄科植物枸杞 *Lycium chinense* Mill. 的成熟果实。

【植物形态】 灌木。主茎数条，粗壮；小枝有纵棱纹，有不生叶的短刺和生叶、花的长刺；果枝细长，通常先端下垂，外皮淡灰黄色，无毛。单叶互生或数片簇生于短枝上；叶柄短；叶片卵形、卵状菱形至卵状披针形，长 2～8cm，宽 0.5～3cm，先端尖，基部楔形或狭楔形而下延成叶柄，全缘，上面深绿色，背面淡绿色，无毛。花腋生，常单 1 或 2～6 朵簇生在短枝上；花梗细；花萼种状，先端 2～3 深裂，裂片宽卵状或卵状三角形；花冠漏斗状，先端 5 裂，裂片卵形，粉红色或淡紫红色，具暗紫色脉纹，管内雄蕊着生处上方有一圈柔毛；雄蕊 5；雌蕊 1，子房长圆形，2 室。浆果卵圆形、椭圆形或阔卵形，红色或橘红色，果皮肉质。种子多数，近圆肾形而扁平，棕黄色。花期 5～10 月，果期 6～11 月。

【生境分布】 生于沟崖及山坡或灌溉地埂和水渠边等处，野生或栽培。分布于华北、西北

NOTE

等地，其他地区有栽培。

【采收加工】 夏、秋二季果实呈红色时采收，热风烘干，除去果梗。或晾至皮皱后，晒干，除去果梗。

【性状鉴别】 本品呈类纺锤形或椭圆形，长 6～20mm，直径 3～10mm。表面红色或暗红色，顶端有小凸起状的花柱痕，基部有白色的果梗痕。果皮柔韧，皱缩；果肉肉质，柔润。种子 20～50 粒，类肾形，扁而翘，长 1.5～1.9mm，宽 1～1.7mm，表面浅黄色或棕黄色。气微，味甜。

【性味】 甜，平。

【功效主治】 祛风毒，滋肾润肺，补肝明目。用于兵吟（筋病），核尹（腰痛）勒内（血虚），嘘内（气虚），兰啼（眩晕），埃病（咳嗽），消渴，遗精。

【用法用量】 内服煎汤，5～15g；或入丸、散膏、酒剂。

女贞子
Ligustri Lucidi Fructus

【壮药名】 Nijcwnhswj

【别名】 女贞实，冬青子，爆格蚤，白蜡树子，鼠梓子。

【来源】 木犀科植物女贞 *Ligustrum lucidum* Ait. 的果实。

【植物形态】 灌木或乔木。枝黄褐色、灰色或紫红色，圆柱形，疏生圆形或长圆形皮孔。单叶对生；叶柄上面具沟；叶片革质，卵形、长卵形或椭圆形至宽椭圆形，长 6～17cm，宽 3～8cm，先端锐尖至渐尖或钝，基部圆形，有时宽楔形或渐狭。圆锥花序顶生；花序基部苞片常与叶同型，小苞片披针形或线，凋落；花无梗或近无梗；花萼无毛，齿不明显或近截形；花冠裂片反折；花药长圆形；花柱柱头棒状。果肾形或近肾形，深蓝黑色，成熟时呈红黑色，被白粉。花期 5～7 月，果期 7 月至翌年 5 月。

【生境分布】 生于海拔 2900m 以下的疏林或密林中，亦多栽培于庭院或路旁。主要分布于陕西、甘肃及长江以南各地。

【采收加工】 冬季果实成熟时采收，除去枝叶，稍蒸或置沸水中略烫后，干燥；或直接干燥。

【药材性状】 本品果实呈卵形、椭圆形或肾形，长 6～8.5mm，直径 3.5～5.5mm。表面黑紫色或棕黑色，皱缩不平，基部有果梗痕或具宿萼及短梗。外果皮薄，中果皮稍厚而松软，内果皮木质，黄棕色，有数条纵棱，破开后种子通常 1 粒，椭圆形，一侧扁平或微弯曲，紫黑色，油性。气微，味微酸、涩。

【性味】 甜、苦，寒。

【功效主治】 通龙路火路，清虚热，明目。用于兰啼（眩晕），缩印糯哨（肌体痿软），阴虚内热，遗精，耳鸣，须发早白。

【用法用量】 内服煎汤，6～15g；或入丸剂。外用适量，敷膏点眼。清虚热宜生用，补肝肾宜熟用。

NOTE

楮实子
Broussonetiae Fructus

【壮药名】 Raggosa

【别名】 楮桃，角树子，野杨梅子，构泡，谷实，谷子，谷木子，谷树子。

【来源】 桑科植物构树 *Broussonetia papyrifera*（L.）Vent. 的果实。

【植物形态】 落叶乔木。茎、叶具乳液；嫩枝被柔毛，后脱落，叶互生；叶片卵形，长 8～18cm，宽 6～12cm，不分裂或 3～5 深裂，先端尖，基部圆形或心脏形，有时不对称，边缘锯齿状，上面暗绿色，具粗糙伏毛，下面灰绿色，密生柔毛；叶柄具长柔毛；托叶膜质，早落。花单性，雌雄异株；雄花为腋生葇黄花序，下垂，萼 4 裂，雄蕊 4；雌花为球形头状花序，有多数棒状苞片，先端圆锥形，有毛，雌蕊散生于苞片间，花柱细长，丝状，紫色，子房筒状，为花萼所包被，呈扁圆形。聚花果肉质，成球形，橙红色。花期 5 月，果期 9 月。

【生境分布】 生于山坡林缘或村寨道旁。分布于华东、华南、西南及河北、山西、陕西、甘肃、湖北、湖南等地。

【性状鉴别】 本品略呈球形或卵圆形，稍扁，直径约 1.5mm。表面红棕色，有网状皱纹或颗粒状突起，一侧有棱，一侧有凹沟，有的具果梗。质硬而脆，易压碎。胚乳类白色，富油性。无臭，味淡。

【采收加工】 秋季果实成熟时采收，洗净，晒干，除去灰白色膜状宿萼及杂质。

【性味】 甜，寒。

【功效主治】 调水道，清湿热毒。用于缩印糯哨（肌体痿软），委约（阳痿），笨浮（水肿），兰喯（眩晕）。

【用法用量】 内服煎汤，6～10g；或入丸、散。外用适量，捣敷。

黑芝麻
Sesami Indici Semen

【壮药名】 Lwgraz

【别名】 胡麻，狗虱，巨胜，乌麻，油麻子，黑油麻，脂麻。

【来源】 胡麻科植物芝麻 *Sesamum indicum* L. 的种子。

【植物形态】 草本。茎直立，四棱形，棱角突出，基部稍本质化，不分枝，具短柔毛。叶对生，或上部者互生；叶片卵形、长圆形或披针形，长 5～15cm，宽 1～8cm，先端急尖或渐尖，基部楔形，全缘、有锯齿或下部叶 3 浅裂，表面绿色，背面淡绿色，两面无毛或稍被白色柔毛。花单生，或 2～3 朵生于叶腋；花萼稍合生，绿色，5 裂，裂片披针形，具柔毛；花冠筒状，唇形，白色，有紫色或黄色彩晕，裂片圆形，外侧被柔毛；雄蕊 4，着生于花冠筒基部，花药黄色；雌蕊 1，心皮 2，子房圆锥形，初期呈假 4 室，成熟后为 2 室，花柱线形，柱头 2 裂。蒴果椭圆形，多 4 棱或 6 棱、8 棱，纵裂，初期绿色，成熟后黑褐色，具短柔毛。种子多数，卵形，两侧扁平，黑色、白色或淡黄色。花期 5～9 月，果期 7～9 月。

NOTE

【生境分布】 常栽培于夏季气温较高，气候干燥，排水良好的沙壤土或壤土地区。我国除西藏高原外，各地区均有栽培。

【采收加工】 秋季果实成熟时采割植株，晒干，打下种子，除去杂质，再晒干。

【性状鉴别】 本品呈扁卵圆形，长约 3mm，宽约 2mm。表面黑色，平滑或有网状皱纹。尖端有棕色点状种脐。种皮薄，子叶 2，白色，富油性。气微，味甘，有油香气。

【性味】 甜，平。

【功效主治】 调龙路火路，养血益精，润肠通便。用于头晕眼花，耳鸣耳聋，须发早白，病后脱发，阿意囊（大便困难）。

【用法用量】 内服煎汤，9 ～ 15g；或入丸、散。外用适量，煎水洗浴或捣敷。

盘龙参
Spiranthis Sinensis Herba

【壮药名】 Hazcinh

【别名】 绶草，龙抱柱，盘龙草，双瑚草，扭兰，胜杖草。

【来源】 兰科植物绶草 *Spiranthes sinensis*（Pers.）Ames 的全草。

【植物形态】 草本。根茎短，有簇生、粗厚的纤维根。叶数枚生于茎的基部，线形至线状披针形，长度和宽度变化大，长 3 ～ 10cm，常宽 5 ～ 10mm，先端钝尖，全缘，基部收狭具柄状抱茎的鞘。穗状花序旋扭状；总轴秃净，花序密生腺毛；苞片卵状矩圆形，渐尖；花白而带粉红，生于总轴的一侧；花被线状披针形，唇瓣矩圆形，有皱纹；花短柱，下部拱形，斜生于子房之顶，有一卵形的柱头在前面和一直立的花药在背面；子房下位。蒴果椭圆形，有细毛。花期 7 ～ 8 月。

【生境分布】 生于山坡林下、田畔或草地。分布于全国各省区。

【采收加工】 春夏采收全草，洗净晒干。

【性状鉴别】 本品茎圆柱形，具纵条纹，基部簇生数条小纺锤形块根，具纵皱纹，表面灰白色。叶条形，数枚基生，展平后呈条状披针形。有的可见穗状花序，呈螺旋状扭转。气微，味淡微甘。

【性味】 甜，平。

【功效主治】 通气道，清热毒，止咳化痰，消肿散结。用于埃病（咳嗽），陆裂（咳血），肺结核，喯疳（疳积），额哈（毒蛇咬伤），呗农（痈疮），货烟妈（咽痛），小儿夏季热。

【用法用量】 内服煎汤，9 ～ 15g。外用鲜品适量，捣烂敷患处。

第四节　补阳药

蛤蚧
Gecko

【壮药名】　Aekez

【别名】　对蛤蚧，蛤蚧干，仙蟾，大壁虎。

【来源】　壁虎科动物蛤蚧 *Gekko gecko* L. 的干燥体。

【动物形态】　形如壁虎而大，体长与尾长略相等或尾略长。头宽大，略呈三角形，吻端圆凸；耳孔椭圆形，约为眼径之半；上唇鳞 12 ～ 14，第 1 枚入鼻孔。眼大，突出；口中有许多小齿。通身被覆细小粒鳞，其间杂以较大疣鳞，缀成纵行；腹面鳞片较大，略呈六角形，四肢指、趾膨大，成扁平状，其下方具单列皮肤褶裂，除第 1 指趾外，均具小爪，指间及趾间仅有蹼迹。雄性有肛前窝 20 余个，尾基部较粗，肛后囊孔明显。躯干及四肢背面砖灰色，密布橘黄色及蓝灰色斑点；尾部有深浅相间的环纹，腹面白色而粉红色斑。尾易断，能再生。

【生境分布】　多栖于山岩及树洞中，或居于墙壁上，昼伏夜出。分布于广东、广西、云南、贵州等地。

【采收加工】　全年均可捕捉，除去内脏，拭净，用竹片撑开，使全体扁平顺直，低温干燥。

【性状鉴别】　本品呈扁片状，头颈部及躯干部长 9 ～ 18cm，头颈部约占三分之一，腹背部宽 6 ～ 11cm，尾长 6 ～ 12cm。头略呈扁三角状，两眼多凹陷成窟窿，口内有细齿，生于颚的边缘，无异型大齿。吻部半圆形，吻鳞不切鼻孔，与鼻鳞相连，上鼻鳞左右各 1 片，上唇鳞 12 ～ 14 对，下唇鳞（包括颏鳞）21 片。腹背部呈椭圆形。背部呈灰黑色或银灰色，有黄白色或灰绿色斑点散在或密集成不显著斑纹，脊椎骨及两侧肋骨突起。四足均具 5 趾；趾间仅具蹼迹，足趾底有吸盘。尾细而坚实，与背部颜色相同，有 6 ～ 7 个明显的银灰色环带。全身密被圆形或多角形微有光泽的细鳞，气腥，味微咸。

【性味】　咸，平。

【功效主治】　补气虚，益精血，壮肾阳，止咳平喘。用于墨病（哮喘），埃病（咳嗽），阳痿，遗精，阿肉甜（消渴），痄子。

【用法用量】　3 ～ 6g，多入丸散或酒剂。

补骨脂
Psoraleae Fructus

【壮药名】　Bujguzswj

【别名】　破故纸，和兰苋，胡韭子，婆固脂，补骨鹚，黑固脂。

【来源】　豆科植物补骨脂 *Psoralea corylifolia* L. 的成熟果实。

【植物形态】　直立草本。枝坚硬，疏被白色绒毛，有明显腺点。叶为单叶，有 1 片长约 1 ～ 2cm 的侧生小叶；托叶镰形；小叶柄被白色绒毛；叶宽卵形，长 4.5 ～ 9cm，宽 3 ～ 6cm，先端钝或锐尖，基部圆形或心形，边缘有粗而不规则的锯齿，质地坚韧，两面有明显黑色腺点，被疏毛或近无毛。花序腋生，有花 10 ～ 30 朵，组成密集的总状或小头状花序，总花梗被白色柔毛和腺点；苞片膜质，披针形，被绒毛和腺点；花萼被白色柔毛和腺点，萼齿披针形，下方一个较长，花冠黄色或蓝色，花瓣明显具瓣柄，旗瓣倒卵形；雄蕊 10，上部分离。荚果卵形，具小尖头，黑色，表面具不规则网纹，不开裂，果皮与种子不易分离；种子扁。花、果期 7 ～ 10 月。

【生境分布】　生于河谷、山坡、田边或溪旁。分布于广西、四川、云南，其他各地有栽培。

【采收加工】　秋季果实成熟时采收果序，晒干，搓出果实，除去杂质。

【性状鉴别】　本品呈肾形，略扁，长 3 ～ 5mm，宽 2 ～ 4mm，厚约 1.5mm。表面黑色、黑褐色或灰褐色，具细微网状皱纹。顶端圆钝，有一小突起，凹侧有果梗痕。质硬。果皮薄，与种子不易分离；种子 1 枚，子叶 2，黄白色，有油性。气香，味辛、微苦。

【性味】　辣、苦，热。

【功效主治】　通谷道水道，调龙路火路，壮肾阳。用于肉赖（多尿症），核尹（腰痛），委约（阳痿），墨病（气喘），久泻。

【用法用量】　内服煎汤，5 ～ 10g。

巴戟天
Morindae officinalis Radix

【壮药名】　Betbaklig

【别名】　鸡肠风，鸡眼藤，黑藤钻，兔仔肠，三角藤，糠藤。

【来源】　茜草科植物巴戟天 *Morinda officinalis* How 的根。

【植物形态】　缠绕或攀援藤本。根肉质肥厚，光滑，紫色，圆柱形，支根多少呈念珠状，鲜时外皮白色，干时暗褐色，有蜿蜒状条纹，断面呈紫红色。茎圆柱状，有纵条纹，小枝幼时有褐色粗毛，老时毛脱落后表面粗糙。叶纸质，对生，长圆形或长圆状披针形，长 3 ～ 14cm，宽 1.5 ～ 6cm；叶柄有褐色粗毛；托叶鞘状。花 2 ～ 10 朵组成头状花序，生于小枝顶端，稀为腋生；萼管倒圆锥形，花冠裂片通常 4，长圆形；雄蕊 4 枚，花丝极短；子房下位，花柱 2 深裂。聚合果近球形，成熟后红色，顶端有宿存的管状萼管。种子 4，近卵形，有白色绒毛。花期 4 ～ 6 月，果期 7 ～ 11 月。

【生境分布】　生于山谷、溪边或山林下，野生或栽培。分布于广西、福建、广东、海南。

【采收加工】　全年均可采挖，洗净，除去须根，晒至六、七成干，轻轻捶扁，晒干。

【性状鉴别】　本品为扁圆柱形，略弯曲，长短不等，直径 0.5 ～ 2cm。表面灰黄色或暗灰色，具纵纹及横裂纹，有的皮部横向断离露出木部；质韧，断面皮部厚，紫色或淡紫色，易与木部剥离；木部坚硬，黄棕色或黄白色，直径 1 ～ 5mm。无臭，味甘而微涩。

【性味】 辣、甜，微热。

【功效主治】 祛风毒，补虚强筋，通龙路。用于漏精（遗精），委哟（阳痿），叶很裆（不孕症），约京乱（月经不调），发旺（痹病），兵哟（痿证）。

【用法用量】 内服煎汤，3～10g。

海龙
Solenognathus

【壮药名】 Haijlungz

【别名】 杨枝鱼，钱串子，水雁，海蛇。

【来源】 海龙科动物刁海龙 Solenognathus hardwickii（Gray）或拟海龙 Syngn athoides biaculeatus（Bloch）的干燥体。

【植物形态】 刁海龙：体形狭长而侧扁。体全长 37～50cm。体高远大于体宽。躯干部五棱形；尾部前方六棱形，后方逐渐变细，为四棱形；尾端卷曲。腹部中央棱特别突出，体上棱脊粗强。头长，与体轴在同一水平线上，或成大钝角。眼眶四周、吻管背腹面及顶部的后端，均被有大小不等粗糙颗粒状棘；颈部背方呈棱脊状，具颈棘 2 个。吻特别延长，约为眶后头长的 2 倍。眼大而圆，眼眶突出。鼻孔每侧两个。口小，前位。鳃盖突出，具明显的放射状线纹。鳃孔小，位近头侧背缘。全体无鳞，外覆环状骨片，体部的骨环 25～26，尾部骨环 56～57；背鳍较长，41～42 条，始于尾环第 1 节，止于第 10 或 11 节。臀鳍 4，极短小。胸鳍 23，短宽，侧位，较低。无尾鳍。体淡黄色，于躯干部上侧棱骨环相接处有一列黑褐色斑点。

拟海龙：体长而平扁，全长 20～22cm。躯干部粗强，近四棱形；尾部细尖卷曲，前方六棱形，后方渐弱，为四棱形。体宽大于体高。胸鳍基部前方，各具一较大而突出的结，头上除眼嵴上缘各具一向后的小棘外，余无棘刺。吻长而侧扁，吻长约为眶后头长的 2 倍。眼眶稍突出。体无鳞，完全包于骨环中。躯干部与尾部上侧棱及下侧棱完全相连续。体上棱嵴粗杂。背鳍较长，起于体环最末节，止于尾环第 9～10 节。臀鳍很小，紧位于肛门后方。胸鳍短宽，侧位较低。无尾鳍。体鲜绿黄色，腹侧鲜黄色。体侧及腹面均有大小不等鲜黄斑点，吻侧及下方具有不规则深绿色网纹。背鳍、臀鳍及胸鳍均为绿黄色。

【生境分布】 栖息于沿海藻类繁茂处。分布于南海近陆海域。

【采收加工】 多于夏、秋二季捕捞，刁海龙、拟海龙除去皮膜及内脏，洗净，晒干。

【性状鉴别】 刁海龙：体狭长侧扁，全长 30～50cm。表面黄白色或灰褐色。头部具管状长吻，口小，无牙，两眼圆而深陷，头部与体轴略呈钝角。躯干部宽 3cm，五棱形，尾部前方六棱形，后方渐细，四棱形，尾端卷曲。背棱两侧各有 1 列灰黑色斑点状色带。全体被以具花纹的骨环及细横纹，各骨环内有突起粒状棘。胸鳍短宽，背鳍较长，有的不明显，无尾鳍。骨质，坚硬。气微腥，味微咸。

拟海龙：其外形酷似海马，因其身上生有尖刺，故又被称为飞刺海马。体长而平扁，全长 20～22cm。表面黄绿色，体侧及腹面均有黄斑点。头部具侧扁长吻，口小，无牙，两眼圆而深陷，头长与体轴在同上水平线上。胸鳍基部前方，各具一较大而突出的结，头上除眼嵴上缘

NOTE

各具一向后的小棘外，余无棘刺。躯干部粗强，近四棱形；尾部细尖卷曲。无尾鳍。骨质，坚硬。气微腥，味微咸。

【性味】　甜，热。

【功效主治】　补阳虚，散瘀肿。用于委哟（阳痿），濑幽（遗尿），墨病（哮喘），呗奴（瘰疬），癥瘕，呗叮（疔疮），林得叮相（跌打损伤）。

【用法用量】　内服煎汤，10～30g。

海马

Hippocampus

【壮药名】　Duzhaijmaj

【别名】　水马，对海马，海蛆，虾姑，龙落子，马头鱼，龙落子鱼。

【来源】　海龙科动物线纹海马 *Hippocampus kelloggi* Jordan et Snyder、刺海马 *Hippocampus histrix* Kaup、三斑海马 *Hippocampus trimaculatus* Leach、大海马 *Hippocampus kuda* Bleeker 或小海马（海蛆）*Hippocampus japonicus* Kaup 的干燥体。

【动物形态】　线纹海马：体侧扁，一般体长 30～33cm，躯干部七棱形，腹部稍凸出，尾部四棱形，尾端渐细，卷曲。头部似马形，与躯干部垂直，头冠矮小，顶端具 5 个短小棘，略向后方弯曲。眶上、头侧及颊下各棘均较粗，亦稍向后方弯曲。体长为头长 4.5～6.2 倍，头长为吻长 2～2.1 倍。吻细长，管状。眼较大，侧位而高，微隆起。鼻孔很小，每侧 2 个，紧位于眼的前方。口小，前位，无牙。鳃盖凸出，鳃孔小，位于头侧背方。肛门位于躯干第 11 节的腹侧下方。体无鳞，全为骨环所包，体部骨环 11，尾部 39～40，体上各环棱棘短钝呈瘤状。胸鳍基部下前方各具 1 短钝棘。背鳍 18～19，较发达。臀鳍 4，短小。胸鳍 18，短宽，略呈扇形。无腹鳍及尾鳍。各鳍无棘，鳍条不分支。雄性腹部有育儿囊，体淡黄色或暗灰色，体侧具细小的白色斑点或斑纹。

刺海马：体侧扁，腹部凸出，躯干部骨环呈七棱形，尾部骨环四棱形，尾端卷曲；头呈马头形，头部弯曲，与躯干部成直角；头冠不高，具 4 尖锐小棘；吻细长，管状；眼小，上侧位；眼间隔微凹，小于眼径；鼻孔小，每侧 2 个，位于眼前方；口小，前位，口裂颇小，水平状，口张开时，略呈半圆形；无牙；鳃盖凸出，具数条放射状隆起线纹；鳃孔很小，位于头侧背方；体无鳞，全由骨质环所包；无侧线；体为淡黄褐色，背鳍近尖端具一纵列斑点，臀、胸鳍淡色，体上小棘尖端呈黑色。

三斑海马：与其他种区别在于头与躯干成直角，形似马头，体侧背方第 1、4、7 节各具一大黑斑。

大海马：体型奇特，体长在 30.5～32.5cm，外表像披着铠甲的战马，故被称为"海马鱼"，色为灰褐色至黑褐色，或有横带或长瓣，身躯直立，孵卵囊位在尾之基部。

小海马（海蛆）：体型较小的一种海马，一般大小在 7.0～10cm 之间；身体上有球形的刺，皮肤上覆盖着小疣；鼻部相对于身体的尺寸较长；头部突出物较高，呈球形；雄性和雌性有明显区别，雄性小海马的腹脊顶部有一个育儿袋；颜色多样，通常是棕褐色。

【生境分布】　栖息于近海藻类繁茂处，渡海时，头部向上，用背鳍和胸鳍的扇动，直立游泳，常以尾端缠附于海藻茎枝上。分布于东海和南海。

【采收加工】　夏、秋二季捕捞，洗净，晒干；或除去皮膜及内脏，晒干。

【性状鉴别】　线纹海马：呈扁长形而弯曲，体长约 30cm。表面黄白色。头略似马头，有冠状突起，具管状长吻，口小，无牙，两眼深陷。躯干部七棱形，尾部四棱形，渐细卷曲，体上有瓦楞形的节纹并具短棘。习称"马头、蛇尾、瓦楞身"。体轻，骨质，坚硬。气微腥，味微咸。

刺海马：体长 15 ～ 20cm，头部及体上环节间的棘细而尖。

大海马：体长 20 ～ 30cm，黑褐色。

三斑海马：体侧背部第 1、4、7 节的短棘基部各有一黑斑。

小海马（海蛆）：体型小，长 7 ～ 10cm，黑褐色；节纹和短棘均较细小。

【性味】　甜、咸，微热。

【功效主治】　补阳虚，散瘀肿。用于委哟（阳痿），濑幽（遗尿），墨病（哮喘），癥瘕，林得叮相（跌打损伤）。

【用法用量】　内服煎汤，3 ～ 9g。外用适量，研末敷患处。

千斤拔
Flemingiae Radix

【壮药名】　Goragdingh

【别名】　牛大力，千里马，一条根，吊马桩，金牛尾，千斤吊，土黄耆。

【来源】　豆科植物蔓生千斤拔 *Flemingia Philippinensis* Merr. et Rolfe 的根。

【植物形态】　半灌木。幼枝三棱柱状，密被灰褐色短柔毛。小叶 3，顶生小叶卵状披针形，长 4 ～ 8cm，宽 2 ～ 3cm，先端钝，基部圆形，上面有短疏毛，下面密生柔毛，侧生小叶较小，基出脉 3 条，偏斜；小叶柄极短，密被短柔毛。总状花序腋生，花密，萼齿 5，披针形，最下面 1 齿较长，密生白色长硬毛；花冠紫红色，稍长于萼，旗瓣椭圆形，基部变狭，无明显爪；雄蕊 10，二体；子房有丝状毛。荚果椭圆形，有黄色短柔毛。花、果期夏秋季。

【生境分布】　生长于山坡草丛中。分布于福建、台湾、广西、广东、湖北、贵州、江西等地。

【采收加工】　全年均可采收，切段晒干。

【性状鉴别】　本品根长圆柱形，上粗下渐细，极少分枝，长 30 ～ 70cm，上部直径 1 ～ 2cm。表面棕黄色、灰黄色至棕褐色，有稍突起的根长皮孔及细皱纹，近顶部常成圆肩膀状，下半部间见须根痕；栓皮薄，鲜时易刮离，刮去栓皮可见棕红色或棕褐色皮部。质坚韧，不易折断。横切面皮部棕红色，木部宽广，淡黄白色，有细微的放射状纹理。气微，味微甘、涩。

【性味】　辣，平。

【功效主治】　通调龙道，祛风毒，除湿毒，补虚强筋骨。用于核尹（腰痛），麻邦（偏瘫），委约（阳痿），优平（自汗），发旺（风湿骨痛）。

【用法用量】　内服煎汤，15 ～ 30g。外用适量，磨汁涂；或研末调敷。

NOTE

仙茅
Curculiginis Rhizoma

【壮药名】 Gohazsien

【别名】 地棕，地棕根，独茅根，茅爪子，黄茅参、独脚黄茅，仙茅参。

【来源】 石蒜科植物仙茅 *Curculigo orchioides* Gaertn. 的根茎。

【植物形态】 草本。根茎近圆柱状直生。须根常丛生，肉质，具环状横纹。地上茎不明显。叶基生；叶片线形，线状披针形或披针形，长 10～45cm，宽 5～25mm，先端长渐尖，基部下延成柄，叶脉明显，两面散生疏柔毛或无毛。花茎甚短，大部分隐藏于鞘状叶柄基部之内，被毛；苞片披针形，膜质，具缘毛；总状花序呈伞房状，通常具 4～6 朵花；花黄色，下部花筒线形，上部 6 裂，裂片披针形；雄蕊 6，长约为花被裂片的 1/2，柱头 3 裂，分裂部分较花柱为长，子房狭长，先端具长缘，被疏毛。浆果近纺锤状，先端有长缘。种子亮黑色，表面具纵凸纹。花、果期 4～9 月。

【生境分布】 生于海拔 1600m 以下的林中、草地或荒坡上。分布于广西、四川南部、云南、贵州、浙江、江西、福建、台湾、湖南和广东等地。

【采收加工】 秋、冬二季采挖，除去根头和须根，洗净，干燥。

【性状鉴别】 本品根茎圆柱形，略弯曲，长 3～10cm，直径 4～8mm。表面黑褐色或棕褐色，粗糙，有纵沟及横皱纹与细孔状的粗根痕。质硬脆，易折断，断面稍平坦，略呈角质状。淡褐色或棕褐色，近中心处色较深，并有一深色环。气微香，味微苦、辛。

【性味】 辣，热；有小毒。

【功效主治】 补阳虚，解寒毒，除湿毒。用于核尹（腰痛），委哟（阳痿），濑幽（遗尿），更年期综合征，腊胴尹（腹痛），白冻（泄泻），兵哟（痿症），发旺（痹病）。

【用法用量】 内服煎汤，3～10g。

菟丝子
Cuscutae Semen

【壮药名】 Faenzsenjfa

【别名】 菟丝实，吐丝子，无娘藤，无根草，黄藤子，龙须子，萝丝子。

【来源】 旋花科植物南方菟丝子 *Cuscuta australis* R. Br. 或菟丝子 *Cuscuta chinensis* Lam. 的种子。

【植物形态】 菟丝子：寄生草本。茎缠绕，黄色，纤细多分枝，随处可生出寄生根，伸入寄主体内。叶稀少，鳞片状，三角状卵形。花两性，多数簇生成小伞形或小团伞花序；苞片小，鳞片状；花梗稍粗壮；花萼杯状，中部以下连合，裂片 5，三角状，先端钝；花冠白色，壶形，5 浅裂，裂片三角状卵形，先端锐尖或钝，向外反折，花冠筒基部具鳞片 5，长圆形，先端及缘流苏状；雄蕊 5，着生于花冠裂片弯缺微下处，花丝短，花药露于花冠裂片之外；雌蕊 2，心皮合生，子房近球形，2 室，花柱 2，柱头头状。蒴果近球形，稍扁，几乎被宿存的花冠所包围，成熟时整齐地周裂。种子 2～4 颗，黄或黄褐色，卵形，表面粗糙。花期 7～9 月，果期 8～10 月。

南方菟丝子：一年生寄生草本。茎缠绕，金黄色，纤细，无叶。花序侧生，少花或多花簇生成小伞形或小团伞花序，总花序梗近无；苞片及小苞片均小，鳞片状；花梗稍粗壮；花萼杯状，基部连合，裂片 3 或 4 或 5，长圆形或近圆形，通常不等大，顶端圆；花冠乳白色或淡黄色，杯状，裂片卵形或长圆形，顶端圆，约与花冠管近等长，直立，宿存；雄蕊着生于花冠裂片弯缺处，比花冠裂片稍短；鳞片小，边缘短流苏状；子房扁球形，花柱 2，等长或稍不等长，柱头球形。蒴果扁球形，下半部为宿存花冠所包，成熟时不规则开裂，不为周裂。通常有 4 种子，淡褐色，卵形，表面粗糙。

【生境分布】　生于田边、路边荒地、灌木丛中、山坡向阳处。全国大部分地区有分布于，以北方地区为主。

【采收加工】　秋季果实成熟时采收植株，晒干，打下种子，除去杂质。

【性状鉴别】　本品呈类球形，直径 1～1.5mm。表面灰棕色或黄棕色，具细密突起的小点，一端有微凹的线形种脐。质坚实，不易以指甲压碎。气微，味淡。

【性味】　辣、甜，平。

【功效主治】　补虚，安胎，明目，调谷道。用于核尹（腰痛），兵哟（痿症），委哟（阳痿），漏精（遗精），懒幽（遗尿），肉赖（尿频），吠偻（胎动不安），耳鸣，白冻（泄泻），脐能白（白癜风）。

【用法用量】　内服煎汤，6～12g。外用适量。

韭菜子
Allii Tuberosi Semen

【壮药名】　Coenggep

【别名】　丰本，草钟乳，起阳草，懒人菜，长生韭，壮阳草，扁菜。

【来源】　百合科植物韭菜 *Allium tuberosum* Rottl. 的成熟种子。

【植物形态】　草本，具根状茎。鳞茎狭圆锥形，簇生；鳞茎外皮黄褐色，网状纤维质。叶基生，条形，扁平，长 15～30cm，宽 1.5～7mm。花葶圆柱形，高 25～60cm；总苞 2 裂，比花序短，宿存；伞形花序簇生状或球状，多花；花梗为花被的 2～4 倍长，具苞片；花白色或微带红色；花被片 6，狭卵形至矩圆状披针形；花丝基部合生并与花被贴生，长为花被片的 4/5，狭三角状锥形；子房外壁具疣状突起。蒴果具倒心形的果瓣。花果期秋冬季。

【生境分布】　生于田园。全国广泛栽培。

【采收加工】　秋季果实成熟时采收果序，晒干，搓出种子，除去杂质。

【性状鉴别】　本品呈半圆形或半卵圆形，略扁，长 2～4mm，宽 1.5～3mm。表面黑色，一面凸起，粗糙，有细密的网状皱纹，另一面微凹，皱纹不甚明显。顶端钝，基部稍尖，有点状突起的种脐。质硬。气特异，味微辛。

【性味】　辣、甜，热。

【功效主治】　补益肝肾；壮阳固精。用于委约（阳痿），缩印糯哨（肌体痿软），遗精，肉赖（多尿症），隆白呆（带下），肉扭（淋证）。

【用法用量】　内服煎汤，6～12g；或入丸、散。

板栗
Castaneae Mollissimatis Semen

【壮药名】　Makreiq

【别名】　栗子，栗果，中国板栗，大栗。

【来源】　壳斗科植物栗 *Castanea mollissima* Bl. 的种仁。

【植物形态】　落叶乔木。枝条灰褐色，有纵沟，皮上有黄灰色的圆形皮孔，幼枝被灰褐色绒毛。单叶互生；叶柄被细绒毛或近无毛；叶长片椭圆形或长椭圆状披针形，长8～18cm，宽5.5～7cm，先端渐尖或短尖，基部圆形或宽楔形，两侧不相等，叶缘有锯齿，齿端具芒状尖头，上面深绿色，中脉上有毛，下面淡绿色，有白色绒毛。花单性，雌雄同株；雄花序穗状，淡黄褐色，雄花着生于花序上、中部；雌花常生于雄花序下部，外有壳斗状总苞，2～3朵生于总苞内，子房下位，壳斗刺密生。每壳斗有2～3坚果，成熟时裂为4瓣；坚果深褐色，顶端被绒毛。花期5月，果期8～10月。

【生境分布】　常栽培于海拔100～2500m的低山丘陵、缓坡及河滩等地带；分布于辽宁以南各地，除青海、新疆以外，均有栽培。以华北、西南和长江流域各地栽培最为集中，产量最大。

【采收加工】　总苞由青色转黄色，微裂时采收，放冷凉处散热，反搭棚遮阴，棚四周加墙，地面铺河砂，堆栗高30cm，覆盖混砂，经常洒水保湿。10月下旬至11月入窖贮藏；或剥出种子，晒干。

【性状鉴别】　本品种仁呈半球形或扁圆形，先端短尖，直径2～3cm。外表面黄白色，光滑，有时具浅纵沟纹。质实稍重，碎断后内部富粉质。气微，味微甜。

【性味】　甜，平。

【功效主治】　调谷道，通龙路，除湿毒。用于白冻（泄泻），呕吐，林得叮相（跌打损伤），呗奴（瘰疬），鹿勒（吐血），渗裂（血症），阿意勒（便血）。

【用法用量】　内服适量，生食或煮食；或炒存性研末服，30～600g。外用适量，捣敷。

第九章　收涩药

凡以收敛固涩为主要作用，治疗滑脱病症的药物，称为收涩药。

金樱根
Rosae Laevigatae Radix

【壮药名】　Raggovengj

【别名】　刺榆子，刺梨子，小石榴，黄茶瓶，藤勾子，螳螂果，糖刺果。

【来源】　蔷薇科植物金樱子 *Rosa laevigata* Michx. 的根。

【植物形态】　攀援灌木。茎无毛，有钩状皮刺和刺毛。羽状复叶，叶柄和叶轴具小毛刺和刺毛；托叶披针形，与叶柄分离，早落。小叶革质，通常3，稀5，椭圆状卵形或披针形，长 2.5～7cm，宽 1.5～4.5cm，先端急尖或渐尖，基部近圆形，边缘具细齿状锯齿，无毛，有光泽。花单生于侧枝顶端，花梗和萼筒外面均密被刺毛；萼片5；花瓣5，白色；雄蕊多数；心皮多数，柱头聚生于花托口。果实倒卵形，紫褐色，外面密被刺毛，萼片宿存，内含有毛的骨质瘦果多颗。花期5月，果期9～10月。

【生境分布】　生于山坡、荒地或路旁灌木丛中。分布于华中、华南、华东地区，以及广西、云南、四川、贵州、台湾、陕西等地。

【采收加工】　全年均可采收，挖取根部，除去幼根。

【性状鉴别】　本品根呈圆柱形，略扭曲，表面紫黑色，有纵直条纹；木栓层呈片状，可以剥下。断面木部占大部分，呈明显的放射状；皮部棕红色。质坚硬，体重。无臭。

【性味】　酸、涩，平。

【功效主治】　通调龙路，补血，止血，固精涩肠。用于滑精，遗尿，阿意咪（痢疾），兵淋勒（崩漏），隆白呆（带下），奔寸（子宫下垂），笨浮（水肿），仲嘿隋尹（痔疮），渗裆相（烧烫伤）。

【用法用量】　内服煎汤，15～60g。外用适量。

海螵蛸
Sepiae Endoconcha

【壮药名】　Ndukmaeg'yiz

【别名】　乌鲗骨，乌贼鱼骨，乌贼骨，墨鱼骨，墨鱼盖。

【来源】　乌贼科动物无针乌贼 *Sepiella maindroni* de Rochebrune 的内壳。

NOTE

【动物形态】　头部短，长约 29mm，两侧各有 1 发达的眼；眼后有椭圆形的嗅觉陷窝。前部中央有口，前方有腕 4 对和触腕 1 对，腕呈放射状排列于口的周围，长度相近，内方有吸盘 4 行，其角质环外缘具尖锥形小齿；雄性左侧第 4 腕茎化为生殖腕。触腕长度一般超过胴长；触腕穗狭小，长约 40mm，其上有吸盘约 20 行。头部的腹面有 1 漏斗器。胸部卵圆形，长达 157mm（背面），宽约 65mm；两侧有肉鳍；胴后腹面有 1 腺孔。生活时胴背有明显的白花斑。外套腔背面中央有 1 石灰质的长椭圆形内壳，长约为宽的 3 倍，角质缘发达，末端形成角质板，横纹面呈水波形，后端无骨针。肛门附近有墨囊。

【生境分布】　栖于海底，肉食性，遇敌时由墨囊放出墨液，以掩护自己。我国沿海均有分布。

【采收加工】　收集乌贼的骨状内壳，洗净，干燥。

【性状鉴别】　呈扁长椭圆形，中间厚，边缘薄，长 9 ～ 14cm，宽 2.5 ～ 3.5cm，厚约 1.3cm。背面有磁白色脊状隆起，两侧略显微红色，有不甚明显的细小疣点；腹面白色，自尾端到中部有细密波状横层纹；角质缘半透明，尾部较宽平，无骨针。体轻，质松，易折断，断面粉质，显疏松层纹。气微腥，味微咸。

【性味】　咸、涩，热。

【功效主治】　通龙路火路，收涩，制酸，止漏。用于遗精，心头痛（胃痛），鹿勒（吐血），衄血，阿意勒（便血），墨病（哮喘），兵淋勒（崩漏），创伤出血，隆白呆（带下）。

【用法用量】　内服煎汤，5 ～ 9g。外用适量，研末敷患处。

毛果算盘子
Glochidii Eriocarpi Herba

【壮药名】　Aenmoedgunj

【别名】　毛漆，毛七哥，毛七公，大毛七，漆大姑。

【来源】　大戟科植物毛果算盘子 *Glochidion erocarpum* Champ. ex Benth. 的枝叶。

【植物形态】　灌木。枝密被淡黄色扩展的长柔毛。叶互生；被密毛；托叶钻形，被毛；叶卵形或狭卵形，长 3 ～ 9cm，宽 1.5 ～ 4cm，先端渐尖，基部钝或截平或圆形，全缘，上面榄绿色，下面稍带灰白色，两面均被长柔毛，下面尤密。花淡黄绿色，单性同株；雄花通常 2 ～ 4 朵簇生于叶腋，花梗被毛；萼片 6，长圆形，先端锐尖，外被疏柔毛，雄蕊 3；雌花几无梗，通常单生于小枝上部叶腋内，萼片 6，长圆形，其中 3 片较狭，两面均被长柔毛，子房扁球形，密被柔毛，5 室，花柱短，合生呈圆柱状，密被长柔毛，顶端 5 裂。蒴果扁球形，顶部凹入，具 5 条纵沟，密被长柔毛，先端具圆柱状稍伸长的宿存花柱。种子橘红色。花期 4 ～ 5 月，果期 6 ～ 8 月。

【生境分布】　生于山坡疏林中或灌木中。分布于广西、广东。

【采收加工】　夏、秋季采。鲜用或晒干。

【性状鉴别】　本品叶片纸质，长 4 ～ 8cm，宽 1.5 ～ 3.5cm，卵形或窄卵形，先端渐尖，基部钝或圆形，全缘，两面均被长柔毛，下面的毛较密；具短柄；托叶锥尖形。气特异，味苦涩。

【性味】　微苦、涩，平。

【功效主治】　调龙路火路，通水道谷道，收涩，祛风毒，除湿毒，止血消肿。用于胴因鹿西（急性胃肠炎），阿意咪（痢疾），发旺（风湿骨痛），林得叮相（跌打损伤），创伤出血，漆疮，能晗能累（湿疹）。

【用法用量】　内服煎汤，5～15g。外用适量。

算盘子
Glochidii Puberi Radix seu Folium

【壮药名】　Anzmoedlwngj

【别名】　野南瓜，柿子椒，地金瓜，果盒仔，山馒头，狮子滚球。

【来源】　大戟科植物算盘子 *Glochidion puberum*（L.）Hutch. 的根、叶。

【植物形态】　多分枝灌木。小枝灰褐色，密被锈色或黄褐色短柔毛。叶互生；叶柄被柔毛；托叶三角形，被柔毛；叶长圆形至披针形，长 3～9cm，宽 1.2～3.5cm，先端钝至急尖，常具小尖头，基部楔形至钝形，下面粉绿色，密被短柔毛。花单性同株或异株，花小，2～5 朵簇生于叶腋；无花瓣；萼片 6，2 轮；雄花花梗细，通常被柔毛，萼片质较厚，外被疏短柔毛；雄蕊 3 枚，合生成柱状，无退化子房；雌花花梗密被柔毛，花萼与雄花的近同形，但稍短而厚，两面均被毛。蒴果扁球形，常具 8～10 条明显纵沟，先端具环状稍伸长的缩存花柱，密被短柔毛，成熟时带红色。种子近肾形，具三棱，红褐色。花期 6～8 月，果期 7～11 月。

【生境分布】　生于山坡灌丛中或路旁草地。分布于长江流域以南各地。

【采收加工】　根全年可采，切片晒干；叶夏秋采集，鲜用或晒干。

【性状鉴别】　本品根呈圆柱状，直径 1～3cm，顶端残留茎痕，表面灰棕色，栓皮粗糙，极易脱落，有纵纹及横裂。质坚实，不易折断，断面浅棕色。气微，味涩。

叶具短柄，叶片长圆形、长圆状卵形或披针形，长 3～8cm，宽 1～2.5cm，先端尖或钝，基部宽楔形，全缘，上面仅脉上披疏短柔毛或几无毛；下面粉绿色，密被短柔毛；叶片较厚，纸质或革质。气微，味苦涩。

【性味】　苦、涩，寒。

【功效主治】　调龙路火路，收涩，清热毒，利湿毒，通谷道，驱瘴毒。用于阿意咪（痢疾），白冻（泄泻），能蚌（黄疸），瘴气（疟疾），肉扭（淋证），隆白呆（带下），货咽妈（咽痛），兵嘿细勒（疝气），产后腹痛。

【用法用量】　内服煎汤，6～12g。

诃子
Chebulae Fructus

【壮药名】　Hwzswj

【别名】　诃黎勒，诃黎，诃梨，随风子。

【来源】　使君子科植物诃子 *Terminalia chebula* Retz. 的成熟果实。

【植物形态】 乔木。枝近无毛，皮孔细长，白色或淡黄色，幼枝黄褐色，被绒毛。叶互生或近对生；叶柄粗壮，近顶端有 2～4 腺体；叶卵形或椭圆形，长 7～14cm，宽 4.5～8.5cm，先端短尖，基部钝圆或楔形，偏斜，全缘或微波状，两面无毛，密被细瘤点；穗状花序腋生或顶生，有时又组成圆锥花序；花萼管杯状，淡绿带黄色，5 齿裂，三角形，内面被黄棕色的柔毛；花瓣缺；雄蕊 10；子房下位，圆柱形，被毛，花柱长而粗。核果，卵形或椭圆形，长 2.4～4.5cm，径 1.9～2.3cm，青色，粗糙，成熟时变黑褐色，通常有 5 条钝棱。花期 5 月，果期 7～9 月。

【生境分布】 生于海拔 800～1800m 的疏林中。分布于云南西部和西南部，广东、广西有栽培。

【采收加工】 秋、冬二季果实成熟时采收，除去杂质，晒干。

【性状鉴别】 本品为长圆形或卵圆形，长 2～4cm，直径 2～2.5cm。表面黄棕色或暗棕色，略具光泽，有 5～6 条纵棱线及不规则的皱纹，基部有圆形果梗痕。质坚实。果肉厚 0.2～0.4cm，黄棕色或黄褐色。果核长 1.5～2.5cm，直径 1～1.5cm，浅黄色，粗糙，坚硬。种子狭长纺锤形，长约 1cm，直径 0.2～0.4cm；种皮黄棕色，子叶 2，白色，相互重叠卷旋。无臭，味酸涩后甜。

【性味】 苦、酸、涩，平。

【功效主治】 调龙路火路，收涩，补血，止血，散瘀止痛。用于阿意咪（痢疾），白冻（泄泻），阿意勒（便血），埃病（咳嗽），货咽妈（咽痛）。

【用法用量】 内服煎汤，3～6g；或入丸、散。敛肺清火宜生用，涩肠止泻宜煨用。

榕树

Fici Microcarpae Folium seu Radix

【壮药名】 Mumhgoreiz

【别名】 细叶榕，成树，榕树须，小叶榕。

【来源】 桑科植物榕树 *Ficus microcarpa* L.f. 的叶、气根。

【植物形态】 大乔木，有乳汁。冠幅广展；老树常有锈褐色气根。树皮深灰色。叶薄革质，狭椭圆形，长 4～10cm，宽 2～4cm，先端钝尖，基部楔形，表面深绿色，干后深褐色，有光泽，全缘，基生叶脉延长，侧脉 3～10 对；托叶小，披针形。榕果成对腋生或生于已落叶枝叶腋，成熟时黄或微红色，扁球形，无总梗，基生苞片 3，广卵形，宿存；雄花、雌花、瘿花同生于一榕果内，花间有少许短刚毛；雄花无柄或具柄，散生内壁，花丝与花药等长；雌花与瘿花相似，花被片 3，广卵形，花柱近侧生，柱头短，棒形。瘦果卵圆形。花期 5～6 月。

【生境分布】 生于村旁、路边或山谷。分布于广西、广东、福建、台湾、浙江南部、贵州、云南等地。

【采收加工】 全年均可采，鲜用或晒干。

【性状鉴别】 本品干燥的叶茶褐色，多呈不规则卷曲状，完整者展开后呈椭圆形、卵状椭圆形或倒卵形，先端钝尖，基部楔形或圆形，全缘或浅波状，上表面深绿色，下表面浅绿色；基出脉 3 条，革质。气微，味淡。

榕树须呈细长条状，木质，长至 1m，基部直径 4～8mm，末端渐细，常有分枝，有时簇生 6～7 条支根。表面红褐色，外皮多纵裂，有时剥落，皮孔圆点状或椭圆状，灰白色。质脆，皮部不易折断，断面木部棕色。以条细、红褐色者为佳。气微，味涩。

【性味】　微苦、涩，微寒。

【功效主治】　清热毒，除湿毒，收涩，调气道、谷道，通龙路。用于痧病（感冒发热），埃病（咳嗽），阿意咪（痢疾），扭像（扭挫伤），能啥能累（湿疹），仲嘿唭尹（痔疮）。

【用法用量】　内服煎汤，9～15g。外用适量，鲜品捣敷患处。

石榴皮
Granati Pericarpium

【壮药名】　Makciklouz

【别名】　石榴壳，酸实壳，酸榴皮，西榴皮，安石榴。

【来源】　石榴科植物石榴 *Punica granatum* L. 的果皮。

【植物形态】　落叶灌木或乔木。树皮青灰色；幼枝近圆形或微呈四棱形，枝端通常呈刺状，叶对生或簇生；叶片倒卵形至长椭圆形，长 2.5～6cm，宽 1～1.8cm，先端尖或微凹；基部渐狭，全缘，上面有光泽，下面有隆起的主脉，具短柄。花 1 至数朵，生小枝顶端或腋生；萼筒钟状，肉质而厚，红色，裂片 6，三角状卵形；花瓣 6，红色，与萼片互生，倒卵形，有皱纹；雄蕊多数，着生于萼管中部，花药球形，花丝细短；花柱圆形，柱头头状。浆果近球形，果皮肥厚革质，熟时黄色，或带红色，内具薄隔膜，顶端有宿存花萼。种子多数，倒卵形，带棱角。花期 5～6 月，果期 7～8 月。

【生境分布】　生于山坡向阳处或栽培于庭园。我国大部分地区有分布于。

【采收加工】　秋季果实成熟后收集果皮，晒干。

【性状鉴别】　本品呈不规则的片状或瓢状，大小不一，厚 1.5～3mm。外表面红棕色、棕黄色或暗棕色，略有光泽，粗糙，有多数疣状突起。有的有突起的筒状宿萼及粗短果梗或果梗痕。内表面黄色或红棕色，有隆起呈网状的果蒂残痕。质硬而脆，断面黄色，略显颗粒状。无臭，味苦涩。

【性味】　酸、涩，热；有毒。

【功效主治】　调谷道龙路，利水道，收涩，驱虫。用于白冻（泄泻），阿意咪（痢疾），阿意勒（便血），仲嘿奴（肛瘘），滑精，兵淋勤（崩漏），隆白呆（带下），唭疳（疳积），痂（癣）。

【用法用量】　内服煎汤，10～30g。外用适量。

番桃叶（番石榴叶）
Psidii Guajavae Folium

【壮药名】　Mbawnimhenj

【别名】　鸡矢茶，麻里杆，吗桂香拉，那拔叶，那拔心，拔仔心，番石榴心。

【来源】　桃金娘科植物番石榴 *Psidium guajava* L. 的叶。

【植物形态】　落叶乔木；树皮平滑，灰色，片状剥落；嫩枝有棱，被毛。叶片革质，长圆形至椭圆形，长 5 ～ 12cm，宽 3 ～ 6cm，先端急尖或钝，基部近于圆形，上面稍粗糙，下面有毛，侧脉常下陷，网脉明显。花单生或 2 ～ 3 朵排成聚伞花序；萼管钟形，有毛，萼帽近圆形，不规则裂开；花瓣白色；子房下位，与萼合生，花柱与雄蕊同长。浆果球形、卵圆形或梨形，顶端有宿存萼片，果肉白色及黄色，胎座肥大，肉质，淡红色；种子多数。花期 5 ～ 8 月，果期 8 ～ 11 月。

【生境分布】　生于荒地或低丘陵上。台湾、海南、广东、广西、福建、江西、云南等省区均有栽培，有的地方已逸为野生。

【采收加工】　夏季采收，鲜用或晒干。

【性状鉴别】　本品叶呈矩圆状、椭圆形至卵圆形，多皱缩卷曲或破碎，长 5 ～ 12cm，宽 3 ～ 5cm，先端圆或短尖，基部钝至圆形，边缘全缘，上表面淡棕褐色，无毛，下表面灰棕色，密被短柔毛，主脉和侧脉均隆起，侧脉在近叶缘处连成边脉。革质而脆，易折断。气清香，味涩、微甘苦。

【性味】　苦、涩，平。

【功效主治】　调谷道，收涩止泻，止血。用于阿意咪（痢疾），啊肉甜（糖尿病），能啥能累（湿疹），喏嚎哒（牙周炎）。

【用法用量】　内服煎汤，3 ～ 5g，鲜品 15 ～ 30g。外用适量，煎水洗患处，或捣烂敷患处。

椿皮
Ailanthi Cortex

【壮药名】　Byakgocin

【别名】　臭椿，椿根皮，樗白皮，樗根皮。

【来源】　苦木科植物臭椿 *Ailanthus altissima*（Mill.）Swingle 的根皮或干皮。

【植物形态】　落叶乔木，树冠呈扁球形或伞形。树皮灰白色或灰黑色，平滑，稍有浅裂纹。小枝粗壮。叶痕大，倒卵形，内具 9 个维管束痕。奇数羽状复叶，互生，小叶 13 ～ 25 枚，卵状披针形，中上部全缘，近基部有 1 ～ 2 对粗锯齿，齿顶有腺点，叶总柄基部膨大，有臭味。圆锥花序顶生，花白色，微臭。蒴果椭圆形，种子多数，有扁平膜质的翅。花期 4 ～ 5 月，果期 8 ～ 10 月。

【生境分布】　常栽培于海拔 2700m 以下的房前屋后、村边、路旁。分布于华北、华东、中南、西南及台湾、西藏等地。

【采收加工】　全年均可剥取，晒干，或刮去粗皮晒干。

【性状鉴别】　本品根皮呈不整齐的片状或卷片状，长宽不一，厚 0.3 ～ 1cm。外表面灰黄色或黄褐色，粗糙，有多数突起的纵向皮孔及不规则纵、横裂纹，除去粗皮者显黄白色；内表面淡黄色，较平坦，密布梭形小孔或小点。质硬而脆，断面外层颗粒性，内层纤维性。干皮呈不规则板片状，大小不一，厚 0.5 ～ 2cm。外表面灰黑色，极粗糙，有深裂。气微，味苦。

【性味】　苦、涩，寒。

【功效主治】　调谷道，通龙路，收涩，除湿毒。用于白冻（泄泻），阿意咪（痢疾），阿意勒（便血），隆白呆（带下），痂（癣）。

【用法用量】　内服煎汤，6～15g；或入丸、散。外用适量，煎水洗，或熬膏涂，或研末调敷。

锡叶藤
Tetracerae Asiaticae Radix seu Folium

【壮药名】　Gaeunyap

【别名】　涩藤，涩沙藤，水车藤，雪藤，糙米藤，擦锡藤，狗舌藤。

【来源】　五桠果科植物锡叶藤 *Tetracera asiatica*（Lour.）Hoogl. 的根、茎叶。

【植物形态】　木质藤本，多分枝。枝条粗糙，嫩枝被毛，老枝秃净。单叶互生；叶柄有较多刚伏毛；叶革质，极粗糙，长圆形、椭圆形或长圆状倒卵形，长 4～14cm，宽 2～5cm，先端钝或稍尖，基部宽楔形或近圆形，常不等侧，中部以上边缘有小锯齿，两面被刚毛和短刚毛，用手触之有极粗糙感。圆锥花序顶生或生于枝顶叶腋内，被柔毛；苞片 1 个；花多数，萼片 5，离生，大小不等，无毛，仅边缘有睫毛；花瓣 3，卵圆形，与萼片近等长，白色；雄蕊多数，心皮 1，无毛，花柱突出雄蕊之外。蓇葖果成熟时黄红色，有残存花柱。种子 1，黑色，基部有碗状假种皮。花期 4～5 月。

【生境分布】　生于灌丛、疏林中。分布于广东、广西。

【采收加工】　全年均可采收，洗净，晒干。

【性状鉴别】　本品根圆柱形，直或略弯曲，直径 0.5～1.5cm。表面灰棕色，具浅纵沟和横向裂纹，栓皮极易剥离；剥离栓皮的表面呈淡棕红色，具浅纵沟和点状细根痕。质硬，断面木部灰棕色，射线淡黄棕色，有众多小孔。气微，味微涩。

叶卷曲或有褶皱，展开呈长圆形，先端急尖，基部近阔楔形，边缘中部以上具锯齿，上面灰绿色，下面浅绿色，叶脉下面突出，两面密布小突起，粗糙似砂纸；叶柄长约 1.5cm，腹面具沟。薄革质。气微，味微涩。

【性味】　苦、涩，微寒。

【功效主治】　收敛止泻，固脱止遗，消肿止痛。用于尊寸（脱肛），奉寸（子宫脱垂），阿意咪（痢疾），漏精（遗精），林得叮相（跌打损伤）。

【用法用量】　内服煎汤，6～30g。

NOTE

第十章 散寒药

凡以散寒邪为主要作用，治疗脏腑寒证的药物，称为散寒药。

胡椒
Fructus Piperis Nigri

【壮药名】 Hozceu

【别名】 味履支，浮椒，玉椒。

【来源】 胡椒科植物胡椒 *Piper nigrum* L. 的果实。

【植物形态】 攀援状藤本。节显著膨大，常生须根。叶互生；叶片厚革质，阔卵形或卵状长圆形，长 9～15cm，宽 5～9cm，先端短尖，基部圆，常稍偏斜，叶脉 5～7 条，最上 1 对离基 1.5～3.5cm，从中脉发出，其余为基出。花通常单性，雌雄同株，少有杂性，无花被；穗状花序与叶对生；苞片匙状长圆形，下部贴生于花序轴上，上部呈浅杯状；雄蕊 2，花药肾形，花丝粗短；子房球形，柱头 3～4，稀 5。浆果球形，成熟时红色。

【生境分布】 广植于热带地区。广西多为栽培。

【采集加工】 割下果穗先晒，后去皮，充分晒干，即为商品黑胡椒，果穗用水浸至果皮腐烂，晒干即为商品白胡椒。

【性状鉴别】 黑胡椒果实近圆球形，直径 3～6mm。表面暗棕色至灰黑色，具隆起的网状皱纹，顶端有细小的柱头残基，基部有自果柄脱落的疤痕。质硬，外果皮可剥离，内果皮灰白色或淡黄色，断面黄白色，粉性，中央有小空隙。气芳香，味辛辣。白胡椒果核近圆球形，直径 3～6mm。最外为内果皮，表面灰白色，平滑，先端与基部间有多数浅色线状脉纹。

【性味】 辣，热。

【功效主治】 通气道水道，驱寒毒。用于心头痛（胃痛），东郎（食滞），鹿（呕吐），白冻（泄泻），鱼蟹中毒。

【用法用量】 内服煎汤，0.6～1.5g，研粉吞服，外用适量。

毛蒟
Herba Piperis Puberuli

【壮药名】 Mauzgiz

【别名】 小毛蒌，小墙风，野蒌子。

【来源】 胡椒科植物毛蒟 *Piper puberulum* (Benth.) Maxim. 的全株。

【植物形态】 攀援藤本。全株有浓烈香气。幼枝纤细，密被短柔毛。叶互生；叶柄密被短柔毛，仅基部具鞘；叶片纸质，卵状披针形或卵形，长 4 ～ 11cm，宽 2 ～ 6cm，先端急尖或渐尖，基部心形，两侧常不对称，两面被短柔毛，老时上面近无毛，毛有时分枝，叶脉 5 ～ 7 条。花单性异株，无花被；穗状花序；雄花序总花梗与花序轴同被短柔毛；苞片近圆形，雄蕊通常 3；子房近球形，花柱 4。

【生境分布】 生于疏林或密林中，攀援于树上或石上。广西主要分布于百色、龙州、防城、金秀等地。

【采集加工】 全年均可采收，洗净，晒干或鲜用。

【性状鉴别】 茎枝常扭曲，扁圆柱形，直径 1 ～ 3mm，长约 30cm；表面灰褐色或灰棕色，节膨大，节间 7 ～ 9cm；质轻而脆，断面皮部窄，维管束与射线相间呈放射状排列，木部有多数小孔，中心有灰褐色的髓部。叶片灰绿色，多皱缩，展平后卵状披针形或卵形，长 4 ～ 10cm，宽 2 ～ 5cm，基部浅心形而常不对称，两面有毛茸，背面较稀疏，叶脉 5 ～ 7 条，最上 1 对离基从中脉发出；叶柄密生短毛，基部鞘状。有时可见与叶对的穗状花序。气清香，味辛辣。

【性味】 辣，热。

【功效主治】 通气道水道，祛风毒寒毒，除湿毒。用于发旺（风湿骨痛），林得叮相（跌打损伤），心头痛（胃痛），产后风痛。

【用法用量】 内服煎汤，6 ～ 15g，研粉 1 ～ 3g。外用适量，煎水洗，研粉酒擦洗身，或捣烂炒热外敷。

生姜
Rhizoma Zingiberis Recens

【壮药名】 Hing

【别名】 姜。

【来源】 姜科植物姜 *Zingiber officinale* Rosc. 的根茎。

【植物形态】 草本。根茎肥厚，断面黄白色，有浓厚的辛辣气味。叶互生，排成 2 列，无柄，几抱茎；叶片披针形至线状披针形，15 ～ 30cm，宽 1.5 ～ 2.2cm，先端渐尖，基部狭，叶基鞘状抱茎，无毛。花葶自根茎中抽出；穗状花序；苞片卵形，淡绿色，边缘淡黄色，先端有小尖头；花萼管具 3 短尖齿；花冠黄绿色，裂片 3，披针形，唇瓣的中间裂片长圆状倒卵形，较花冠裂片短，有紫色条纹和淡黄色斑点，两侧裂片卵形，黄绿色，具紫色边缘；雄蕊 1，暗紫色，药隔附属体包裹住花柱；子房 3 室，无毛，花柱 1，柱头近球形。蒴果。

【生境分布】 广西全区各地均有栽培。

【采集加工】 冬至前采挖根茎，除去茎叶及须根，洗净，鲜用。

【性状鉴别】 根茎呈不规则块状，略扁，具指状分枝，长 4 ～ 18cm，厚 1 ～ 3cm。表面黄褐色或灰棕色，有环节，分枝顶端有茎痕或芽。质脆，易折断，断面浅黄色，内皮层环纹明显，维管束散在。气香，特异，味辛辣。

【性味】 甜，热。

【功效主治】 祛寒毒，通气道谷道，止吐止咳。用于贫痧（感冒），比耐来（咳痰），墨病（气喘），白冻（泄泻），解鱼蟹毒。

【用法用量】 内服煎汤，9～30g，或捣汁服。外用，捣敷、擦患处或炒热熨。

第十一章 止痛药

凡是能抑制肌肉或者是神经疼痛的药物，称止痛药。

山乌龟
Stephaniae Kwangsiensis Radix

【壮药名】 Maengzbaegmbouj

【别名】 地乌龟，金线吊乌龟，金不换，白药子。

【来源】 防己科植物广西地不容 *Stephania kwangsiensis* H.S.Lo 的块根。

【植物形态】 草质藤本。块根扁球形或不规则球形，通常露于地面，外皮灰褐色，粗糙，散生皮孔状小突点。茎枝圆，有直条纹。叶互生，盾状着生；叶片纸质，三角状圆形或近圆形，长、宽均为 5～12cm，两面无毛，上面淡绿色，下面苍白色，密生小乳突。花小，单性，雌雄异株，均为复伞形聚伞花序，腋生；雄花萼片 6，排成 2 轮，外面均密生透明小乳突；花瓣 3，肉质，外面密生透明小乳突，内面有 2 个垫状大腺体；雌花萼片 1，近卵形；花瓣 2，阔卵形；核果红色，内果皮阔倒卵形，背部有 4 行钩刺状雕纹。花期 5～7 月，果期 8～9 月。

【生境分布】 生于石灰岩山壁缝穴中。分布于广西西北部至西南部、云南东南部。

【采收加工】 秋、冬季采收，除去须根，洗净，切片晒干。

【性状鉴别】 本品块根类球形或扁球形，或为不规则块状，直径通常为 10～40cm，亦可达 50～70cm，重几千克至几十千克，有的可达 50kg 以上。顶端多常有残留的茎基，表皮粗糙不平，灰褐色，底端具多个细根或细根痕。木栓层易脱落，脱落处呈黄白色或黄棕色，具纵皱纹。质坚硬，不易折断，断面纤维性。商品多为横切或纵切片，直径 2～7cm，厚 0.5～1cm；新鲜切面淡黄色至黄色，或放置后呈深黄棕色者。断面常可见筋脉纹（三生维管束）环状排列呈同心环状，干后略呈点状突起。以放置后呈深黄棕色者为佳。气微，味苦。

【性味】 苦，寒。

【功效主治】 调气道谷道，通龙路火路，清热毒，散瘀止痛。用于白冻（泄泻），阿意咪（痢疾），埃病（咳嗽），货咽妈（咽痛），发旺（风湿骨痛），林得叮相（跌打损伤），产后腹痛，约经乱（月经不调），北嘻（乳痈），对口疮，额哈（毒蛇咬伤）。

【用法用量】 内服煎汤，5～15g。外用适量。

NOTE

颠茄

Solani Surattensis Radix seu Herba

【壮药名】 Namjnyungz

【别名】 丁茄，假茄子，红果丁茄，天茄子，刺茄，野颠茄，野西红柿。

【来源】 茄科植物牛茄子 *Solanum surattense* Burm f. 的根或全草。

【植物形态】 直立草本至亚灌木。植物体除茎、枝外各部均被具节的纤毛，茎及小枝具淡黄色细直刺。叶单生或成对互生；叶柄粗壮，叶片宽卵形，长 5～14cm，宽 4～12cm，先端短尖，基部心形，5～7 裂或中裂，裂片三角形或近卵形，脉上有直刺。聚伞花序腋外生，短而少花；花梗纤细，被直刺及纤毛；萼杯状，有刺，5 裂；花冠白色，5 裂，裂片披针形，端尖；雄蕊 5，着生于花冠喉上，花药顶裂；子房球形，2 室，胚珠多数。浆果扁球形，初绿白色，成熟后橙红色，基部有带细刺的宿存萼。具细直刺；种子干后扁而薄，边缘翅状。果期 7 月。

【生境分布】 生于村旁、路旁、园边半阴湿肥沃的地方。分布于长江以南福建、台湾、广西、广东、云南等地。

【采收加工】 夏、秋采全草，鲜用或晒干用。秋季采根，洗净，鲜用或干用。

【性状鉴别】 本品根近圆柱形，分枝而扭曲，顶端有时附细直皮刺的残茎，茎枝无毛，或切成 2～3cm 的短段，直径 5～15mm。表面灰黄色，刮去栓皮后呈白色。体轻、质松。断面黄白色，有裂隙，髓心淡绿色。气特异，味苦、辛。

【性味】 微苦、辣，微温；有小毒。

【功效主治】 通气道，调火路龙路，散瘀止痛。用于墨病（哮喘），心头痛（胃痛），林得叮相（跌打损伤），发旺（风湿骨痛），呗农（痈疮），呗叮（疔疮）。

【用法用量】 一般只作外用，适量鲜品捣烂敷患处，或煎水外洗。

蔓荆子

Viticis Fructus

【壮药名】 Cehfaexman

【别名】 蔓荆实，荆子，万荆子，蔓青子，白背木耳。

【来源】 马鞭草科植物蔓荆 *Vitex trifolia* L. 或单叶蔓荆 *Vitex trifolia* L. var. *simplicifolia* Cham. 的成熟果实

【植物形态】 蔓荆：落叶灌木。具香味。小枝四棱形，密生细柔毛。三出复叶，对生，有时偶有单叶；小叶片卵形、长倒卵形或倒卵状长圆形，长 2～9cm，宽 1～3cm，先端钝或短尖，基部楔形，全缘，表面绿色，无毛或被微柔毛，背面密生灰白色绒毛；小叶无柄或有时中间 1 片小叶下延成短柄。圆锥花序顶生，花序梗密被灰白色绒毛；花萼钟形，先端 5 浅裂，被灰白色绒毛；花冠淡紫色或蓝紫色，外面具毛。花冠管内及喉部有毛，先端 5 裂，二唇形；雄蕊 4，伸于花冠外；子房密生腺点。核果近圆形，熟时黑色；萼宿存。花期 7 月，果期 9～11 月。

单叶蔓荆：茎匍匐，节处常生不定根。单叶对生，叶片倒卵形或近圆形，顶端通常钝圆或有短尖头，基部楔形，全缘，长 2.5～5cm，宽 1.5～3cm。花和果实的形态特征同蔓荆。花期 7～8 月，果期 8～10 月。

【生境分布】 生于海边、沙滩及河边。分布于沿海各省及云南、广西等地。

【采收加工】 秋季果实成熟时采收，除去杂质，晒干。

【性状鉴别】 本品果实球形，直径 4～6mm，表面黑色或棕褐色，被粉霜状绒毛，有细纵沟 4 条。用放大镜观察可见密布淡黄色小点；顶端微凹，有脱落花柱痕，下部有宿萼及短果柄，宿萼包被果实的 1/3～2/3，先端 5 齿裂；常在一侧撕裂成两瓣，灰白色，密布细绒毛。体轻质坚，不易破碎。横断面果皮灰黄色，有棕褐色点排列成环，分为 4 室，每室有种子 1 枚或不育。种仁黄白色，有油性。气芳香，味微辛，略苦。

【性味】 辣、苦，微寒。

【功效主治】 清热毒，祛风毒，调巧坞，止痛。用于痧病，巧尹（头痛），豪尹（牙痛），火眼（急性结膜炎），白内障，发旺（痹病）。

【用法用量】 内服煎汤，5～10g。

娃儿藤
Tylophorae Ovatae Herba

【壮药名】 Gaeubakrag

【别名】 老君须，三十六荡，鸡骨香，土细辛，哮喘草，白龙须，藤霸王。

【来源】 萝藦科植物娃儿藤 *Tylophora ovata*（Lindl.）Hook.et Steud. 的全株。

【植物形态】 攀援灌木，有乳汁。须根淡黄白色，有香味。茎上部缠绕，全株被锈黄色柔毛。单叶对生；叶片卵形，长 2.5～6cm，宽 2～5.5cm，先端急尖，具小尖头，基部浅心形，全缘，两面密被短柔毛，中脉两面突起。聚伞花序伞房状，腋生，通常不规则二歧，着花多朵；花萼 5 裂，淡黄绿色，有缘，裂片卵形，内面基部无腺体；花冠 5 深裂，辐状，淡黄色或黄绿色，裂片长圆状披针形，两面被柔毛；副花冠裂片卵形，贴生于合蕊冠上，背部隆肿；雄蕊 5，花丝连成筒状，包围雌蕊，紫色，花药 2 室，先端有圆形薄膜片；花粉块每室 1 个，圆球形；子房为 2 离生心皮；花柱短，柱头五角状。蓇葖果双生，圆柱状披针形。种子卵形，先端截形，具白色绢质种毛。花期 4～8 月，果期 8～12 月。

【生境分布】 生于山地灌木丛中、山谷或杂木林中。分布于云南、广西、广东、台湾、湖南、海南、云南等地。

【采收加工】 全年均可采，洗净，切段，晒干。

【性状鉴别】 本品根茎粗短，呈结节状，上端有茎残基，下端丛生多数细根。根细长，略弯，长 10～15cm，直径 1～1.5mm，表面淡黄色至黄棕色，具细纵皱纹；体轻，质脆，易折断，粉质，断面皮部灰白色，木部淡黄色。茎类圆形，细长，稍扭曲，表面黄绿色至淡棕色，被柔毛，具细纵纹；质脆，易折断，断面不平，中空。叶对生，多皱缩破碎，完整者展平后呈卵形或长卵形，先端急尖，基部近心形，全缘，略反卷，上面暗绿色，下面黄绿色至灰黄色，两面被柔毛；叶柄短。气微香，味辛，麻舌。

NOTE

【性味】　辣，热；有毒。

【功效主治】　祛风毒，除湿毒，通气道，散瘀止痛，解蛇毒。用于发旺（风湿骨痛），林得叮相（跌打损伤），埃病（咳嗽），墨病（气喘），额哈（毒蛇咬伤）。

【用法用量】　内服煎汤，3～9g；或研末。外用鲜品适量，捣敷。

老虎刺
Pterolobii Punctati Herba

【壮药名】　Meiznaemhswj

【别名】　老鹰刺，牛阳子，牛尾勒，倒爪刺，石龙花，倒钩藤，崖婆勒。

【来源】　豆科植物老虎刺 *Pterolobium punctatum* Hemsl. 的全株。

【植物形态】　木质藤本或攀援灌木。小枝具棱，幼嫩时银白色，被短柔毛及浅黄色毛，老后脱落，具黑色、下弯的短钩刺。羽片9～14对，羽轴上面具槽，叶柄亦有成对黑色托叶刺；小叶片19～30对，对生，狭长圆形，顶端圆钝具凸尖或微凹，基部微偏斜，两面被黄色毛，具明显或不明显的黑点；小叶柄短，具关节。总状花序被短柔毛，腋上生或于枝顶排列成圆锥状；苞片刺毛状，早落，萼片5，最下面一片较长，舟形，具睫毛，其余的长椭圆形；花瓣稍长于萼；雄蕊10枚，等长，中部以下被柔毛；花柱光滑，柱头漏斗形。荚果发育部分菱形，翅一边直，另一边弯曲，颈部具宿存的花柱；种子椭圆形，扁。花期6～8月，果期9月至次年1月。

【生境分布】　生于山坡疏林阳处、路旁石山干旱地方以及石灰岩山上。分布于广东、广西、云南、贵州、四川、湖南、湖北、江西、福建等。

【采收加工】　全年可采收，切断晒干。

【性状鉴别】　本品茎黄棕色，小枝具棱，具黑色、下弯的短钩刺。叶柄亦有成对黑色托叶刺；小叶片19～30对，易掉落，狭长圆形，顶端圆钝或微凹，基部微偏斜，两面被黄毛；小叶柄短，具关节。荚果发育部分菱形，具长翅。气微，味淡。

【性味】　苦、辣，热。

【功效主治】　通龙路，利水道，清热毒，除湿毒，止痛。用于货咽妈（咽痛），心头痛（胃痛），喏嚎哒（牙周炎），淋巴腺炎，埃病（咳嗽），能蚌（黄疸），肉扭（淋证），发旺（风湿骨痛），呗叮（疔疮）。

【用法用量】　内服煎汤，5～10g。外用适量。

山薄荷
Caryopteridis Incanae Herba seu Radix

【壮药名】　Goucaengzlouz

【别名】　独脚球，蓝花草，九层楼，野薄荷，节节花，九层塔。

【来源】　马鞭草科植物兰香草 *Caryopteris incana* (Thunb.) Miq. 的全草或根。

【植物形态】　小灌木；嫩枝圆柱形，略带紫色，被灰白色柔毛，老枝毛渐脱落。叶片厚纸质，披针形、卵形或长圆形，长2～9cm，宽1～4cm，顶端钝或尖，基部楔形或近圆形至截平，边缘有粗齿，很少近全缘，被短柔毛，表面色较淡，两面有黄色腺点，背脉明显；叶柄被柔毛。聚伞花序紧密，腋生和顶生，无苞片和小苞片；花萼杯状，外面密被短柔毛；花冠淡紫色或淡蓝色，二唇形，外面具短柔毛，喉部有毛环，花冠 5 裂，下唇中裂片较大，边缘流苏状；雄蕊 4 枚，开花时与花柱均伸出花冠管外；子房顶端被短毛，柱头 2 裂。蒴果倒卵状球形，被粗毛，果瓣有宽翅。花、果期 6 ～ 10 月。

【生境分布】 生于山野。分布于陕西、甘肃、四川、湖北、湖南、浙江、广东、广西等地。主产于广东、广西、浙江、湖南等地。

【采收加工】 全草全年可采。根秋季采挖，洗净鲜用或阴干，切段。

【性状鉴别】 本品根较粗壮，圆柱形，直径 3 ～ 7mm，外皮粗糙，黄棕色，有纵裂及纵皱纹。茎丛生，幼茎略呈钝方形，灰褐色或棕紫色。叶对生，长卵形至卵形，皱缩，灰褐色至黑褐色，纸质，可捻碎。有花椒样特异香气，味苦。

【性味】 辣，热。

【功效主治】 祛风毒，除湿毒，止痛，调气道水道。用于贫痧（感冒），头痛，埃病（咳嗽），脘腹冷痛，伤食（吐泻），京尹（痛经），产后瘀滞腹痛，发旺（风寒湿痹），林得叮相（跌打损伤），能晗能累（湿疹），蛇伤。

【用法用量】 内服煎汤，10 ～ 20g。外用适量。

杉木

Cunninghamiae Lanceolatae Lignum

【壮药名】 Cuenghbek

【别名】 杉，杉树，正杉，刺杉，天蜈蚣，千把刀。

【来源】 杉科植物杉木 *Cunninghamia lanceolata*（Lamb.）Hook. 的心材。

【植物形态】 乔木。树皮灰褐色，裂成长条片脱落。大枝平展，小枝近对生或轮生。叶在主枝上辐射伸展，在侧枝上排成二列状，条状披针形，革质，微弯，坚硬，长 2 ～ 6cm，边缘有细齿，上面中脉两侧有窄气孔带，下面沿中脉两侧各有 1 条白粉气孔带。雌雄同株；雄球花圆锥状，簇生枝顶；雌球花单生或 2 ～ 4 个集生枝顶，卵圆形，苞鳞与珠鳞结合而生，珠鳞先端 3 裂，腹面具 3 胚珠。珠果近球形或卵圆形，苞鳞三角状宽卵形，宿存。种子长卵形，扁平，暗褐色，两侧有窄翅。花期 4 月，果期 10 月。

【生境分布】 广泛栽培于我国长江流域及秦岭以南地区。

【采收加工】 四季均可采收，晒干。

【性状鉴别】 本品不规则木块，外表面呈淡黄褐色，横断面可清楚看到年轮，木材纹理通直，其中心部位心材常浅栗褐色，质轻而硬，香气浓厚。

【性味】 辣，微热。

【功效主治】 祛风毒，除湿毒，止痛接骨。用于发旺（风湿骨痛），心头痛（胃痛），兵嘿细勒（疝气），肉扭（淋证），隆白呆（带下），兵淋勤（崩漏），仲嘿喯尹（痔疮），夺扼（骨折），脱臼，刀伤。

【用法用量】 内服煎汤，10 ～ 30g。外用适量。

NOTE

附　录

附录一　药名索引

NOTE

NOTE

附录二　拉丁名索引

NOTE

C

D

NOTE

NOTE

NOTE

主要参考书目

1. 朱华 . 中国壮药志（第一卷）[M]. 南宁：广西民族出版社，2003.

2. 韦松基，朱华 . 常用壮药生药学质量标准研究 [M]. 南宁：广西民族出版社 .2003.

3. 朱华，蔡毅 . 中国壮药原色图谱（中英文本）[M]. 南宁：广西民族出版社 .2003.

4. 朱华，韦松基 . 壮药药材学 [M]. 南宁：广西民族出版社 .2006.

5. 朱华 . 中药学特色专业及课程一体化建设实践与探索 [M]. 南宁：广西科学技术出版社 .2013.

6. 朱华，田慧，蔡毅 . 壮药学 [M]. 南宁：广西科学技术出版社 .2015.

7. 吴啟南，朱华 . 中药鉴定学 [M]. 北京：中国医药科技出版社 .2015.

8. 朱华，傅鹏 . 壮药材锡叶藤、兰香草、大叶金花草、耳草的研究 [M]. 南宁：广西科学技术出版社 .2016.

9. 朱华 . 中国壮药图鉴（上）[M]. 南宁：广西科学技术出版社 .2017.

10. 朱华，滕建北，梁子宁 . 壮药材铁皮石斛、拳卷地钱的研究 [M]. 南宁：广西科学技术出版社 .2018.

11. 朱华，戴忠华 . 中国壮药图鉴（下）[M]. 南宁：广西科学技术出版社 .2020.

12. 黄汉儒 . 中国壮医学 [M]. 南宁：广西民族出版社，2001.

13. 钟鸣 . 简明壮医药学 [M]. 南宁：广西民族出版社，2009.

14. 黄燮才 . 中间民间生草药原色图谱 [M]. 南宁：广西科技出版社，1994.

15. 卫生部药品生物制品检定所、中国科学院植物研究所 . 中药鉴别手册 [M]. 北京：科学出版社，1979.

16. 广西壮族自治区卫生厅 . 广西中药材标准 [M]. 南宁：广西科学技术出版社 1996.

17. 广西科学院广西植物研究所 . 广西植物志 [M]. 南宁：广西科学技术出版社，1991.

18. 梁启成，钟鸣 . 中国壮药学 [M]. 南宁：广西民族出版社，2005.

19. 徐国钧，徐珞珊，何宏贤，等 . 中国药材学 [M]. 北京：中国医药科技出版社，1996.

20. 国家中医药管理局《中华本草》编委会 . 中华本草 . 上海：上海科学技术出版社，2000.

21. 南京中医药大学 . 中药大辞典 .2 版 [M]. 上海：上海科学技术出版社，2005.

22. 中国科学院植物研究所 . 中国高等植物图鉴 [M]. 北京：科学技术出版社，1972.

23. 全国中草药汇编编写组 . 全国中草药汇编（上、下册）[M]. 北京：人民卫生出版社，1973.

24. 广西壮族自治区革命委员会卫生局，广西本草选编（上、下册）[M]. 南宁：广西人民出版社，1974.

NOTE

25. 陈英，李樟寿，杨长培，等 . 实用抗癌单验方精选 [M]. 福州：福建科学技术出版社，1999.

26. 邓家刚，韦松基 . 广西道地药材 [M]. 北京：中国中医药出版社，2007.

27. 广西壮族自治区食品药品监督管理局 . 广西壮药质量标准 [M]. 南宁：广西科学技术出版社，2008.

28. 邓家刚，韦松基 . 桂药原色图鉴 [M]. 上海：上海科学技术出版社，2008.

29. 钟鸣，黄瑞松，梁启成 . 中国壮药学 [M]. 南宁：广西民族出版社，2016.

30. 肖培根 . 新编中药志 [M]. 北京：化学工业出版社，2002.

31. 中国医学科学院药物研究所，等 . 中药志 .2 版 [M]. 北京：人民卫生出版社，1984.

32. 广西科学院广西植物研究所 . 广西植物志 [M]. 南宁：广西科学技术出版社，1991.

33. 方鼎，罗金玉，苏广泃，等 . 壮族民间用药选编 [M]. 南宁：广西民族出版社，1985.